岐黄真髓

养生秘籍 大医捷径

王道坤　编著

全国百佳图书出版单位

中国中医药出版社

图书在版编目（CIP）数据

岐黄真髓/王道坤编著. —北京：中国中医药出版社，2020.1（2022.9 重印）
ISBN 978 - 7 - 5132 - 5621 - 6

Ⅰ.①岐⋯　Ⅱ.①王⋯　Ⅲ.①中国医药学　Ⅳ.①R2

中国版本图书馆 CIP 数据核字（2019）第 122830 号

中国中医药出版社出版

北京经济技术开发区科创十三街 31 号院二区 8 号楼
邮政编码　100176
传真　010 - 64405721
三河市同力彩印有限公司印刷
各地新华书店经销

开本 710×1000　1/16　印张 24.5　字数 466 千字
2020 年 1 月第 1 版　2022 年 9 月第 3 次印刷
书号　ISBN 978 - 7 - 5132 - 5621 - 6

定价　98.00 元
网址　www.cptcm.com

服 务 热 线　010 - 64405510
购 书 热 线　010 - 89535836
维 权 打 假　010 - 64405753

微信服务号　zgzyycbs
微商城网址　https://kdt.im/LIdUGr
官 方 微 博　http://e.weibo.com/cptcm
天猫旗舰店网址　https://zgzyycbs.tmall.com

内容提要

　　本书内容丰富，资料翔实，紧紧围绕中医理论体系和理法方药，摘本草、方剂之瑰宝，采《内经》《伤寒论》之精要，揽历代名医之成果，掘敦煌医学之秘籍，参和自己的宝贵经验，归类撷要，纲举目张，阅后使人耳目一新，诵后使人享用终身，诚21世纪中医必备之要籍也。此书不仅可以供广大入门者诵读，而且可供各级临床医师、教学人员、科研人员参考，也可为药厂和医院药房开发新品种提供一些信息。

岐黄真髓共三篇

内容精要又全面

若能熟读并实践

寿高技精非虚言

颜正华

二〇一九年九月十五日
于北京

国医大师周信有教授序

　　搞学问有个由约到博、由博返约的过程。中医学，源远流长，著作繁多。学好中医，必须在几本书上狠下功夫，打好基础。而后再循序渐进，博览群书，兼及诸家。有了渊博的知识，并经过一定的临床实践，进而在某一专题上搞深入的研究，以冀有所创新，有所建树。古代成名的医家，如张仲景、叶天士等多遵循的是这条路。

　　为了继承与发展中医学遗产，本书作者，采集古今医家有关学医必读之作，结合教学和临床实际，经过潜心研究，精心整理，芟繁撷要，参述己见，编撰成书，名曰《岐黄真髓》。

　　本书特点，选材精当，涉猎广泛，从基础到临床，概括本草，经方、时方，《内经》《伤寒论》，针灸，证治诸方面。其中很多内容采取歌诀形式，言简意赅，道破真谛，家传心得，公之于世，诚难得之作。《内经》《伤寒论》选文亦精要切当。经过撷要类分，条理分明，纲举目张，庶可发隐就明，转难为易，俾后学掌握要领。反映了作者医德高尚，技艺精湛，不愧是一代良师名医。该著作的早期版本问世以来，受到广大读者的认可和赞誉。

　　我从医70多年的体会是，学习中医的秘诀在于背诵。不但要背诵歌诀，还要背诵经典著作的重要原文。而是书编写体例，正是采取歌诀形式和精选《内经》《伤寒论》《温热论》等的原文，画龙点睛，便于学习者背诵领会和打好基本功，实乃学医者必修之要籍也。

　　在学医的道路上怎样才能尽快成才？我认为应该在名师的指导下，只有励志学习，下苦功钻研，熟读背诵，深思联想，才能悟出其中真谛，深刻领会要旨。"书山有路勤为径，学海无涯苦作舟"，望后学，以勤为径，以苦作舟，登高望远，乘风破浪，凌绝顶，达彼岸，为振兴中华医学多做贡献。斯吾愿也，特为之序，以荐同道。

周信有

2017 年 2 月于甘肃中医药大学

刘维忠先生 序

　　王道坤教授是我很熟悉的专家，他为人诚信，平易近人。王教授出生于山西省人杰地灵的和顺县。1961年考入北京中医学院（现在的北京中医药大学）中医系，得到名师程士德、周信有、颜正华、王绵之、刘渡舟、董建华、印会河、许润三、刘弼臣、任应秋、殷凤礼等诸多名师的教诲，加之自己刻苦钻研，勤学好问，中医功底很扎实。毕业以后，响应党的号召，扎根甘肃50多年，诊治了大量常见病、多发病和疑难病。1983年调入甘肃中医学院（现在的甘肃中医药大学），一边教学，一边上临床、搞科研。在科研上，提出"敦煌医学"新概念，填补了世界敦煌学研究的空白，成为甘肃中医药大学办学的显著特色之一。他在临床上专攻胃肠病，其发掘敦煌医学禁秘方而研制成的"萎胃灵"系列纯中药医院内部制剂，治疗慢性萎缩性胃炎和癌前病变三万多例，取得显著的疗效，改写了萎缩性胃炎"萎缩了的腺体、肠化、增生不可逆"的论断，博得了国内外患者和学者的好评，是我省有名的脾胃病大家，有"西北胃王"之誉称。甘肃省人民政府于2004年授予王道坤教授首届"甘肃省名中医"称号。王教授50年如一日，记载的病历厚达十几米高。患者赠送的锦旗挂满了兰州平安堂诊所的墙壁，赞颂他是："医德高尚，医技精湛""千古名医雅度，一代宗师文风"……2018年获中共中央宣传部"新时代优秀医师奖"。

　　王教授治学严谨，道术结合。舞象之岁，勤奋好学；古稀之年，手不释卷。承古融新，衷中参西；主张"五诊合参，十纲辨证"，提出"温补脾肾，防治大病"和"宣通气血，安和五脏"及"保胃气，填精血治疗中晚期恶性肿瘤"的学术见解。同时，王教授非常重视中医人才的培养，严爱相济，立德树人。他不仅呕心沥血，认真授课，而且慷慨解囊，筹资设立"王道坤英才奖学金"，激励莘莘学子，成为国家栋梁。40多年来辛勤耕耘绿树成荫，桃李满天下。王教授先后获"甘肃省高等学校教学名师奖""中华中医药学会首届中医药传承特别贡献奖"；是国务院学位委员会、人事部、教育部、卫生部和国家中医药管理局确定的第三批、第五批、第六批全国老中医药专家学术经验继承工作指导老师，是北京中医药大学特聘临床专家；享受国务院政府特殊津贴。

20多年前，他的佳作《医宗真髓》，滋养了一批又一批学子，早已是洛阳纸贵，近年网上售价数百元。现在王教授又认真总结了他学医近60年的体会，从经典到各家，从基础到临床，从养生到诊疗，编著成《岐黄真髓》上中下三篇。上篇是养生秘要；中篇是大医精诚；下篇是验案举隅。卷卷精要，节节至妙，良方秘诀，不吝献出。所集治验，娓娓道来，启迪思路，品味无穷。所秉承的正是发扬中医治病救人一片赤诚之心，意在让更多的人尽快掌握中医学之精髓，为建设健康中国和世界人民的康泰做出贡献。仁心仁德，跃然纸上。我坚信，是书一经面世，必将不胫而走，蜚声中外。行将付梓，依嘱，欣然命笔，特为之序。

刘维忠（原甘肃省卫生厅厅长、党委书记）

2019年10月31日

守正传承岐黄人

　　随着《中共中央 国务院关于促进中医药传承创新发展的意见》的发布，以及新中国成立以来第一次由国务院牵头的全国中医药大会的召开，特别是习近平总书记和李克强总理分别就中医药工作做出重要指示和批示，再次体现出了党和国家对中医药工作的高度重视，为我们中医药人提振精神，增强自信，凝心聚力把中医药事业传承好、发展好、利用好注入了强大的动力。习总书记指出："中医药学包含着中华民族几千年的健康养生理念及其实践经验，是中华文明的一个瑰宝，凝聚着中国人民和中华民族的博大智慧。新中国成立以来，我国中医药事业取得显著成就，为增进人民健康做出了重要贡献。"习总书记强调："要遵循中医药发展规律，传承精华，守正创新，加快推进中医药现代化、产业化，坚持中西医并重，推动中药和西药相互补充、协调发展，推动中医药事业和产业高质量发展，推动中医药走向世界，充分发挥中医药防病治病的独特优势和作用，为建设健康中国、实现中华民族伟大复兴的中国梦贡献力量。"习总书记的重要指示，为中医药事业的发展指明了方向，也为我们今后的工作提供了根本遵循。可以说中医药事业的发展迎来了天时、地利、人和的大好时机。

　　传承、发展、利用好中医药，就必须做到习总书记所指出的"传承精华，守正创新""坚持中西医并重"。那么什么是中医之"正"？我个人认为，应该是基于经典的，对中医理论的准确理解、把握、阐释和创新；基于临床的，在中医思维指导下，恰当运用中医方法的卓越疗效；基于仁德的，大医精诚精神的体现；基于人体生命观的，坚持中西医并重，开放包容的胸怀。新中国成立以来，中医药事业发展取得的成就，正是因为有无数坚持守正传承的优秀中医人的不懈努力。王老道坤就是其中的代表之一。

　　结识王老是在2015年北京中医药大学校友理事会的工作会议上。在会上，我被王老的睿智谦和，特别是中医的情怀所深深吸引。得知王老在20世纪90年代为了让学生更好地学习掌握中医经典，根据自己多年的实践及教学经验编写出版了《医宗真髓》一书，并得到了广大师生及中医爱好者的普遍欢迎和好评。出于职业的习惯，我便向王老建议对该书做修订再版。我的提议得到了王老积极的回应。就此机缘，我便与王老有了更多的沟通、交流和学习。王老用了近两年的时间对书稿进行了重新改写。拿到书稿，我觉得与其说是修订，更准确些说是重新撰写。新的书稿条理更加清晰，逻辑更加顺畅，内容更加充实，特别是王老把从医几十年的经典验案，毫无保留地和盘托出，这种胸怀令人钦佩。手捧书稿，我感到的是厚重，这分明是王老从事中医医教研 50 年的心血结晶，我更感到了王老对中医药事业的拳拳之心，对中医药后人的殷殷之情。

王老 1961 年考入北京中医学院，是我师长辈的校友。王老是幸运的，在他学习的那个年代，北中医可谓大师云集，陈慎吾、任应秋、刘寿山、刘渡舟、王绵之、董建华、颜正华、印会和、焦树德、刘弼臣、周信有、唐由之、许润三、文怀沙、程士德，这些现在听来都是令人仰止的名家们，都是他们的任教老师。正因如此，这为王老打下了坚实的理论基础和扎实的临床功底。在王老就读的第二年，发生了中医史上著名的北中医"五老上书"。王老这一代人应该是"五老上书"事件的受益者，他们对中医经典的根底打得尤为牢固，这也是王老几十年来在学习中医中始终强调对中医经典学习的渊源。对于学制 6 年的王老，毕业时正值"文革"开始，于1968 年被分配到甘肃金塔县大庄子公社卫生院，一干就是 10 年。在那个物质匮乏的年代，又是在大西北的农村，医疗和生活条件的艰苦恶劣不是一般人能想象出来的。但是王老以他们那个年代的人所特有的品质——坚韧不拔、充满激情、相信组织、热爱祖国，竭尽所学为百姓解除病痛。用王老的话讲，他们那个时候是 24 小时门诊，而且是全科。甚至在简易的舞台上，前台住男后台住女，抢救流脑患者；在普通房间消毒后，就开展宫外孕、肠梗阻等手术。王老还开展过针拨白内障、针灸治疗聋哑人的工作。在那个缺医少药的特殊环境条件下，当地百姓甚至骆驼生病了都要求助于他们。经过几年的时间，王老成了当地远近闻名的能人。县里为了提高当地医生的技术水平，专门邀请王老举办各种内容的培训班。王老根据不同的学习对象，讲授伤寒论、方剂学、内科学等，学以致用。还自编了许多歌诀，使得培训的效果极为显著。这 10 年的基层磨炼，为王老今后的临床以及教学奠定了坚实的基础。

1978 年，王老被调入酒泉地区医院，工作后不久，王老在医院创建了中医病房。在这个过程中，王老因为工作的机缘接触到了敦煌壁画和经卷，并发现其中有大量的医学内容。1982 年，王老经过考试，1983 年成为了甘肃中医学院的一名教师，承担了医学史、各家学说、诊断学等课程的讲授。杨上善曰："习道有五：一诵，二解，三别，四明，五彰。"王老在多年教学过程中创立的"42字教学法"可谓与之有异曲同工之妙。随着对敦煌经卷中中医典籍更加深入的学习研究，王老首次提出了"敦煌医学"的概念。王老还为甘肃中医学院创建了中国医学史博物馆，参与创建了学院中医门诊部，并且在教学之余始终坚持双休日出门诊。王老因其高尚的医德医风、突出的临床疗效、广受好评的教学效果，被评为甘肃省首届名中医、教学名师，并受聘为北京中医药大学特聘教授。

阅读书稿可以看出，这是王老成才之路的一个缩影，也是王老提携后学的倾囊之作。这本书内容丰富，知识全面，但王老只用了5个字，"寿、精、诚、博、验"，提纲挈领概括了全书，可谓是大道至简，告诉了你学习中医如何由博返约，由约进博；告诉了你怎么学中医，中医学什么。比如王老对学生提出的学习中医的"12345"，即树立一个整体观，学好两论（《矛盾论》《实践论》），牢记300个良方，掌握400味中药，熟读四大经典和中医各家学说。这就好比为入门者提供了一把开启中医之门的钥匙。这本书也是王老学术思想的完整呈现，更是王老宝贵临床经验的无私奉献。可以说，这本书为中医初学者提供了入门路径，为中医进阶者提供了攀登阶梯。

王老的学术思想是首重养生，这是中医上工治未病思想的体现，也与当前人们的医疗观念从关注疾病到关注健康的转变相一致，这是中医之本。强调大医精诚，对学问要精深精专，对患者要一心赴救，要做仁医，这是中医之魂。注重经典传承，集历代名医之长，丰富学识，这是中医之体。创新完善中医辨治，首倡五诊合参（望、闻、问、切、查）、十纲辨证（气血加八纲）、三疗并重（话疗、药疗含针灸、食疗含饮食禁忌），提出"调五脏以安脾胃""温补脾肾，防治大病""保胃气填精血治疗中晚期恶性肿瘤"等学术观点，这是中医之用。王老在中医辨治中的创新，绝不是为了自我炫耀，而是根据临床实际实事求是地思考。对于五诊中的"查"，就是理化检查。在这里有必要纠正大家的一个误区。一般都会认为理化检查就是西医检查，但是，理化检查的设备仪器本身有谁规定过是姓"中"还是姓"西"？它只是认识疾病、认识生命的一种手段。对于十纲辨证中的"气血"，是中医辨证中阴阳总纲的具体化，更有利于辨证中的方向性，更有利于指导临床用药。对于三疗中的"话疗"，是中医"上医治神"的体现，《素问·上古天真论》说："恬淡虚无，真气从之，精神内守，病安从来。"治神在疾病治疗中的重要性已被越来越多的人所认识。

王老多年来始终保持着对经典学习的热情，特别是通过对敦煌医学的研究和挖掘，使王老对一些疑难病治疗的临床疗效大为提高，也形成了王老临床治疗的特色。王老看到王叔和《脉经》中对胃脘痞满的治疗用平胃丸，但是却有症而无方药。王老在敦煌经卷 P. 3287 号的记载中发现一方：大黄、当归、䗪虫、干姜、人参、附子、元参、防风、苦参、藁本、羌活、桔梗，此方治疗的症状记载与《脉经》中平胃丸高度一致。王老通过对经典的相互印证，弥补了某些经典中记载缺失的缺憾。王老通过对组方药物的功用分析，发现此方与慢性萎缩性胃炎的病机非常契合，在临床中用于治疗萎缩性胃炎取得了良好的效果，还以此方为基础开发出了中药院内制剂"萎胃灵"。王老还根据萎缩性胃炎的不同证候研发出了系列院内制剂。根据敦煌医学中的资料记载，针对慢性疲劳综合征等各种虚弱体质开发出了"敦煌石室大宝胶囊"，临床效果也十分满意。但非常遗憾，这些对某一病种有明确临床疗效，并且具有极大临床开发应用价值的中成药，因为各种原因并未如愿。经过多年的临床实践，王老在萎缩性胃炎及其癌前病变，消化道溃疡，消化道、肺、乳腺等部位肿瘤及术后调理上，形成了自己鲜明的医疗特色。

我曾听王老给我讲过一个小故事。2005 年 9 月，在神舟 6 号飞船发射前，甘肃省政府参事室组织一些参事去酒泉卫星发射中心学习调研，正好路过王老曾工作过 10 年的大庄子公社（现在改称大庄子乡）。王老提出想去看望以前的老同事，领导同意可以安排 30 分钟的时间。来到乡卫生院，王老看到了以前的一些老同事，也看到了卫生院的条件比以前大为改观，心里非常欣慰。王老在公社还偶遇了一位以前被他治愈过的老患者，老人见到王老非常激动。短暂的会面结束后，王老一行继续出发了。等到他们一行返回又路过大庄子乡时，在马路边有几辆小推车和一些老乡，他们把车辆拦住了。同行的人不明就里，有些担心。当村民们说要找王老时，大家才明白是怎么回事。村民们拿了许多自家种的西瓜、做的粉皮、榨的胡麻油、种的蔬菜，一定要让王老收下。看到乡亲们的真情，同行的领导同意收下乡亲们的礼物，很快，乡亲们的礼物装满了同行的三辆小车的后备箱。回到兰州后，王老把这些礼物分享给了同事们。我深深的感到，那时的人们，无论是医患之间，还是人与人之间，都是用的真心真情。

我真心祝愿那些王老研制的非常有效的院内制剂，在这次《中共中央国务院关于促进中医药传承创新发展的意见》的东风下，早日得到开发和应用，造福于广大病患。我真心期盼王老研究多年的敦煌医学能够更加系统完备，并早日付梓，为使中医药学的宝库更加丰富做出贡献。

我不揣浅陋，在王老书前赘言，惟愿经过几十年时间凝练的王老独特的学术思想、临床大有效验的宝贵经验，能够为更多的中医药爱好者及广大的学生和专业人士所学习和应用，真正为百姓救厄解困。此心天地可鉴。

中国中医药出版社　副社长

李秀明

2019 年 11 月 9 日

中国医药学是一个伟大的宝库，她不仅有丰富的临床实践体系，而且有完整而独特的有临床指导意义的理论体系。这些经验和理论逐渐被全人类所瞩目，在全世界范围内兴起了"针灸热""中药热"和"中医热"。放眼未来，21世纪的中医药工作者必将有相当一部分人到国际舞台上去做贡献，提高中华民族在世界医学领域中的话语权，为发展人类医学做贡献。

有鉴于此，为适应新时期的需要，我们吸取历代名医成才之宝贵经验和卓越的成就，结合我们多年教学和临床的切身体会，从基础理论到临床各科，取其精华，删繁摘要，参入己见，编著成册，名曰《岐黄真髓》。

经过30多年的教学使用，成为很多学生的功底之作。助他们很快成才成功，在全国各地成为中医药骨干，不少学生成为各地的名中医，有望一方。

本着少而精和切合实用的原则，本书紧紧围绕中医的理论体系，理法方药，贯通一气，虽是薄本，功胜充栋。诚如谚云："真传一张纸，假传万卷书。"若能熟读之，背诵之，融会贯通，灵活运用，确可应无穷之变，成为一代名医。有识之士，当不以愚言为狂僭耳。

值得提醒读者的是，读是书，不仅要熟读有字之书，更应精思无字之意。例如，内容上之所以把医经放在前面，而且不加注释，只有提要，是取金元四大家"一本于经"的成才经验和张志聪等人"先难后易"的治学方法安排的；所以撷要部分是吸取张介宾、沈尧封等的成就而精选的；所以篇卷章节纲目则又是吸收李士材、陈修园等人"深入浅出，由博返约"的治学经验和国医大师周信有教授研究《内经》的成就而加注的，旨在转难为易。对于经文中凡几十处句、读、文字的更改，如"靡"直书"粗"，"肝"直改"目"等又是本着谨慎的态度吸收校订疏证诸家的成就审定的，非信笔而就。再如，卷五经方中分列"类方"，是吸取朱肱、徐大椿、柯琴等人"以方类证"的灼见和现代伤寒名家刘渡舟教授的经验而定的，"原书指证"的条文又是根据高等中医院校对考核中医本科生学习《伤寒论》质量标准而选定的，编入原方剂量是根据陈修园的成功经验和陈慎吾、刘渡舟老师的心得体会而改编的，经方中度量衡也可以根据柯氏之考证"汉之一两等于今之15.625克"参照运用。余均仿此，须留意之。

如何学习中医学？我们曾在30年前总结出四十二字法，经在教学中多年的实践应用，证明是行之有效的可靠方法，特介绍如下："医之道，任非小，关性命，诚是宝。医之理，很深奥，花气力，抓主要（即'一、二、三、四、五'①）；多实践，熟生巧；边学习，边创造；通今古，名医昭。"因此，凡是该书中的妙诀要语、精要原文，务需"花气力"牢记，而后再跟名师多临证、多思考、勤总结，一定会很快成才的。

我们认为，本书既可作为自学中医学的必读之作，也可作为人民群众养生之秘宝，供广大读者、师生及临床医师参考。即使已经是炉火纯青者，读是书，也必有一番收获。验案举隅是笔者临证的点滴体会。虽然以启迪读者思路为主旨，但是对治疗恶性肿瘤癌前病变和中晚期癌者患者带瘤生存的治疗经验很有借鉴价值。

本书在编写过程中，得到恩师周信有、于己百、戈敬恒、王德林、席于民等教授和专家们的亲切指导，得到段永强、王君、韩文俊、刘芹、牟德海、张超等同学们大力支持。在此，一并表示衷心感谢！

由于水平和时间有限，难免有不当之处，请同道们提出宝贵意见，以便充实提高，使之能成为您案头上一本比较称心如意的必读之作。

编者

2019 年 1 月 18 日

---

①："一"：树立一个整体恒动观；"二"：学好毛泽东主席的两论（《矛盾论》和《实践论》）；"三"：掌握三百个名方；"四"：掌握四百味中药："五"：学习好四部经典著作和五版《中医各家学说》。

作为一个有文化的人，都应该学习和掌握一些中医药知识。医圣张仲景说："上以疗君亲之疾，下以救贫贱之厄，中以保身长全。"很多时候，得病源于无知，或者死于无知。

浏览此书即可获得中医药之常识，获得养生之秘诀。

熟读此书并实践之，即可健康高寿，成为中医师。

背熟此书，前后贯通，名医点悟，认真临床，不仅可以健康高寿，还可以进入名中医快车道。

目录

上篇　中医养生

中篇　中医真髓

下篇 验案举隅

上篇

中医养生

卷一　养生之道

温馨提示：

❋养生谓之养护、调养人之生命；养生之道，就是养护生命健康长寿的方法。

❋《素问·上古天真论》曰："其知道者，法于阴阳，和于术数，食饮有节，起居有常，不妄作劳，故能形与神俱，而尽终其天年，度百岁乃去。"

❋我认为《内经》这20个字五大原则，比国际上维多利亚的三个里程碑宣言（第一个叫平衡饮食；第二个叫有氧运动；第三个叫心理状态）要高明；比四大基石（合理膳食、适量运动、戒烟限酒、心理平衡）也高一筹。这就是我们的中华文化。

歌曰：世人个个欲长年，不知秘诀在此篇，只要平生照此做，健康快乐度百年。

第一章 养生之道

第一节 养生的意义

圣人不治已病治未病，不治已乱治未乱，此之谓也。夫病已成而后药之，乱已成而后治之，譬犹渴而穿井，斗而铸锥，不亦晚乎？

（《素问·四气调神大论》）

夫上古圣人之教下也，皆谓之虚邪贼风，避之有时，恬淡虚无，真气从之，精神内守，病安从来。

其知道者，法于阴阳，和于术数，食饮有节，起居有常，不妄作劳，故能形与神俱，而尽终其天年，度百岁乃去。

（《素问·上古天真论》）

第二节 养生的原则与方法

《内经》基于"天人相应"的整体观和"形神合一"的生命观，提出了以下养生保健原则。

一、法于阴阳

上应天光星辰历纪，下副四时五行，贵贱更立，冬阴夏阳，以人应之。

（《素问·三部九候论》）

人以天地之气生，四时之法成。

（《素问·宝命全形论》）

人与天地相参也，与日月相应也。

（《灵枢·岁露论》）

夫四时阴阳者，万物之根本也。所以圣人春夏养阳，秋冬养阴，以从其根，故与万物沉浮于生长之门。逆其根，则伐其本，坏其真矣。故阴阳四时者，万物之终始也，死生之本也。逆之则灾害生，从之则苛疾不起，是谓得道。

（《素问·四气调神大论》）

3

夫自古通天者，生之本，本于阴阳。天地之间，六合之内，其气九州、九窍、五脏、十二节，皆通乎天气。其生五，其气三。数犯此者，则邪气伤人，此寿命之本也。

（《素问·上古天真论》）

春三月，此谓发陈，天地俱生，万物以荣。夜卧早起，广步于庭，被发缓形，以使志生，生而勿杀，予而勿夺，赏而勿罚，此春气之应，养生之道也。逆之则伤肝，夏为寒变，奉长者少。

夏三月，此谓蕃秀，天地气交，万物华实。夜卧早起，无厌于日，使志无怒，使华英成秀，使气得泄，若所爱在外，此夏气之应，养长之道也。逆之则伤心，秋为痎疟，奉收者少，冬至重病。

秋三月，此谓容平，天气以急，地气以明。早卧早起，与鸡俱兴，使志安宁，以缓秋刑，收敛神气，使秋气平，无外其志，使肺气清，此秋气之应，养收之道也。逆之则伤肺，冬为飧泄，奉藏者少。

冬三月，此谓闭藏，水冰地坼。无扰乎阳，早卧晚起，必待日光，使志若伏若匿，若有私意，若已有得，去寒就温，无泄皮肤，使气亟夺，此冬气之应，养藏之道也，逆之则伤肾，春为痿厥，奉生者少。

（《素问·四气调神大论》）

凡大寒大热，大风大雾，皆宜避之，不可恃其强健而不畏也。

（《养生四要》）

【阐发】

"道"皆指养生之道。人生活于天地气交之中，自然界的阴阳四时之气是人类生命赖以生存的环境，所以，《素问·宝命全形论》说："人以天地之气生，四时之法成。"所以，自然界阴阳四时的变化对人体有着重要的影响。故《灵枢·岁露论》说："人与天地相参也，与日月相应也。"而自然界的阴阳变化、四时的生长收藏规律无时无刻不在影响着人体健康，使人体的脏腑经络气血津液都发生着相应的变化。所以，《素问·上古天真论》说："其知道者，法于阴阳，调于四时。"强调人们养护生命首先必须遵循效法于自然界的阴阳变化及和调于四时的生长收藏规律这两条基本原则。《素问·四气调神大论》说："故阴阳四时者，万物之终始也，死生之本也。逆之则灾害生，从之则苛疾不起，是谓得道。"

另外，法于阴阳还包括社会环境。生活的社会安定和平，人们喜悦幸福属阳；社会动荡不安，人们惊恐不安属阴。前者健康长寿；后者短命早亡。中华人民共和国成立后，社会安定，人民幸福，人们生命在逐渐延长。2017 年统计，我国居民平均寿命是 76.7 岁，而在秦汉时期只有 20 岁，唐代 27 岁，清代 33 岁，1949 年 35 岁，1957 年 57 岁，2005 年 71.8 岁。

二、和于术数

谨察阴阳所在而调之，以平为期……寒者热之，热者寒之，温者清之，清者温之。

（《素问·至真要大论》）

夫上古圣人之教下也，皆谓之虚邪贼风，避之有时，恬淡虚无，真气从之，精神内守，病安从来。

（《素问·上古天真论》）

其知道者，法于阴阳，调于四时。

（《素问·上古天真论》）

能知七损八益，则二者（即阴阳）可调，不知用此，则早衰之节也。年四十，而阴气自半也，起居衰矣；年五十，体重，耳目不聪明矣；年六十，阴痿，气大衰，九窍不利，下虚上实，涕泣俱出矣。故曰：知之则强，不知则老，故同出而名异耳。智者察同，愚者察异；愚者不足，智者有余，有余则耳目聪明，身体轻强，老者复壮，壮者益治。是以圣人为无为之事，乐恬憺之能，从欲快志于虚无之守，故寿命无穷，与天地终，此圣人之治身也。

（《素问·阴阳应象大论》）

【阐发】

和于术数，谓调和于术数，通过术数来调和人体的阴阳，使之达到"阴平阳秘"的最佳状态。术，动也，医术也；数，多次，频次也，经常也。要保持人体五脏六腑、四肢百骸、表里内外和谐统一，调和的方法有以下几点：

1. 主明下安　要保持主明。生命贵在气血流通。气血通畅则健，气血瘀滞则病。由于心主血脉，心主神明。《素问·灵兰秘典论》曰："心者，君主之官，神明出焉……凡此十二官者，不得相失也。故主明则下安，以此养生则寿，殁世不殆，以为天下则大昌。主不明则十二官危，使道（气血运行之道）闭塞而不通，形乃大伤，以此养生则殃，以为天下者，其宗大危，戒之戒之。"这正说明人体五脏六腑是一个统一的有机整体。心主神明，心主血脉，养生重在养心。养生贵在气血流通。美国加州心脏数理研究院科学家威斯利研究证明：人体心脏是中心，而不是大脑。心脏的磁场比大脑强 5000 倍。磁场的范围可以从身体延伸出去几米远。人的情绪越高兴、心情越愉悦，分泌的荷尔蒙就越充沛。反之，人处在痛苦、担忧、抑郁等消极状态时，心脏几乎完全停止分泌这种激素物质。只有在身体患重病时保持心情愉悦、积极求生的患者，心脏才有可能分泌这种激素物质。当这种荷尔蒙达到一定量的时候，才能杀灭体内的癌细胞或抑制他们的生长，或将达到不治自愈的生命奇迹。

2. "七情和合"　和于术数，还包括养心收心。关于养心，主要有两方面：一是养神志，二是养血脉。养神志就是驾驭好情绪，一定要做情绪的主人，不能做情绪的奴隶。它是我们养生最主要的措施。可以说，人们只要保证了"七情和合""心情好"，就掌握了健康的金钥匙。临床证明很多人不是病死的，而是气死的。《素问·举痛论》云："百病生于气也。怒则气上，喜则气缓，悲则气消，恐则气下，惊则气乱，劳则气耗，思则气结。"在日常生活中，这些是千真万确的。

西方学者也做过统计，人类社会的疾病，70%与情绪有关。我主张多赏花悦目，多唱欢乐的歌，使人精神愉悦，开怀大笑，将有助于健康长寿。尤其是在进餐时，更不能生气，否则易患噎嗝病。

相关研究发现，百岁健康老人有一条共性：即心胸开阔、心地善良。孔子曰："仁者寿。"调查发现很少有健康老人心胸狭隘，脾气暴躁（肝火旺）的。《灵枢·百病始生篇》云："喜怒不节则伤脏。"《素问·生气通天论》云："阳气者，大怒则形气绝，而血菀于上，使人薄厥。"临床不少病例证实，只要你大怒着急，一分钟动脉可能狭窄100%，有可能当时就卒然昏厥，甚者导致死亡。

3. 积精全神　精是神的物质基础，神是精的外在表现。只有精足，才能神明。"精者，生之本也"。所以，"能知七损八益，则二者（即阴阳）可调，不知用此，则早衰之节也"。七指男性，八指女性。男性要注意保精，女性则要保持经调。因男以气为主，气能生精；女以血为主，血足则经调。

4. 经常运动　适量运动也是健康非常重要的要素。医学之父希波克拉底讲了一句话，传了2400年，可以说和《内经》的观点相吻合。他说："阳光、空气、水和运动，是生命和健康的源泉。"你要想得到生命和健康，离不开阳光、空气、水和运动，说明运动和阳光一样重要。在阳光下行走可以预防很多慢性病，阳光可增加维生素D的生成，继而促进钙的吸收和利用。

动的方式多种多样，但不提倡做剧烈运动。可跑步、登山、游泳、散步、跳舞、打太极拳、打球、推拿、按摩以及绘画、雕刻、书法等，也可以在生活中摇头、动眼、叩齿、咽津、摩面、提肛等。尽管名目繁多，但其目的均是通过运动而达到健体强身、延年益寿。国医大师甘祖望高寿的经验是"要像猴子那样多动多跳，善于运动""要养成好动的习惯"。动可以疏通经络、调和气血。

美国癌症中心曾发表论文，通过对美国和欧洲144万人从1987年到2004年（跨越了18年）的大数据分析，发现长期锻炼的人至少有13种癌症发病率都显著降低，分别是食管癌（42%）、肝癌（27%）、肺癌（26%）、肾癌（23%）、胃贲门癌（22%）、子宫内膜癌（21%）、骨髓性白血病（20%）、骨髓瘤（17%）、结肠癌（16%）、头颈癌（15%）、直肠癌（13%）、膀胱癌（13%）、乳腺癌（10%）。文中还发现对吸烟或者曾经吸烟人士，锻炼能降低大于30%的肺癌发病率。锻炼只是增加了27%的黑色素瘤的发病率。

5. 口服药饵　除了运动之外，还可以应用食疗、针灸等方法来调整人体的阴阳，使之达到"阴平阳秘"的最佳状态。如果达不到这样的境界，即可以通过口服药饵，如服丸、散、膏、丹、药酒或药浴等，以调整阴阳，行气活血，疏通经络，安和五脏。

人由于先天有差异，在出生后，由于各方面的原因，会造成体质的不同，或偏于阳虚，或偏于阴虚，或偏于气虚，或偏于血虚。如果通过饮食不能调整，就需要借助针灸、药物等来调理。正如《素问·阴阳应象大论》云："形不足者，温之以气；精不足者，补之以味。其高者，因而越之；其下者，引而竭之；中满者，泻之于内；其有邪者，渍形以为汗；其在皮者，汗而发之；其剽悍者，按而收之；其实者，散而泻之。审其阴阳，以别柔刚，阳病治阴，阴病治阳，定其血气，各守其乡。"

三、食饮有节

黄帝曰：愿闻谷气有五味，其入五脏，分别奈何？伯高曰：胃者，五脏六腑之海也，水谷皆入于胃，五脏六腑皆禀气于胃。五味各走其所喜：谷味酸，先走肝；谷味苦，先走心；谷味甘，先走脾；谷味辛，先走肺；谷味咸，先走肾。谷气津液已行，营卫大通，乃化糟粕，以次传下。

（《灵枢·五味》）

故谷不入，半日则气衰，一日则气少矣。

（《灵枢·五味》）

饮食自倍，肠胃乃伤。

（《素问·痹论》）

肥者令人内热，甘者令人中满，故其气上溢，转为消渴。

（《素问·奇病论》）

高粱之变，足生大丁，受如持虚……因而饱食，筋脉横解，肠澼为痔。因而大饮，则气逆。

（《素问·生气通天论》）

饮食者，热无灼灼，寒无沧沧，寒温中适，故气将持，乃不致邪僻也。

（《灵枢·师传》）

是故味过于酸，肝气以津，脾气乃绝；味过于咸，大骨气劳，短肌，心气抑；味过于甘，心气喘满，色黑，肾气不衡；味过于苦，脾气不濡，胃气乃厚；味过于辛，筋脉沮弛，精神乃央。是故谨和五味，骨正筋柔，气血以流，腠理以

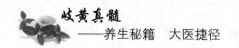

密，如是则骨气以精，谨道如法，长有天命。

（《素问·生气通天论》）

【阐发】

食物是人类生存的最基本需要，故曰："故谷不入，半日则气衰，一日则气少矣。""食饮有节"就是吃饭和喝饮料都要有节制、要有度。"有节"包括节食量、适寒温及广食源、不偏嗜、进餐细嚼慢咽等。

《素问·脏气法时论》中指出："五谷为养，五畜为益，五菜为充，五果为助，气味合则服之，以补精益气。"这是我国传统的"补精益气"的方法，也是最科学合理的膳食结构。

"五谷为养"：大米、小米、小麦、玉米、荞麦、豆类等。五谷孕育了人类文明，同时也与人类的健康息息相关。例如玉米，是"黄金作物"。研究证明，玉米里含有大量的卵磷脂、亚油酸、谷物醇、维生素 E，所以经常吃不易患动脉硬化和高血压。再如荞麦，现在人们多有"三高"（即血压高、血脂高、血糖高）现象，而荞麦能降血压、降血脂、降血糖。荞麦里含有 18% 的纤维素，吃荞麦的人很少得胃肠道癌。再如豆类，大豆是营养之花、豆中之王。研究发现，大豆中至少有 5 种抗癌物质，特别是大豆中的异黄酮，能预防乳腺癌。黄豆中含有的异黄酮，特别对更年期女性有保健作用，常饮豆浆可降低乳腺癌、结肠癌以及男性前列腺癌的发生。

我还建议大家要少吃糖。日本《怎样防治癌症》一书中说，当血液流过肿瘤时，其中约 57% 的血糖都会被癌细胞消耗掉，成为它的营养成分。《美国临床营养学杂志》指出：每天只要喝 2 杯甜饮料，患胰腺癌的风险就会增高。

我不建议吃"洋快餐"，因"洋快餐"具有三高（高热量、高脂肪、高蛋白质）和三低（低矿物质、低维生素和低膳食纤维）的特点，故又被称为"垃圾食品"。美国药品与食品管理局（FDA）2004 年 3 月 24 日公布了对 750 种食品的检查结果，再度证实了炸薯条、炸薯片、爆玉米花、炸鸡块中这类食物中致癌物质含量最高。

"五畜为益"：以牛肉、羊肉、鸡肉、鱼和虾等作为饮食的辅助品。肉生痰，酒助湿，肉类难以消化，如果一旦食肉过多，消化不了就会变成痰湿，反而成为致病之源，所以一定不能一次性吃太多的肉（包括其他难消化的食物）。

美国癌症研究协会建议每周吃猪、牛、羊等红肉不超过 500g，食用过多有增加结肠癌的风险。最好在吃肉时喝杯红酒（因含白藜芦醇），可降低消化道癌的发生率。联合国世界卫生组织建议大家多吃鸡、鱼和虾。研究发现，鱼类蛋白质较好，吃鱼越多，动脉越软，冠心病、脑卒中越少，对健康有益。

"五菜为充"：经常吃一些薯类（白薯、红薯、山药、土豆）、胡萝卜等，作为五谷的补充。研究发现，薯类有"三吸收"作用：吸收水分、吸收脂肪、吸收毒素。吸收水分，润滑肠道，能使肠道内毒素及时排出体外，从而不得直肠癌、结肠癌；吸收脂肪、糖类，不易得糖尿病；吸收毒素，不易患胃肠道炎症。大蒜素有抗氧化作用，吃饭时食用葱蒜可降低人体内致癌物亚硝酸盐的含量。研究表明，多吃碾碎的大蒜者胃癌风险会降低 60%。山东苍山县居民因吃大蒜多（人均年吃 6kg 大蒜），是长江以北胃癌死亡率最低的县之一。

"五果为助"：研究发现，预防癌症最好的办法，就是常吃新鲜水果和蔬菜。每天吃 500g 蔬菜和水果，预防癌症最好。

吃新鲜蔬菜比吃水果好。比如 100g 苹果的维生素 C 含量是 4mg，而 100g 小白菜的维生素 C 含量是 28mg。

吃水果中医讲究要辨证食用。糖尿病人忌吃含大量果糖的苹果、梨、香蕉，宜吃猕猴桃、杨梅；按照中医的"体质理论"，人的体质分为寒、热、中性三种。而水果也是分寒热的，食用不当或吃得过多，都会对身体造成负面影响。对体质虚寒者，如怕冷、畏寒、出汗少、易腹泻的人，应选择偏温热性水果食用。如桃、樱桃、杏、石榴、大枣等。对体质阴虚者要多吃一点偏凉性的水果，如梨、西瓜、香蕉、橙、猕猴桃等，可以协助清热泻火，但不宜吃牛羊肉。

饮食的量也应当控制，而且不可偏食。《素问·痹论》云："饮食自倍，肠胃乃伤。"很多高寿名老中医的经验是：三餐七分饱，早好中饱晚要少。这个经验非常重要，不仅可以预防心血管疾病的发生，还可以延寿。百岁老人们的经验是"饮食清淡""有粗有细，不甜（少糖）不咸（少盐）不腻（少油），寒温适中"。否则多食酸则伤肝，多食苦则伤心，多食甘则伤脾，多食辛则伤肺，多食咸则伤肾。初伤不觉，久则成患也。

有调查表明，吃饭总是狼吞虎咽囫囵吞枣的人，患胃癌的几率比较高。而多咀嚼可以减少食物对消化道的负担，降低患胃肠道癌症风险。唾液有很强的"灭毒"作用，能使导致肝癌的黄曲霉素的毒性在 30 秒内几乎完全消失，因此，在吃饭时，一口饭应嚼 30 次，让其与唾液充分结合。

以上是食什么，那么饮什么？怎么饮？笔者认为，水最好；绿茶次之；三是酒。

水是生命之源，是维持生命最重要的东西。《素问·经脉别论》云："饮入于胃，游溢精气，上输于脾。脾气散精，上归于肺，通调水道，下输膀胱。水精四布，五经并行，合于四时五脏阴阳，揆度以为常也。"研究表明：每天喝 6 杯水（每杯 240mL）的男性，患膀胱癌风险将降低一半，女性患结肠癌风险将降低 45%。

一天至少要保证 3 杯水，晨昏餐前各一杯。

饮料、咖啡、啤酒都不能代替水。经常饮用可乐、雪碧、红牛等饮料而不喝白开水是非常危险的，饮料中部分成分沉积肾脏，可以引起难治性肾病。所以，每天多饮水可保持大小便通畅，有益长寿。

我国有历史悠久的茶文化、酒文化。茶叶中绿茶（如西湖龙井、安吉白茶、洞庭碧螺春、六安瓜片等）为最好。绿茶里含有茶多酚、茶甘宁和氟，能够抗癌，防止血管破裂，还能坚固牙齿。有专家研究发现，乌龙茶、绿茶、红茶对口腔癌、肺癌、食管癌、肝癌等都有一定的预防作用。其中绿茶效果是其他茶叶的5倍。易上火者，喝凉性茶，如绿茶、黄茶、白茶（白毫银针、白牡丹、月光白）；虚寒者，宜喝温性茶，如红茶（正山小种、金骏眉、滇红茶、普洱茶）等；青茶即乌龙茶（大红袍、武夷水仙、凤凰单丛等）性平，适宜人群最广。

第三是酒。《内经》云："酒为百药之长。"实践证明，少量白酒是健康的朋友，过量白酒就是罪魁祸首，有"酒客多膈症"之说。因此应当"戒烟限酒"，白酒以每天不超过5～20mL为宜，啤酒以每天不超过300mL为宜，红葡萄酒含有"逆转醇"，是抗氧化剂，有降压、降脂之功，常喝红葡萄酒的人可减少患心脏病几率，能帮助防止心脏骤停，以每天不超过50～100mL为宜。保健药酒，根据不同体质用不同的药，也很好。

四、起居有常

阳气者，若天与日，失其所则折寿而不彰。

（《素问·阴阳应象大论》）

凡阴阳之要，阳密乃固。两者不和，若春无秋，若冬无夏。因而和之，是谓圣度。故阳强不能密，阴气乃绝。阴平阳秘，精神乃治。阴阳离决，精气乃绝。

久视伤血，久卧伤气，久坐伤肉，久立伤骨，久行伤筋。

（《素问·宣明五气》）

【阐发】

起，劳作也。居，休息也。常，规律也。起居有常谓劳作和休息要有一定的规律。因为劳则耗伤阳气。《素问·生气通天论》中强调"阳气者，若天与日，失其所则折寿而不彰"。又说："凡阴阳之要，阳密乃固。两者不和，若春无秋，若冬无夏。因而和之，是谓圣度。故阳强不能密，阴气乃绝。阴平阳秘，精神乃治。阴阳离决，精气乃绝。"明代名医张介宾说："天之大宝，只此一丸红日；人之大宝，只此一息真阳。"足见阳气在人的生命活动中的重要性。

临床研究表明：8小时睡眠者寿命最长，中午只要睡30分钟，就能恢复体力。人们应该养成作息有规律、不熬夜、不睡懒觉的良好生活习惯。春夏宜"夜卧早起"，冬三月宜"早卧晚起"。每天走路1小时，可降低一半患大肠癌的几率。有报道称，每天饭后散步30分钟，或者每周散步4小时，能使患胰腺癌的风险减少一半。运动出汗可排出体内的铅和锶，从而有助于防癌。但是，不主张狂奔、猛跑。孙思邈说："勿过极耳。"

晒太阳能增长人体的阳气。研究发现，通过阳光照射增加人体维生素 D 的含量可起到预防乳腺癌、卵巢癌、前列腺癌、胃癌、结肠癌的作用，每天晒15分钟太阳就可以了。每天要开窗半小时使空气流通，减少室内甲醛和氡等有害气体，可以起到预防肺癌的发生。

《黄帝内经》中对"五劳所伤"的记述，是实践的经验总结。目前，看手机十分流行，特别是在黑暗中看手机，由于受到镭的辐射，"久视"会导致眼底黄斑病变，很难治愈。

五、不妄作劳

阳气者，若天与日，失其所则折寿而不彰。故天运当以日光明，是故阳因而上，卫外者也。

（《素问·阴阳应象大论》）

夫精者，身之本也。

（《素问·金匮真言论》）

今时之人不然也，以酒为浆，以妄为常，醉以入房，以欲竭其精，以耗散其真，不知持满，不时御神，务快其心，逆于生乐，起居无节，故半百而衰也。

（《素问·上古天真论》）

和于阴阳，调于四时，去世离俗，积精全神。

（《素问·上古天真论》）

是以志闲而少欲，心安而不惧，形劳而不倦，气从以顺，各从其欲，皆得所愿。故美其食，任其服，乐其俗，高下不相慕，其民故曰朴。是以嗜欲不能劳其目，淫邪不能惑其心，愚智贤不肖不惧于物，故合于道。所以能年皆度百岁而动作不衰者，以其德全不危也。

（《素问·上古天真论》）

劳则喘息汗出，外内皆越，故气耗矣。思则心有所存，神有所归，正气留而不行，故气结矣。

（《素问·举痛论》）

【阐发】

不妄作劳是指劳作合宜，不违背常规和法度。要有劳有逸，劳逸适度。注重道德养生；节制"房事"，不要妄泄肾精。而那些"以妄为常，醉以入房，以欲

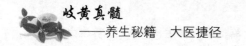

竭其精"者是造成早衰的重要原因。

一项调查发现，北京某高科技园区，科技人员多数是通宵达旦工作，所以死亡的平均年龄不足53岁，皆因"妄劳"所致。应该说这是反面的例证。

"生命在于运动"的名言是指劳作合宜，不少人误解为"运动越多越超量就越健康，越长寿"。因为心率和寿命成反比，运动时导致心率加快，新陈代谢就加快，细胞的分裂和老化也必然加快。如气虚体弱、肝病、肾病患者就不宜过量运动，只能静养。

综上所述，正如《灵枢·本神》云："夫智者之养生也，必顺四时而适寒暑，和喜怒而安居处，节阴阳而调刚柔，如是则僻邪不至，长生久视。"养生就是让自己的衣食住行、生活起居顺应四季气候的冷暖变化；同时又注意调节情绪，没有过度的喜怒波动，并安心于日常平淡的生活，性格上努力做到平和，既不刚愎自用，也不优柔寡断，刚柔自如，不偏颇固执。五脏神安，六腑气调，经脉通畅，皮肤致密，而致病的邪气也就无从侵入，自然可以健康长寿了。

中国养生五大理念是中国人对人类养生的原创性贡献，很有现实指导意义，很值得在全国和全世界根据各地的实际情况，因地制宜地进行推广，造福于民众。

第二章 养生方药及其他

第一节 敦煌医学中延年益寿禁秘方

1. 四时常服方

【原文】四时常服方

菟丝子三升（酒浸），茯神五两，人参三两，远志三两，桂心二两。

上捣筛为散，以酒服之方寸匕，日再服，渐加至三匕。日忌大醋、热面，余并无妨。

【阐发】

主治：肾阳不足，心肾不交证。症见腰膝软弱，头晕乏力，耳鸣耳聋，畏寒肢冷，健忘失眠等。本方为常服之方。其证为肾阳不足，虚阳上浮，使心火偏亢于上，遂成心肾不交，故见健忘失眠，心神恍惚，腰膝软弱，头晕乏力，耳鸣耳聋，畏寒肢冷，皆为肾阳虚弱，精气不足之症。

治法：温肾壮阳，交通心肾。

方解：方中菟丝子补肾阳，益精髓，为主药。辅以辛热之桂心温肾助阳，助菟丝子补肾阳，同时又能引火归元，补肝肾，坚筋骨，活血脉；人参甘寒，大补元气，益气生血，增智安神，茯神、远志交通心肾。这样共奏心肾得养，益寿延年之效。

2. 道家养生秘方

【原文】此药最忌向无信人说也，余不忌饮食。

皂荚子、鹿茸、白茯苓、地黄、菟丝子、枸杞子、杏仁、生天门冬汁、白蜜。

杏仁，烫去皮，去尖，多次蒸熟，捣为糊。天门冬汁也，去皮心，生捣，绞取汁，微火煎令如稀饴，以白蜜一合，以下锅中搅和。以上前诸药末等，一时入锅中，调干湿得所，将出，入铁白中，捣一万余杵，并手捻为颗，颗如梧子大。每日空腹酒下三十丸，日再服。

【阐发】

主治：真阳亏虚，阳浮痰阻证。症见腰膝酸软，头晕健忘，神疲乏力，咳嗽

13

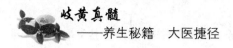

痰多，舌红口干等。

治法：温补脾肾，益气生血，延年益寿。

方解：此方为道家传授的禁方之一，方名、用法、剂量及方证均缺失，从方药组成分析，当为补益健身之方。方中用鹿茸、菟丝子温肾阳，补精血；地黄、枸杞子滋肾阴，益精血，四药合用阴阳双补，补益肾精，恢复下元，为方中主药。辅以天门冬、白蜜润肺津而清浮阳；茯苓健脾利湿，既可助气血阴阳化生，又能杜绝痰浊形成。佐以杏仁降气平喘；皂荚子化痰宣通，与杏仁配伍，宣降肺气，化痰止咳。全方阴阳并补，标本兼顾，即补脾益精以治本，祛痰利肺以治标。

3. 八公神散

【原文】干地黄三十两，天门冬十二两，菖蒲十八两，远志四两，石韦四两，五味子四两，茯苓二两，桂心三两。

凡八味捣筛，饭后服方寸匕，日三，三十日知，二百日行如奔马，一年身若飞。

【阐发】

主治：肾阴亏虚，痰热阻滞。症见腰膝酸软，头晕耳鸣，倦怠嗜卧，乏力懒行。（原文无主治）

治法：滋阴补肾，泄热化痰。

方解：此方为道家养生方。本方以八公神散命名，犹如汉·淮南王刘安门客，有苏非、李尚、左吴、田由、雷被、毛被、伍被、晋昌八人，称"八公"。他们奉刘安之招，和诸儒大山、小山相与论说，著《淮南子》。个个都是治国理政的重臣。喻言其每味药都功效卓著。道家养生经验从补肾养心健脾着手。方中重用干地黄滋阴补肾，兼以清热，为主药。辅以天门冬滋阴降火，五味子滋补肺肾，二药共助主药以滋阴补肾；菖蒲、远志豁痰开窍，安神益智；石韦清热利水；茯苓渗湿利尿，此四药合用共奏泄热利湿、豁痰祛浊之功，使湿热痰浊不得上蒙清窍，上述共为臣药。佐以桂心温通元阳，既能除积冷，通血脉，又能制约方中寒凉之品遏阻湿热痰浊之弊。

4. 神仙定年法

【原文】神仙定年法

生地黄百二十斤，笮取汁，置铜器中，汤上煎令得斗许，以干地黄细末二斗、阿胶二挺、白蜜二斗煎。可丸，丸如梧子，服十丸，日三，二十日验。

【阐发】

功用：填精补髓，养血抗老。

主治：人年过四十以上，气阴俱减，易出现神疲乏力，腰腿不利，动作缓慢，思维迟钝，须发早白等症，即宜用神仙定年法，抗衰防老。

方解：方中地黄鲜干并用，滋阴凉血生精。因"精者，身之本也"，实是固本之主药，辅以阿胶、白蜜血肉有情之品，补血滋阴，补中润燥，共奏定年不老之功。

5. 秘泄精液方

【原文】秘泄精液方。延年养性，神秘不传。

原蚕蛾未连者四十枚，去头足毛羽，以苦酒浸，浸周之时出，阴干之大蜻蜓十四枚，六足四翼者，青色者良。蜻临飞，赤黄者六十枚。蒸之，三升米下，令足羽自落后，去头阴干之。

上合捣筛，以鸡子白和为丸，丸如梧子。酒服三丸，日三服，九九止尽，日交而液不出也。欲下者，食猪脂一斤。

【阐发】

功用：强阴益精，止精壮阳，温暖水脏。

主治：男子肾气衰弱，阴痿，阳事不举。

方解：雄原蚕蛾，性淫，出茧即媾，至枯槁乃已。益精气，强阴道，止精壮阳，故为君药。辅以大蜻蜓（即蜻蜓之青色大眼者）和蜻灯（即蜻蜓之小而黄者或小而赤者），微寒无毒，强阴止精。以甘平无毒的鸡子白和为丸，止惊悸，安五脏，治阴痿为尚。

笔者研制出的敦煌石室大宝胶囊，是根据以上这些禁秘方化裁而成，经过国医大师王绵之老师修订。在制剂方面又征求晁恩祥、鲁兆麟等同学的意见修改，并吸纳甘肃省中药新药制剂评审委员会的建议而成的。该制剂可以补脾肾，益气血，可以提高免疫功能。临床应用证实，对中晚期胃癌和各种癌症手术切除后，或放化疗后，气血虚弱的患者，都有良好的效果。实验还证明可以延长大鼠的寿命。2012 年获得甘肃省人民政府科学技术奖。

第二节　呼吸静功妙诀

《敦煌遗书·呼吸静功妙诀》原文如下：

人生以气为本，以息为元，以心为根，以肾为蒂。天地相去八万四千里，人心肾相去八寸四分。此肾是内肾，脐一寸三分是也。中有一脉，以通元息之浮沉。息总百脉，一呼则百脉皆开，一吸则百脉皆合。天地化工流行，亦不出呼吸二字。人呼吸常在心肾之间，则血气自顺，元气自固，七情不炽，百病不治自消矣。

每日子午卯酉时，于静室中，厚褥铺于榻上。盘脚跌坐，闭目下视，瞑目视脐；以棉塞耳，心绝念虑。以意随呼吸一往一来，上下于心肾之间。勿急勿徐，

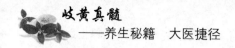

任其自然。坐一炷香后，觉得口鼻之气不粗，渐渐和柔。又一炷香后，觉得口鼻之气似无出入。然后缓缓开目、伸脚，去耳塞。下榻行数步，又偃卧榻上，少睡片时起来，啜粥半碗。不可劳作、恼怒，以损静功。每日能专心依法行之，两月之后，自见功效。

（附六字真诀：不炼金丹，切吞玉液，呼出脏腑之毒，吸采天地之清。玉轴经言：五脏六腑之气，因五味熏灼不和，又六欲七情积久生病，内伤脏腑，外攻九窍，以致百骸生病，轻则痼癖，重则盲废，又重则伤亡。故以六字气诀治五脏六腑之病。其法：以呼字自泄去脏腑之毒气，以吸字采天地之清气以补之。当日小验，旬日大验，年后万病不生，延年益寿，卫生之宝，非人勿传。

呼有六，曰：嘘、呵、呼、呬、嘻、吹也，吸则"一"而已。呼有六者，以"呵"字治心气、以"呼"字治脾气、以"呬"字治肺气、以"嘘"字治肝气、以"嘻"字治胆气、以"吹"字治肾气）

肾有久病者，可以寅时面向南，净神不乱思，闭气不息七遍，以引颈咽气顺之，如咽甚硬物，如此七遍后，饵舌下津无数。

第三节　食疗养生

神仙粥

【组成】山药一斤，鸡头实半斤，粳米半斤。

【用法】山药蒸熟，去皮，一斤；鸡头实半斤，煮熟去壳，捣为末；粳米半斤慢火煮成粥，空心食之，或韭子末二三两在内尤妙。食粥后用好热酒饮三杯妙。

【阐发】

主治：脾肾两虚，下元不固证。症见遗精或泄泻，虚劳羸瘦，神疲乏力，精神萎靡等。

功用：补虚益气，强壮元阳。

治法：补肾健脾，涩精止遗。

方解：方中山药，甘涩性平，归脾、肾经，本方重用为主药，以益肾固精、健脾止泻。鸡头实，即芡实，甘涩性平，归脾、肾经，可益肾固精，又能健脾止泻，以助山药补肾涩精、健脾止泻，为臣药。佐以粳米以益胃生津。全方药食两用，作用平和，调补脾肾，收敛固涩，既能涩精止遗，又能涩肠止泻。

敦煌遗书中的"神仙粥"见于《呼吸静功妙诀》，此为道教修炼经诀，而"神仙粥"则被附在该经诀之后。考该方以前的经文亦可见于明代晚期龚廷贤所著《寿世保元》卷四，但未记载篇名，也无"神仙粥"，可知这种呼吸静功法碥转流传已久。根据对敦煌遗书第 3810 页内容、书法等的初步考证，有学者认为，它属于唐末至五代时期（公元 900 年左右）的写本。因此，神仙粥当属中国最早的山药粥。

第四节　艾灸养生

俗云："要想安，三里常不干。"古人常用艾灸足三里来增强体质，预防疾病。实践证明，艾灸百会、神阙、气海、关元、足三里，可以提高人体免疫功能，治疗神疲乏力、汗多等症。

在西方，西医的鼻祖希波克拉底说："病，有药不可治者，刀能治；刀不能治者，火能治；火不能治者，可断其不治。"

第五节　注重养生，高寿典范

历代古人的平均寿命都比较短，就是皇帝也不例外，能活到 70 岁就能成为古稀之年，但是在华夏五千年历史中，据传说确存在着四位奇人。四个人的年龄加起来就有一千多岁。让我们来看看这四位仙风道骨的长寿之星。

第一位是武当开山道人张三丰。张三丰曾多次出现在金庸先生的武侠小说内，而据正史记载，其身份是真实存在的，他出生于公元 1248 年，南宋时期人，张三丰为武当派开山祖师。他的事迹，在元、明、清三朝都有记载，明朝皇帝朱元璋曾多次邀请他入京传授养生心法，都被他拒绝。这个时候他已经 140 多岁，据野史中记载，他在明朝天启二年去世，享年 210 岁。如此高寿，跟他修身养性、习武有非常大的关系。

第二位是李庆远，此人比张三丰还长寿，《李氏族谱》记载，他生于 1677 年，卒于 1933 年，享年 256 岁。从清朝前期活到了民国初期，从康熙皇帝算起，到民国初期，这中间，先后死了八个皇帝，他还健在。李庆远善长医术，懂养生之道。一生娶了 24 个老婆，生了 180 多个后代，在他 150～200 岁的时候，清朝还为其举办长寿庆典，美国的"时代杂志"都有过他的报道，在他 200 岁时仍常去大学讲学，这期间他曾接受过许多西方学者的采访。

第三位是慧昭和尚，活了 290 岁。生于南北朝时期，是宋献文帝玄孙，他跟张三丰一样，横跨了 3 个朝代。说明他有非常高明的驻颜之术和养生之道，在《历代高僧生卒年表》上有着清楚的记载。

第四位是唐朝"小彭祖"陈俊。他也是一位精通医学的寿星。出生于唐朝，公元 881 年生，到了元朝，公元 1324 年才去世，竟然活了 443 岁之久，这很奇特，也是辗转了3个朝代。在他去世之后，他的遗骨被放在汤泉庙中，人们把他的生平刻在木板上，后人称他为"小彭祖"。传说彭祖活了800年。

这四个长寿人的共同特点都是精通医术，懂得修身养性。

中医界长寿者也不乏其人，只不过年龄少了许多。俗话说："自古名医多长寿。"由李俊德先生主编的《长寿有道》介绍了170位名老中医的养生经验，他们坚信经典著作《黄帝内经》的养生理念，始终坚持修身养性，同登健康长寿之域。《当代名老中医养生宝鉴》（卢传坚主编）中展现了当代名老中医对传统养生理论内涵的诠释、名老中医自身的养生实践以及指导群众的养生精粹。如广州中医药大学的邓铁涛、北京中医药大学的颜正华、甘肃中医药大学的周信有教授等，均年近百岁。这些都从客观上印证了中医养生理念的实用价值。

第六节　养生四大误区

第一，"生命在于运动"。不是运动量越大，就能越健康。而是适量的运动，才有利于健康。中医认为，久视伤血，久卧伤气，久立伤骨。这是临床实践经验的总结。

第二，"丰富的营养就能长寿"。实践证明不是吃得越好越多就能健康。而是要荤素搭配，每餐七八成饱，古人说"微饿长寿"很有道理。过剩的营养必然导致超体重，导致"三高症状"，出现冠心病、糖尿病等。

第三，"经常吃补药，就能长寿"。俗话说，是药三分毒。天然药物是这样，西药也是这样，所以不能靠吃补药过日子。不能靠吃补药来长寿。

第四，"一个方法，全实用"。养生要因人而异，因人施养。养生是个体化行为，男人与女人，老人与儿童，体壮与体弱者，不同的人体质不同，养生方法也不尽相同。只有因人而养生，才能达到理想的效果。

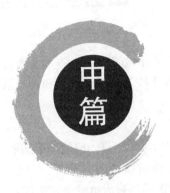

中篇

中医真髓

卷一　中医学理论体系

中医药学是尖端，天人相应整体观，
气血通畅是核心，辨证论治是真铨。

——王道坤

中国医药学是一个伟大的宝库，是一门地地道道的尖端科学。其不仅有丰富的临床实践体系，而且有最完整最独特的有指导意义的理论体系。其"天人相应"的整体观思维方式是对世界医学的最大贡献。其临床辨证论治的方法是征服一切病魔的战略思维，针灸、中药是维护健康和消灭一切病菌和病毒的有力武器。只要人们认真学习她、信任她、运用她，中医药就是人类健康长寿的最好法宝。

《内经》倡导的养生理念，养护人的生命正常规律进行的理念，就是"治未病"。中药、针灸、导引、治神等就是治疗和干预"亚健康"状态的有效措施。在医疗模式由疾病的治疗前移至预防为重心的今天，中医养生理念的积极作用尤为凸显，是西方医学无法比拟的，比世界卫生组织新倡导的具有里程碑意义的"四大基石"，内容更加丰富，手段更加具体，且经两千多年的实践证明是行之有效的法宝，是中华民族用生命与病魔做斗争的经验总结，是中国人民维护人类健康的最大贡献。随着时间的推移和科学的发展，必将证明中国中医药学不仅是打开中华文化的钥匙，更是引领全人类走向健康长寿，身心俱佳的指路明灯，是人类健康的护身符。

中医学的理论体系是：养生，藏象，经络，病因病机，诊断治则，处方遣药，针灸气功，精神气血，血脉、津液以及阴阳五行，五运六气等。

医经精要

名言录：

唐·王冰曰：《内经》一书，"文简，意博，理奥，趣深"。

金·张戴人曰："医之善，惟《素问》一经为祖。"

中医四大经典，内容博大精深，是中华民族的瑰宝。其中《内经》体现了两千多年前我国医学及医学思维方面的巨大成就，迄今还为国内外学者所赞扬。我国历代很多著名医家，如张仲景、华佗、孙思邈、李杲、刘完素、李时珍、张景岳、钱乙、叶天士、吴鞠通等，都是在《内经》理论的指导下，在某个方面的发挥，取得医学成就的。所以中医人才要成为大医，必须谙熟中医的四大经典。

第一章　阴阳五行

温馨提示：

阴阳五行是中国古代哲学的研究成果。《黄帝内经》作者借助这些成果来说明中医学的理论体系，使古代的唯物观和辩证思想贯穿其中，使中医学理论体系具有科学的内涵。首先，提出"天覆地载，万物悉备，莫贵于人"，把生命科学建立在物质性的基础上；其次，借助阴阳五行学说以说明事物的对立统一规律和整体观念。阴阳学说阐明阴阳的对立统一是天地万物运动变化的总规律，并以阴阳的相互对立、依存、转化等对立统一关系来说明人体的生理、病理，用于诊断、治疗等方面；五行学说主要是运用五行的生克乘侮变化以说明自然界与人体中复杂关系的变化规律，并且运用五行分类的方法把人体的生理、病理变化联系起来，由最初的简单的物质功用的概念转为朴素系统论的思维方法，具有辩证法的观点。简言之，阴阳五行学说是中医的认知方法，是说理工具。

第一节　阴　阳

一、阴阳的基本概念

（一）阴阳的总概念

阴阳者，天地之道也，万物之纲纪，变化之父母，生杀之本始，神明之府也。治病必求于本。

（《素问·阴阳应象大论》）

21

（二）用阴阳分析事物的现象、性质和功能

积阳为天，积阴为地；阴静阳躁；阳生阴长，阳杀阴藏；阳化气，阴成形。

（《素问·阴阳应象大论》）

（三）阴阳的对立统一关系

阴阳上下相交，虚实更作，阴阳相移。故高下相召，升降相因，而变作矣。

（《素问·六微旨大论》）

天地者，万物之上下也；阴阳者，血气之男女也；左右者，阴阳之道路也；水火者，阴阳之征兆也；阴阳者，万物之能始也。

（《素问·阴阳应象大论》）

天为阳，地为阴，日为阳，月为阴……阴阳者，数之可十，推之可百，数之可千，推之可万，万之大不可胜数，然其要一也。

（《素问·阴阳离合论》）

阳者，天之气，主外；阴者，地之气，主内。故阳道实，阴道虚。

（《素问·太阴阳明论》）

是故冬至四十五日，阳气微上，阴气微下，夏至四十五日，阴气微上，阳气微下。

（《素问·脉要精微论》）

阴中有阳，阳中有阴，平旦至日中，天之阳，阳中之阳也；日中至黄昏，天之阳，阳中之阴也；合夜至鸡鸣，天之阴，阴中之阴也；鸡鸣至平旦，天之阴，阴中之阳也。故人亦应之。

（《素问·金匮真言论》）

四时之变，寒暑之胜，重阴必阳，重阳必阴。故阴主寒，阳主热。故寒甚则热，热甚则寒。故曰：寒生热，热生寒，此阴阳之变也。

（《灵枢·论疾诊尺》）

帝曰：其升降何如？岐伯曰：气之升降，天地之更用也……升已而降，降者谓天；降已而升，升者谓地。天气下降，气流于地；地气上升，气腾于天。

（《素问·六微旨大论》）

动复则静，阳极反阴。

（《素问·六元正纪大论》）

二、阴阳在医学上的应用

（一）说明人体的组织结构

人生有形，不离阴阳。

（《素问·宝命全形论》）

内有阴阳，外亦有阴阳。在内者，五脏为阴，六腑为阳，在外者，筋骨为阴，皮肤为阳。

（《灵枢·寿夭刚柔》）

夫言人之阴阳，则外为阳，内为阴；言人身之阴阳，则背为阳，腹为阴，言人身脏腑中阴阳，则脏者为阴，腑者为阳。肝、心、脾、肺、肾五脏皆为阴，胆、胃、大肠、小肠、膀胱、三焦六腑皆为阳……故背为阳，阳中之阳心也；背为阳，阳中之阴肺也；腹为阴，阴中之阴肾也；腹为阴，阴中之阳肝也；腹为阴，阴中之至阴脾也。此皆阴阳、表里、内外、雌雄相输应也，故以应天之阴阳也。

（《素问·金匮真言论》）

（二）说明人体的生理功能

动静相召，上下相临，阴阳相错，而变由生也。

（《素问·天元纪大论》）

阴在内，阳之守也。阳在外，阴之使也。

（《素问·阴阳应象大论》）

阴者，藏精而起亟也；阳者，卫外而为固也。

（《素问·生气通天论》）

凡阴阳之要，阳密乃固。两者不和，若春无秋，若冬无夏，因而和之，是谓圣度。故阳强不能密，阴气乃绝；阴平阳密，精神乃治；阴阳离绝，精气乃绝。

（《素问·生气通天论》）

清阳为天，浊阴为地；地气上为云，天气下为雨；雨出地气，云出天气。故清阳出上窍，浊阴出下窍；清阳发腠理，浊阴走五脏；清阳实四肢，浊阴归六腑。

（《素问·阴阳应象大论》）

阳气者，若天与日，失其所则折寿而不彰。故天运当以日光明，是故阳因而上，卫外者也。

（《素问·生气通天论》）

阳气者，一日而主外。平旦人气生，日中而阳气隆，日西而阳气已虚，气门乃闭。是故暮而收拒，无扰筋骨，无见雾露，反此三时，形乃困薄。

（《素问·生气通天论》）

（三）说明人体的病理变化

阴胜则阳病，阳胜则阴病。阳胜则热，阴胜则寒。重寒则热，重热则寒。

（《素问·阴阳应象大论》）

阳虚则外寒，阴虚则内热，阳盛则外热，阴盛则内寒。

（《素问·调经论》）

阳胜则身热，腠理闭，喘粗为之俯仰，汗不出而热，齿干以烦冤，腹满死，能冬不能夏。阴胜则身寒，汗出，身常清，数栗而寒，寒则厥，厥则腹满死，能夏不能冬。此阴阳更胜之变，病之形能也。

（《素问·阴阳应象大论》）

（四）用于疾病的诊断

善诊者，察色按脉，先别阴阳。

（《素问·阴阳应象大论》）

脉有阴阳；知阳者知阴，知阴者知阳……所谓阴阳，去者为阴，至者为阳；静者为阴，动者为阳；迟者为阴，数者为阳。

（《素问·阴阳别论》）

（五）用于疾病的治疗

谨察阴阳所在而调之，以平为期……寒者热之，热者寒之，温者清之，清者温之。

（《素问·至真要大论》）

审其阴阳，以别柔刚。阳病治阴，阴病治阳。

（《素问·阴阳应象大论》）

诸寒之而热者取之阴，热之而寒者取之阳，所谓求其属也。

（《素问·至真要大论》）

阴盛而阳虚，先补其阳，后泻其阴而和之；阴虚而阳盛，先补其阴，后泻其阳而和之……病先起阴者，先治其阴，而后治其阳；病先起阳者，先治其阳，而后治其阴。

（《灵枢·终始》）

故善用针者，从阴引阳，从阳引阴，以右治左，以左治右，以我知彼，以表知里，以观过与不及之理，见微得过，用之不殆。

（《素问·阴阳应象大论》）

五味阴阳之用，何如？岐伯曰：辛甘发散为阳，酸苦涌泄为阴，咸味涌泄为阴，淡味渗泄为阳。

（《素问·至真要大论》）

阴味出下窍，阳气出上窍。味厚者为阴，薄为阴之阳；气厚者为阳，薄为阳之阴。味厚则泄，薄则通；气薄则发泄，厚则发热。

（《素问·阴阳应象大论》）

第二节　五　行

一、五行的基本概念

（一）对事物属性的五行分类

天有四时五行，以生长化收藏，以生寒暑燥湿风，人有五脏化五气，以生喜怒悲忧恐。

（《素问·阴阳应象大论》）

东方生风，风生木，木生酸，酸生肝，肝生筋，筋生心，肝主目。其在天为玄，在人为道，在地为化，化生五味，道生智，玄生神。神在天为风，在地为木，在体为筋，在脏为肝，在色为苍，在音为角，在声为呼，在变动为握，在窍为目，在味为酸，在志为怒。怒伤肝，悲胜怒；风伤筋，燥胜风；酸伤筋，辛胜酸。

（《素问·阴阳应象大论》）

南方生热，热生火，火生苦，苦生心，心生血，血生脾，心主舌。其在天为热，在地为火，在体为脉，在脏为心，在色为赤，在音为徵，在声为笑，在变动为忧，在窍为舌，在味为苦，在志为喜。喜伤心，恐胜喜；热伤气，寒胜热；苦伤气，咸胜苦。

（《素问·阴阳应象大论》）

中央生湿，湿生土，土生甘，甘生脾，脾生肉，肉生肺，脾主口。其在天为湿，在地为土，在体为肉，在脏为脾，在色为黄，在音为宫，在声为歌，在变动为哕，在窍为口，在味为甘，在志为思。思伤脾，怒胜思；湿伤肉，风胜湿；甘伤肉，酸胜甘。

（《素问·阴阳应象大论》）

西方生燥，燥生金，金生辛，辛生肺，肺生皮毛，皮毛生肾，肺主鼻。其在天为燥，在地为金，在体为皮毛，在脏为肺，在色为白，在音为商，在声为哭，在变动为咳，在窍为鼻，在味为辛，在志为忧。忧伤肺，喜胜忧；热伤皮毛，寒胜热；辛伤皮毛，苦胜辛。

（《素问·阴阳应象大论》）

北方生寒，寒生水，水生咸，咸生肾，肾生骨髓，髓生肝，肾主耳。其在天为寒，在地为水，在体为骨，在脏为肾，在色为黑，在音为羽，在声为呻，在变动为栗，在窍为耳，在味为咸，在志为恐。恐伤肾，思胜恐；寒伤血，燥胜寒；咸伤血，甘胜咸。

（《素问·阴阳应象大论》）

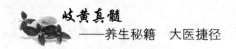

（二）五行的生克乘侮

亢则害，承乃制。制则生化，外列盛衰；害则败乱，生化大病。

（《素问·六微旨大论》）

神在天为风，在地为木；在天为热，在地为火；在天为湿，在地为土；在天为燥，在地为金；在天为寒，在地为水。故在天为气，在地成形，形气相感，而化生万物。

（《素问·天元纪大论》）

平气何如而名……曰：木曰敷和，火曰升明，土曰备化，金曰审平，水曰静顺……其不及奈何……曰：木曰委和，火曰伏明，土曰卑监，金曰从革，水曰涸流……太过何谓……曰：木曰发生，火曰赫曦，土曰敦阜，金曰坚成，水曰流衍。

（《素问·五常政大论》）

帝曰：人生有形，不离阴阳。天地合气，别为九野，分为四时，月有大小，日有短长。万物并至，不可胜量，虚实呿吟，敢问其方？岐伯曰：木得金而伐，火得水而灭，土得木而达，金得火而缺，水得土而绝，万物尽然，不可胜竭。

（《素问·宝命全形论》）

帝曰：何谓所胜？岐伯曰：春胜长夏，长夏胜冬，冬胜夏，夏胜秋，秋胜春。所谓得五行时之胜，各以气命其脏。

（《素问·六节脏象论》）

气有余，则制己所胜而侮所不胜；其不及，则己所不胜侮而乘之，己所胜轻而侮之。

（《素问·五运行大论》）

二、五行在医学上的应用

（一）说明脏腑的生理功能与相互关系

心之合脉也，其荣色也，其主肾也；肺之合皮也，其荣毛也，其主心也；肝之合筋也，其荣爪也，其主肺也；脾之合肉也，其荣唇也，其主肝也；肾之合骨也，其荣发也，其主脾也。

（《素问·五脏生成》）

神在天为风，在地为木，在体为筋，在气为柔，在脏为肝。其性为喧，其德为和，其用为动，其色为苍……其在天为热，在地为火，在体为脉，在气为息，在脏为心。其性为暑，其德为显，其用为躁，其色为赤……其在天为湿，在地为土，在体为肉，在气为充，在脏为脾。其性静兼，其德为濡，其用为化，其色为黄……其在天为燥，在地为金，在体为皮毛，在气为成，在脏为肺。其性为凉，其德为清，其用为固，其色为白……其在天为寒，在地为水，在体为骨，在气为坚，在脏为肾。其性为凛，其德为寒，其用为藏，其色为黑。

（《素问·五运行大论》）

（二）说明脏腑病理的相互影响

五脏受气于其所生，传之于其所胜，气舍于其生，死于其所不胜，病之且死，必先传行至其所不胜，病乃死。此言气之逆行也，故死。

（《素问·玉机真脏论》）

夫邪气之客于身也，从胜相加，至其所生而愈，至其所不胜而甚，至于所生而持，自得其位而起。必先定五脏之脉，乃可言间甚之时，死生之期也。

（《素问·脏气法时论》）

曰：经言七传者死，间脏者生，何谓也？然：七传者，传其所胜也；间脏者，传其子也。何以言之？假令心病传肺，肺传肝，肝传脾，脾传肾，肾传心，一脏不再伤，故言七传者死。间脏者，传其所生也，假令心病传脾，脾传肺，肺传肾，肾传肝，肝传心，是母子相传，竟而复始，如环之无端，故言生也。

（《难经·五十三难》）

（三）用于诊断和治疗

望而知之者，望见其五色，以知其病；闻而知之者，闻其五音，以别其病；问而知之者，问其所欲五味，以知其病所起所在也；切脉而知之者，诊其寸口，视其虚实，以知其病，病在何脏腑也。

（《难经·六十一难》）

黄帝问曰：合人形以法四时，五行而治，何如而从？何如而逆？得失之意，愿闻其事。岐伯对曰：五行者，金、木、水、火、土也。更贵更贱，以知死生，以决成败，而定五脏之气，间甚之时，死生之期也。

（《素问·脏气法时论》）

因不知合之四时五行，因加相胜，释邪攻正，绝人长命。

（《素问·离合真邪论》）

经言上工治未病，中工治已病者，何谓也？然：所谓治未病者，见肝之病则知肝当传之于脾，故先实其脾气，无令得受肝之邪，故曰治未病焉。中工者，见肝之病，不晓相传，但一心治肝，故曰治已病也。

（《难经·七十七难》）

虚者补其母，实者泻其子，当先补之，然后泻之。不虚不实，以经取之者，是正经自生病，不中他邪也，当自取其经，故言以经取之。

（《难经·六十九难》）

第二章　藏　象

第一节　脏　腑

一、脏腑功能综述

黄帝问曰：愿闻十二脏之相使，贵贱何如？岐伯对曰：悉乎哉问也！请遂言之。心者，君主之官，神明出焉；肺者，相傅之官，治节出焉；肝者，将军之官，谋虑出焉；胆者，中正之官，决断出焉；膻中者，臣使之官，喜乐出焉；脾胃者，仓廪之官，五味出焉；大肠者，传道之官，变化出焉；小肠者，受盛之官，化物出焉；肾者，作强之官，伎巧出焉；三焦者，决渎之官，水道出焉；膀胱者，州都之官，津液藏焉，气化则能出矣。凡此十二官者，不得相失也，故主明则下安，以此养生则寿，殁世不殆，以为天下则大昌；主不明则十二官危，使道闭塞而不通，形乃大伤，以此养生则殃，以为天下者，其宗大危，戒之！戒之！

（《素问·灵兰秘典论》）

脏各有一耳，肾独有两者，何也？然：肾两者，非皆肾也。其左者为肾，右者为命门。命门者，诸精神之所舍，原气之所系也，男子以藏精，女子以系胞，故知肾有一也。

（《难经·三十六难》）

上焦出于胃上口，并咽以上，贯膈而布胸中，走腋，循太阴之分而行，还至阳明，上至舌，下足阳明，常与营俱行于阳二十五度，行于阴亦二十五度，一周也。故五十度而复大会于手太阴矣。

（《灵枢·营卫生会》）

中焦亦并胃中，出上焦之后，此所受气者，泌糟粕，蒸津液，化其精微，上注于肺脉，乃化而为血，以奉生身，莫贵于此，故独得行于经隧，命曰营气。

（《灵枢·营卫生会》）

下焦者，别回肠，注于膀胱而渗入焉。故水谷者，常并居于胃中，成糟粕而俱下于大肠，而成下焦，渗而俱下，济泌别汁，循下焦而渗入膀胱焉。

（《灵枢·营卫生会》）

上焦如雾，中焦如沤，下焦如渎。

（《灵枢·营卫生会》）

黄帝问曰：余闻方士，或以脑髓为脏，或以肠胃为脏，或以为腑，敢问更相反，皆自谓是。不知其道，愿闻其说。岐伯对曰：脑、髓、骨、脉、胆、女子胞，此六者，地气之所生也，皆藏于阴而象于地，故藏而不泻，名曰奇恒之府。

（《素问·五脏别论》）

二、内脏与精神活动、体表组织器官、外界四时的关系

帝曰：藏象何如？岐伯曰：心者，生之本，神之变也；其华在面，其充在血脉，为阳中之太阳，通于夏气。肺者，气之本，魄之处也；其华在毛，其充在皮，为阳中之太阴，通于秋气。肾者，主蛰，封藏之本，精之处也；其华在发，其充在骨，为阴中之少阴，通于冬气。肝者，罢极之本，魂之居也；其华在爪，其充在筋，以生血气，其味酸，其色苍，此为阳中之少阳，通于春气。脾、胃、大肠、小肠、三焦、膀胱者，仓廪之本，营之居也，名曰器，能化糟粕，转味而入出者也；其华在唇四白，其充在肌，其味甘，其色黄，此至阴之类，通于土气。凡十一藏，取决于胆也。

（《素问·六节脏象论》）

心之合脉也，其荣色也，其主肾也。肺之合皮也，其荣毛也，其主心也。肝之合筋也，其荣爪也，其主肺也。脾之合肉也，其荣唇也，其主肝也。肾之合骨也，其荣发也，其主脾也。

（《素问·五脏生成论》）

五脏所藏：心藏神，肺藏魄，肝藏魂，脾藏意，肾藏志。是谓五脏所藏。

（《素问·宣明五气》）

肝藏血，血舍魂，脾藏营，营舍意，心藏脉，脉舍神，肺藏气，气舍魄……肾藏精，精舍志。

（《灵枢·本神》）

三、五脏六腑相配合的关系

五脏六腑，心为之主……肺为之相，肝为之将，脾为之卫，肾为之主外。

（《灵枢·五癃津液别》）

肝生于左，肺生于右，心部于表，肾治于里，脾为之使，胃为之市，膈肓之上，中有父母，七节之旁，中有小心。

（《素问·刺禁论》）

肺合大肠，大肠者，传导之腑。心合小肠，小肠者，受盛之腑。肝合胆，胆者，中精之腑。脾合胃，胃者，五谷之腑。肾合膀胱，膀胱者，津液之腑也。少阴属肾，肾上连肺，故将两脏。三焦者，中渎之腑也，水道出焉，属膀胱，是孤之腑也。是六府之所与合者。

（《灵枢·本输》）

四、脏与腑在功能共性上的主要区分

所谓五脏者，藏精气而不泻也，故满而不能实；六腑者，传化物而不藏，故实而不能满也。所以然者，水谷入口，则胃实而肠虚；食下，则肠实而胃虚。故曰实而不满，满而不实也。

（《素问·五脏别论》）

夫胃、大肠、小肠、三焦、膀胱，此五者，天气之所生也，其气象天，故泻而不藏。此受五脏浊气，名曰传化之腑，此不能久留，输泻者也。

（《素问·五脏别论》）

五脏者，所以藏精神血气魂魄者也；六腑者，所以化水谷而行津液者也。此人之所以具受于天也，无愚智贤不肖，无以相倚也。

（《灵枢·本藏》）

五、脏腑和五官七窍的关系

五脏常内阅于上七窍也。故肺气通于鼻，肺和则鼻能知香臭矣；心气通于舌，心和则舌能知五味矣；肝气通于目，肝和则目能辨五色矣；脾气通于口，脾和则口能知五谷矣；肾气通于耳，肾和则耳能知五音矣。五脏不和，则七窍不通。六腑不和，则留为痈。

（《灵枢·脉度》）

五脏六腑之精气，皆上注于目而为之精。精之窠为眼，骨之精为瞳子，筋之精为黑眼，血之精为络，其窠气之精为白眼，肌肉之精为约束。裹撷筋骨血气之精而与脉并为系，上属于脑，后出于项中。

（《灵枢·大惑论》）

六、四海之输的作用

胃者为水谷之海，其输上在气街，下至三里；冲脉者，为十二经之海，其输上在于大杼，下出于巨虚之上下廉；膻中者，为气之海，其输上在于柱骨之上下，前在于人迎；脑为髓之海，其输上在于盖，下在风府。

（《灵枢·海论》）

第二节　精、神、气、血、脉、津液

一、精、气、津液、血、脉的来源和功用

两神相搏，合而成形，常先身生，是谓精。何谓气？岐伯曰：上焦开发，宣五谷味，熏肤、充身、泽毛，若雾露之溉，是谓气。何谓津？岐伯曰：腠理发泄，汗出溱溱，是谓津。何谓液？岐伯曰：谷入气满，淖泽注于骨，骨属屈伸，泄泽补益脑髓，皮肤润泽，是谓液。何谓血？岐伯曰：中焦受气取汁，变化而赤，是谓血。何谓脉？岐伯曰：壅遏营气，令无所避，是谓脉。

（《灵枢·决气》）

水谷皆入于口，其味有五，各注其海。津液各走其道。故三焦出气，以温肌肉，充皮肤，为津；其流而不行者为液。

（《灵枢·五癃津液别》）

二、血、气、精、神、经脉、卫气、意志对人体的功用

人之血气精神者，所以奉生而周于性命者也；经脉者，所以行气血而营阴阳，濡筋骨，利关节者也；卫气者，所以温分肉，充皮肤，肥腠理，司开阖者也；志意者，所以御精神，收魂魄，适寒温，和喜怒者也。是故血和则经脉流行，营复阴阳，筋骨劲强，关节清利矣；卫气和则分肉解利，皮肤调柔，腠理致密矣；志意和则精神专直，魂魄不散，悔怒不起，五脏不受邪矣；寒温和则六腑化谷，风痹不作，经脉通利，肢节得安矣。此人之常平也。

（《灵枢·本藏》）

三、营卫的来源和功能

岐伯曰：人受气于谷，谷入于胃，以传于肺，五脏六腑，皆以受气。其清者为营，浊者为卫，营在脉中，卫在脉外，营周不休，五十而复大会，阴阳相贯，如环无端。卫气行于阴二十五度，行于阳二十五度，分为昼夜，故气至阳而起，至阴而止。

（《灵枢·营卫生会》）

荣者，水谷之精气也，和调于五脏，洒陈于六腑，乃能入脉也，故循脉上下，贯五脏，络六腑也。卫者，水谷之悍气也，其气慓疾滑利，不能入于脉也，故循皮肤之中，分肉之间，熏于肓膜，散于胸腹。

（《素问·痹论》）

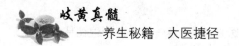

营气者，泌其津液，注之于脉，化以为血，以营四末，内注五脏六腑，以应刻数焉。卫气者，出其悍气之慓疾，而先行于四末、分肉、皮肤之间而不休者也。

（《灵枢·邪客》）

四、宗气的来源和功用

谷始入于胃，其精微者，先出于胃之两焦，以溉五脏，别出两行，营卫之道。其大气之抟而不行者，积于胸中，命曰气海。出于肺，循喉咽，故呼则出，吸则入。

（《灵枢·五味》）

故宗气积于胸中，出于喉咙，以贯心脉，而行呼吸焉。

（《灵枢·邪客》）

五、脉、髓、筋、血、气的归属及血液的功能

诸脉者，皆属于目；诸髓者，皆属于脑；诸筋者，皆属于节；诸血者，皆属于心；诸气者，皆属于肺。此四肢八溪之朝夕也。故人卧血归于肝，目受血而能视，足受血而能步，掌受血而能握，指受血而能摄。

（《素问·五脏生成》）

六、三阴三阳经的气血多少

夫人之常数，太阳常多血少气，少阳常少血多气，阳明常多血多气，少阴常少血多气，厥阴常多血少气，太阴常多气少血。此天之常数。

（《素问·血气形志》）

七、精神魂魄的形成及思维活动的过程

黄帝问于岐伯曰：愿闻人之始生，何气筑为基？何立而为楯？何失而死？何得而生？岐伯曰：以母为基，以父为楯，失神者死，得神者生也。黄帝曰：何者为神？岐伯曰：血气已和，荣卫已通，五脏已成，神气舍心，魂魄毕具，乃成为人。

（《灵枢·天年》）

故生之来谓之精，两精相搏谓之神，随神往来者谓之魂，并精而出入者谓之魄。所以任物者谓之心，心有所忆谓之意，意之所存谓之志，因志而存变谓之思，因思而远慕谓之虑，因虑而处物谓之智。

（《灵枢·本神》）

第三节　人的生殖发育壮盛和衰老过程

一、胚胎时期的发育情况

人始生，先成精，精成而脑髓生，骨为干，脉为营，筋为刚，肉为墙，皮肤坚而毛发长，谷入于胃，脉道以通，血气乃行。　　　　　　　　　　　（《灵枢·经脉》

二、老壮少小之别

黄帝问于伯高曰：……有老壮少小，别之奈何？伯高对曰：人年五十以上为老，二十以上为壮，十八以上为少，六岁以上为小。

（《灵枢·卫气失常》）

三、人的生殖发育壮盛和老衰过程

女子七岁，肾气盛，齿更发长；二七而天癸至，任脉通，太冲脉盛，月事以时下，故有子；三七，肾气平均，故真牙生而长极；四七，筋骨坚，发长极，身体盛壮；五七，阳明脉衰，面始焦，发始堕；六七，三阳脉衰于上，面皆焦，发始白；七七，任脉虚，太冲脉衰少，天癸竭，地道不通，故形坏而无子也。

丈夫八岁，肾气实，发长齿更；二八，肾气盛，天癸至，精气溢泄，阴阳和，故能有子；三八，肾气平均，筋骨劲强，故真牙生而长极；四八，筋骨隆盛，肌肉满壮；五八，肾气衰，发堕齿槁；六八，阳气衰竭于上，面焦，发鬓斑白；七八，肝气衰，筋不能动，天癸竭，精少，肾脏衰，形体皆极；八八则齿发去。肾者主水，受五脏六腑之精而藏之，故五脏盛乃能泻；今五脏皆衰，筋骨解堕，天癸尽矣，故发鬓白，身体重，行步不正，而无子耳。

（《素问·上古天真论》）

四、火对人体正气盛衰的影响

壮火之气衰，少火之气壮。壮火食气，气食少火；壮火散气，少火生气。

（《素问·阴阳应象大论》）

第四节　饮食的消化吸收过程和五味与五脏的关系

一、食物的消化吸收过程

食气入胃，散精于肝，淫气于筋。食气入胃，浊气归心，淫精于脉；脉气流经，经气归于肺；肺朝百脉；输精于皮毛；毛脉合精，行气于府；府精神明，留于四脏，气归于权衡；权衡以平，气口成寸，以决死生。

（《素问·经脉别论》）

二、水饮的吸收输布过程

饮入于胃，游溢精气，上输于脾；脾气散精，上归于肺；通调水道，下输膀胱；水精四布，五经并行，合于四时五脏阴阳，揆度以为常也。

（《素问·经脉别论》）

三、五味各走五脏

黄帝曰：愿闻谷气有五味，其入五脏，分别奈何？伯高曰：胃者，五脏六腑之海也，水谷皆入于胃，五脏六腑皆禀气于胃。五味各走其所喜：谷味酸，先走肝；谷味苦，先走心；谷味甘，先走脾；谷味辛，先走肺；谷味咸，先走肾。谷气津液已行，营卫大通，乃化糟粕，以次传下。

（《灵枢·五味》）

四、味精气形的相互关系

阳为气，阴为味。味归形，形归气，气归精，精归化；精食气，形食味，化生精，气生形。味伤形，气伤精，精化为气，气伤于味。

（《素问·阴阳应象大论》）

第三章 经 络

第一节 经络的概念、组成及功用

经脉为里，支而横者为络，络之别者为孙。

（《灵枢·脉度》）

经脉者，常不可见也……脉之见者，皆络脉也。

（《灵枢·经脉》）

经有十二，络有十五，余三络者，是何等络也？然：有阳络，有阴络，有脾之大络。阳络者，阳跷之络也；阴络者，阴跷之络也，故络有十五焉。

（《难经·二十六难》）

脉有奇经八脉者，不拘于十二经，何也？然：有阳维，有阴维，有阳跷，有阴跷，有冲，有督，有任，有带之脉。凡此八脉者，皆不拘于经，故曰奇经八脉也。

（《难经·二十七难》）

夫十二经脉者，内属于腑脏，外络于肢节。

（《灵枢·海论》）

经脉者，所以行气血而营阴阳，濡筋骨，利关节者也。

（《灵枢·本藏》）

凡十二经络脉者，皮之部也。是故百病之始生也，必先于皮毛；邪中之则腠理开，开则入客于络脉；留而不去，传入于经，留而不去，传入于腑，禀于肠胃。

（《素问·皮部论》）

夫十二经脉者，人之所以生，病之所以成，人之所以治，病之所以起，学之所始，工之所止也。

（《灵枢·经别》）

经脉者，所以决死生，处百病，调虚实，不可不通。

（《灵枢·经脉》）

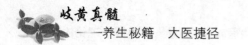

第二节 奇经八脉的循行和主病

一、督脉

督脉者，起于下极之俞，并于脊里，上至风府，入属于脑。

（《难经·二十八难》）

督脉为病，脊强而厥。

（《难经·二十九难》）

二、任脉

任脉者，起于中极之下，以上毛际，循腹里，上关元，至咽喉，上颐，循面入目……任脉为病，男子内结七疝，女子带下瘕聚。

（《素问·骨空论》）

三、冲脉

冲脉者，起于气冲，并足阳明之经（《素问·骨空论》为"并少阴之经"），夹脐上行，至胸中而散也。

（《难经·二十八难》）

冲之为病，逆气而里急。

（《难经·二十九难》）

四、带脉

带脉者，起于季胁，回身一周。

（《难经·二十八难》）

带之为病，腹满，腰溶溶若坐水中。

（《难经·二十九难》）

五、阳跷脉

阳跷脉者，起于跟中，循外踝上行，入风池。

（《难经·二十八唯》）

阳跷为病，阴缓而阳急。

（《难经·二十九难》）

六、阴跷脉

阴跷脉者，亦起于跟中，循内踝，上行至咽喉，交贯冲脉。

（《难经·二十八难》）

阴跷为病，阳缓而阴急。

（《难经·二十九难》）

七、阳维脉

阳维起于诸阳会也。

（《难经·二十八难》）

阳维为病苦寒热。

（《难经·二十九难》）

八、阴维脉

阴维起于诸阴交也。

（《难经·二十八难》）

阴维为病苦心痛。

（《难经·二十九难》）

第四章　病因病机

第一节　发　病

夫百病之始生也，皆生于风雨寒暑，清湿喜怒。喜怒不节则伤脏，风雨则伤上，清湿则伤下。

（《灵枢·百病始生》）

风雨寒热，不得虚，邪不能独伤人。卒然逢疾风暴雨而不病者，盖无虚，故邪不能独伤人。此必因虚邪之风，与其身形，两虚相得，乃客其形。两实相逢，众人肉坚。其中于虚邪也，因于天时，与其身形，参以虚实，大病乃成。

（《灵枢·百病始生》）

邪之所凑，其气必虚。

（《素问·评热病论》）

黄帝曰：余闻五疫之至，皆相染易，无问大小，病状相似，不施救疗，如何可得不相移易者？岐伯曰：不相染者，正气存内，邪不可干，避其毒气。

（《素问·刺法论》）

黄帝问于少师曰：余闻四时八风之中人也，故有寒暑，寒则皮肤急而腠理闭，暑则皮肤缓而腠理开，贼风邪气因得以入乎？将必须八正虚邪乃能伤人乎？少师答曰：不然。贼风邪气之中人也，不得以时。然必因其开也，其入深，其内极病，其病人也卒暴，因其闭也。其入浅以留，其病也徐以迟。黄帝曰：有寒温和适，腠理不开，然有卒病者，其故何也？少师答曰：帝弗知邪入乎？虽平居，其腠理开闭缓急，其故常有时也。黄帝曰：可得闻乎？少师曰：……人血气积，肌肉充，皮肤致，毛发坚，腠理郗，烟垢著，当是之时，虽遇贼风，其入浅不深……人气血虚，其卫气去，形独居，肌肉减，皮肤纵，腠理开，毛发残，腠理薄，烟垢落，当是之时，遇贼风则其入深，其病人也卒暴。

（《灵枢·岁露论》）

邪之中人，或中于阴，或中于阳，上下左右，无有恒常，其故何也？曰：诸阳之会，皆在于面。中人也，方乘虚时，及新用力，若饮食汗出，腠理开而中于邪。

（《灵枢·邪气脏腑病形》）

黄帝曰：邪之中人，其病形何如？岐伯曰：虚邪之中身也，洒淅动形；正邪之中也，微。

（《灵枢·邪气脏腑病形》）

黄帝曰：夫子言贼风邪气之伤人也，令人病焉。今有其不离屏蔽，不出室穴之中，卒然病者，非不离贼风邪气，其故何也？岐伯曰：此皆尝有所伤于湿气，藏于血脉之中，分肉之间，久留而不去。若有所堕坠，恶血在内而不去。卒然喜怒不节，饮食不适，寒温不时，腠理闭而不通，其开而遇风寒，则血气凝结，与故邪相袭，则为寒痹。其有热则汗出，汗出则受风，虽不遇贼风邪气，必有因加而发焉。黄帝曰：今夫子之所言者，皆病人之所自知也。其毋所遇邪气，又毋怵惕之所志，卒然而病者，其故何也？唯有因鬼神之事乎？岐伯曰：此亦有故邪留而未发，因而志有所恶，及有所慕，血气内乱，两气相搏，其所从来者微，视之不见，听而不闻，故似鬼神。

（《灵枢·贼风》）

第二节　病　因

一、病因综述

夫邪之生也，或生于阴，或生于阳。其生于阳者，得之风雨寒暑；其生于阴者，得之饮食居处，阴阳喜怒。

（《素问·调经论》）

夫百病之所始生者，必起于燥湿寒暑风雨，阴阳喜怒，饮食居处。

（《灵枢·顺气一日分为四时》）

黄帝问于岐伯曰：夫百病之始生也，皆生于风雨寒暑，清湿喜怒。喜怒不节则伤脏，风雨则伤上，清湿则伤下。三部之气，所伤异类，愿闻其会。岐伯曰：三部之气各不同，或起于阴，或起于阳，请言其方。喜怒不节，则伤脏，脏伤则病起于阴也；清湿袭虚，则病起于下；风雨袭虚，则病起于上，是谓三部。至于其淫泆，不可胜数。

（《灵枢·百病始生》）

黄帝问于伯高曰：余闻形气病之先后，外内之应奈何？伯高答曰：风寒伤形，忧恐愤怒伤气。气伤脏，乃病脏；寒伤形，乃应形，风伤筋脉，筋脉乃应。此形气内外之相应也。

（《灵枢·寿夭刚柔》）

二、六淫致病

（一）风

风者，百病之始也……风从外入，令人振寒，汗出头痛，身重恶寒。

（《素问·骨空论》）

故风者，百病之长也，至其变化，乃为他病也，无常方，然致有风气也。

（《素问·风论》）

黄帝问曰：风之伤人也，或为寒热，或为热中，或为寒中，或为疠风，或为偏枯，或为风也。其病各异，其名不同，或内至五脏六腑，不知其解，愿闻其说。岐伯对曰：风气藏于皮肤之间，内不得通，外不得泄；风者善行而数变，腠理开则洒然寒，闭则热而闷。其寒也则衰食饮，其热也则消肌肉。故使人怢栗而不能食，名曰寒热。

（《素问·风论》）

风寒湿三气杂至，合而为痹也。其风气胜者，为行痹；寒气胜者，为痛痹；湿气胜者，为著痹也。

（《素问·痹论》）

（二）寒

帝曰：人伤于寒，而传为热，何也？岐伯曰：夫寒盛则生热也。

（《素问·水热穴论》）

黄帝问曰：今夫热病者，皆伤寒之类也。或愈或死，其死皆以六七日之间，其愈皆以十日以上者何也？不知其解，愿闻其故。岐伯对曰：巨阳者，诸阳之属也，其脉连于风府，故为诸阳主气也。人之伤于寒也，则为病热，热虽甚不死；其两感于寒而病者，必不免于死。帝曰：愿闻其状。岐伯曰：伤寒一日，巨阳受之，故头项痛，腰脊强；二日阳明受之，阳明主肉，其脉夹鼻，络于目，故身热，目痛而鼻干，不得卧也；三日少阳受之，少阳主胆，其脉循胁络于耳。三阳经络皆受其病，而未入于脏者，故可汗而已。四日太阴受之，太阴脉布胃中，络于嗌，故腹满而嗌干；五日少阴受之，少阴脉贯肾，络于肺，系舌本，故口燥舌干而渴；六日厥阴受之，厥阴脉循阴器而络于肝，故烦满而囊缩。三阴三阳、五脏六腑皆受病，荣卫不行，五脏不通，则死矣。……帝曰：治之奈何？岐伯曰：治之各通其脏脉，病日衰已矣。其未满三日者，可汗而已；其满三日者，可泄而已。

（《素问·热论》）

痛者，寒气多也，有寒故痛也。

（《素问·痹论》）

寒则气收……寒则腠理闭，气不行，故气收矣。

（《素问·举痛论》）

帝曰：其痛或卒然而止者，或痛甚不休者，或痛甚不可按者，或按之而痛止者，或按之无益者，或喘动应手者，或心与背相引而痛者，或胁肋与少腹相引而痛者，或腹痛引阴股者，或痛宿昔而成积者，或卒然痛死不知人有少间复生者，或痛而呕者，或腹痛而后泄者，或痛而闭不通者。凡此诸痛，各不同形，别之奈何？

岐伯曰：寒气客于脉外则脉寒，脉寒则缩蜷，缩蜷则脉绌急，绌急则外引小络，故卒然而痛。得炅则痛立止。因重中于寒，则痛久矣。寒气客于经脉之中，与炅气相薄则脉满，满则痛而不可按也。寒气稽留，炅气从上，则脉充大而血气乱，故痛甚不可按也。寒气客于肠胃之间，膜原之下，血不得散，小络急引故痛。按之则血气散，故按之痛止。寒气客于夹脊之脉，则深按之不能及，故按之无益也。寒气客于冲脉，冲脉起于关元，随腹直上，寒气客则脉不通，脉不通则气因之，故喘动应手矣。寒气客于背俞之脉则脉泣，脉泣则血虚，血虚则痛，其俞注于心，故相引而痛。按之则热气至，热气至则痛止矣。寒气客于厥阴之脉，厥阴之脉者，络阴器，系于肝，寒气客于脉中，则血泣脉急，故胁肋与少腹相引痛矣。厥气客于阴股，寒气上及少腹，血泣在下相引，故腹痛引阴股。寒气客于小肠膜原之间，络血之中，血泣不得注于大经，血气稽留不得行，故宿昔而成积矣。寒气客于五脏，厥逆上泄，阴气竭，阳气未入，故卒然痛死不知人；气复反，则生矣。寒气客于肠胃，厥逆上出，故痛而呕也。寒气客于小肠，小肠不得成聚，故后泄腹痛矣。热气留于小肠，肠中痛，瘅热焦渴，则坚干不得出，故痛而闭不通矣。

（《素问·举痛论》）

（三）暑与火

其在天为热，在地为火……其性为暑……其用为躁……其令郁蒸，其变炎烁。

（《素问·五运行大论》）

先夏至日者为病温，后夏至日者为病暑，暑当与汗皆出，勿止。

（《素问·热论》）

气虚身热，得之伤暑。

（《素问·刺志论》）

炅则腠理开，荣卫通，汗大泄，故气泄。

（《素问·举痛论》）

因于暑，汗，烦则喘喝，静则多言，体若燔炭，汗出而散。

（《素问·生气通天论》）

火郁之发……炎火行，大暑至……故民病少气，疮疡痈肿……疡疿呕逆，瘛

41

疰骨痛……注下温疟，腹中暴痛，血溢流注，精液乃少，目赤心热，甚则瞀闷懊恼，善暴死。

（《素问·六元正纪大论》）

夏伤于暑，秋必痎疟。

（《素问·阴阳应象大论》）

少阴之胜……炎暑至……呕逆躁烦，腹满痛，溏泄，传为赤沃。

（《素问·至真要大论》）

帝曰：疟先寒而后热者何也？岐伯曰：夏伤于大暑，其汗大出，腠理开发，因遇夏气凄沧之水寒，藏于腠理皮肤之中，秋伤于风，则病成矣。夫寒者，阴气也，风者，阳气也，先伤于寒而后伤于风，故先寒而后热也，病以时作，名曰寒疟。

（《素问·疟论》）

（四）湿

中央生湿，湿生土，其德溽蒸，其化丰备，其政安静，其令湿，其变骤注，其灾霖溃。

（《素问·气交变大论》）

湿以润之……湿胜则地泥。

（《素问·五运行大论》）

阴受湿气……伤于湿者，下先受之。

（《素问·太阴阳明论》）

地之湿气，感则害皮肉筋脉。

（《素问·阴阳应象大论》）

有渐于湿，以水为事，若有所留，居处相湿，肌肉濡渍，痹而不仁，发为肉痿。

（《素问·痿论》）

湿气胜者，为著痹也。

（《素问·痹论》）

病在肌肤，肌肤尽痛，名曰肌痹，伤于寒湿。

（《素问·长刺节论》）

因于湿，首如裹，湿热不攘，大筋软短，小筋弛长，软短为拘，弛长为痿。

（《素问·生气通天论》）

汗出见湿，乃生痤痱。

（《素问·生气通天论》）

备化之纪……其类土……其令湿，其脏脾……其病否。

（《素问·五常政大论》）

土郁之发……故民病心腹胀，肠鸣而数后，甚则心痛胁䐜，呕吐霍乱，饮发注下，胕肿身重。

（《素问·六元正纪大论》）

（五）燥

其在天为燥，在地为金，在体为皮毛，在气为成，在脏为肺。其性为凉，其德为清，其用为固，其色为白，其化为敛……其政为劲，其令雾露，其变肃杀，其眚苍落。

（《素问·五运行大论》）

故燥胜则地干。

（《素问·五运行大论》）

审平之纪……其令燥，其脏肺，其畏热，其主鼻……其养皮毛，其病咳。

（《素问·五常政大论》）

从革之纪……其动铿禁瞀厥，其发咳喘，其脏肺……其病嚏咳鼽衄，从火化也……邪伤肺也。

（《素问·五常政大论》）

三、情志致病

人有五脏化五气，以生喜怒悲忧恐。故喜怒伤气，寒暑伤形；暴怒伤阴，暴喜伤阳。厥气上行，满脉去形。喜怒不节，寒暑过度，生乃不固。

（《素问·阴阳应象大论》）

（肝）在志为怒，怒伤肝……（心）在志为喜，喜伤心……（脾）在志为思，思伤脾……（肺）在志为忧，忧伤肺……（肾）在志为恐，恐伤肾。

（《素问·阴阳应象大论》）

余知百病生于气也。怒则气上，喜则气缓，悲则气消，恐则气下，寒则气收，炅则气泄，惊则气乱，劳则气耗，思则气结。九气不同，何病之生？岐伯曰：怒则气逆，甚则呕血及飧泄，故气上矣。喜则气和志达，荣卫通利，故气缓矣。悲则心系急，肺布叶举，而上焦不通，荣卫不散，热气在中，故气消矣。恐则精却，却则上焦闭，闭则气还，还则下焦胀，故气不行矣。寒则腠理闭，气不行，故气收矣。炅则腠理开，荣卫通，汗大泄，故气泄。惊则心无所倚，神无所归，虑无所定，故气乱矣。劳则喘息汗出，外内皆越，故气耗矣。思则心有所存，神有所归，正气留而不行，故气结矣。

（《素问·举痛论》）

肝气虚则恐，实则怒。心气虚则悲，实则笑不休。

（《灵枢·本神》）

43

四、饮食劳伤致病

故谷不入，半日则气衰，一日则气少矣。

（《灵枢·五味》）

饮食自倍，肠胃乃伤。

（《素问·痹论》）

肥者令人内热，甘者令人中满，故其气上溢，转为消渴。

（《素问·奇病论》）

高粱之变，足生大丁，受如持虚……因而饱食，筋脉横解，肠澼为痔。因而大饮，则气逆。

（《素问·生气通天论》）

饮食者，热无灼灼，寒无沧沧，寒温中适，故气将持，乃不致邪僻也。

（《灵枢·师传》）

是故味过于酸，肝气以津，脾气乃绝；味过于咸，大骨气劳，短肌，心气抑；味过于甘，心气喘满，色黑，肾气不衡；味过于苦，脾气不濡，胃气乃厚；味过于辛，筋脉沮弛，精神乃央。是故谨和五味，骨正筋柔，气血以流，腠理以密，如是则骨气以精，谨道如法，长有天命。

（《素问·生气通天论》）

夫五味入胃，各归所喜，故酸先入肝，苦先入心，甘先入脾，辛先入肺，咸先入肾。久而增气，物化之常也，气增而久，夭之由也。

（《素问·至真要大论》）

五劳所伤，久视伤血，久卧伤气，久坐伤肉，久立伤骨，久行伤筋，是谓五劳所伤。

（《素问·宣明五气》）

因而强力，肾气乃伤，高骨乃坏。

（《素问·生气通天论》）

有所用力举重，若入房过度，汗出浴水，则伤肾。

（《灵枢·邪气脏腑病形》）

第三节　病　机

一、病机归类（病机十九条）

夫百病之生也，皆生于风寒暑湿燥火，以之化之变也。经言盛者泻之，虚者补之。余锡以方士，而方士用之尚未能十全，余欲令要道必行，桴鼓相应，犹拔刺雪污，工巧神圣，可得闻乎？岐伯曰：审察病机，无失气宜，此之谓也。

帝曰：愿闻病机何如？

岐伯曰：诸风掉眩，皆属于肝；诸寒收引，皆属于肾；诸气膹郁，皆属于肺；诸湿肿满，皆属于脾；诸热瞀瘛，皆属于火；诸痛痒疮，皆属于心；诸厥固泄，皆属于下；诸痿喘呕，皆属于上；诸禁鼓栗，如丧神守，皆属于火；诸痉项强，皆属于湿；诸逆冲上，皆属于火；诸胀腹大，皆属于热，诸躁狂越，皆属于火；诸暴强直，皆属于风；诸病有声，鼓之如鼓，皆属于热；诸病胕肿，疼酸惊骇，皆属于火；诸转反戾，水液浑浊，皆属于热，诸病水液，澄澈清冷，皆属于寒；诸呕吐酸，暴注下迫，皆属于热。故《大要》曰：谨守病机，各司其属，有者求之，无者求之；盛者责之，虚者责之。必先五胜，疏其血气，令其调达，而致和平，此之谓也。

（《素问·至真要大论》）

二、阴阳、寒热，虚实、表里、升降病机

（一）阴阳寒热盛衰失调

阴胜则阳病，阳胜则阴病；阳胜则热，阴胜则寒；重寒则热，重热则寒。

（《素问·阴阳应象大论》）

阳盛则身热，腠理闭，喘粗为之俯仰，汗不出而热，齿干以烦冤，腹满，死，能冬不能夏；阴胜则身寒，汗出，身常清，数栗而寒，寒则厥，厥则腹满，死，能夏不能冬。此阴阳更胜之变，病之形能也。

（《素问·阴阳应象大论》）

阳虚则外寒，阴虚则内热，阳盛则外热，阴盛则内寒，余已闻之矣，不知其所由然也。岐伯曰：阳受气于上焦，以温皮肤分肉之间，今寒气在外，则上焦不通，上焦不通，则寒气独留于外，故寒栗。帝曰：阴虚生内热奈何？岐伯曰：有所劳倦，形气衰少，谷气不盛，上焦不行，下脘不通，胃气热，热气熏胸中，故内热。帝曰：阳盛生外热奈何？岐伯曰：上焦不通利，则皮肤致密，腠理闭塞，玄府不通，卫气不得泄越，故外热。帝曰：阴盛生内寒奈何？岐伯曰：厥气上逆，寒气积于胸中而不泻，不泻则温气去，寒独留，则血凝泣，凝则脉不通，其脉盛大以涩，故中寒。

（《素问·调经论》）

黄帝问曰：人身非常温也，非常热也，为之热而烦满者，何也？岐伯对曰：阴气少而阳气胜，故热而烦满也。帝曰：人身非衣寒也，中非有寒气也。寒从中生者何？岐伯曰：是人多痹气也，阳气少，阴气多，故身寒如从水中出。

（《素问·逆调论》）

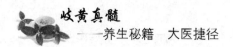

岐伯曰：阴者藏精而起亟也，阳者卫外而为固也。阴不胜其阳，则脉流薄疾，并乃狂；阳不胜其阴，则五脏气争，九窍不通。是以圣人陈阴阳，筋脉和同，骨髓坚固，气血皆从。如是，则内外调和，邪不能害，耳目聪明，气立如故。

（《素问·生气通天论》）

邪入于阳则狂，邪入于阴则痹；搏阳则为癫疾，搏阴则为喑；阳入之阴则静，阴出之阳则怒。

（《素问·宣明五气》）

病甚则弃衣而走，登高而歌，或至不食数日，逾垣上屋，所上之处，皆非其素所能也，病反能者何也？岐伯曰：四肢者，诸阳之本也，阳盛则四肢实，实则能登高也。帝曰：其弃衣而走者何也？岐伯曰：热盛于身，故弃衣欲走也。帝曰：其妄言骂詈，不避亲疏而歌者，何也？岐伯曰：阳盛则使人妄言骂詈，不避亲疏，而不欲食，不欲食故妄走也。

（《素问·阳明脉解》）

病在阳，则热而脉躁；在阴，则寒而脉静。

（《素问·疟论》）

夫疟气者，并于阳则阳胜，并于阴则阴胜，阴盛则寒，阳盛则热。

（《素问·疟论》）

黄帝问曰：厥之寒热者，何也？岐伯对曰：阳气衰于下则为寒厥；阴气衰于下，则为热厥。帝曰：热厥之为热也，必起于足下者，何也？岐伯曰：阳气起于足五指之表，阴脉者，集于足下而聚于足心，故阳气胜，则足下热也。帝曰：寒厥之为寒也，必从五指而上于膝者，何也？岐伯曰：阴气起于五指之里，集于膝下而聚于膝上，故阴气胜，则从五指至膝上寒，其寒也，不从外，皆从内也。

（《素问·厥论》）

其身多热者易已；多寒者难已。

（《灵枢·论痛》）

（二）阳气损伤之诸种病变

阳气者，若天与日，失其所，则折寿而不彰。故天运当以日光明，是故阳因而上，卫外者也。因于寒，欲如运枢，起居如惊，神气乃浮。因于暑，汗，烦则喘喝，静则多言；体若燔炭，汗出而散。因于湿，首如裹，湿热不攘，大筋软短，小筋弛长，软短为拘，弛长为痿。因于气，为肿，四维相代，阳气乃竭。

阳气者，烦劳则张，精绝，辟积于夏，使人煎厥；目盲不可以视，耳闭不可以听，溃溃乎若坏都，汩汩乎不可止。阳气者，大怒则形气绝，而血菀于上，使人薄厥。有伤于筋，纵，其若不容。汗出偏沮，使人偏枯。汗出见湿，乃生痤痱。高粱之变，足生大丁，受如持虚。劳汗当风，寒薄为皶，郁乃痤。

阳气者，精则养神，柔则养筋。开阖不得，寒气从之，乃生大偻；陷脉为瘘，留连肉腠，俞气化薄，传为善畏，及为惊骇；营气不从，逆于肉理，乃生痈肿；魄汗未尽，形弱而气烁，穴俞以闭，发为风疟。故风者，百病之始也，清静则肉腠闭拒，虽有大风苛毒，弗之能害，此因时之序也。故病久则传化，上下不并，良医弗为。故阳蓄积病死，而阳气当隔，隔者当泻，不亟正治，粗乃败之。故阳气者，一日而主外，平旦人气生，日中而阳气隆，日西而阳气已虚，气门乃闭。是故暮而收拒，无扰筋骨，无见雾露，反此三时，形乃困薄。

（《素问·生气通天论》）

（三）表里出入

夫邪之客于形也，必先舍于皮毛，留而不去，入舍于孙脉，留而不去，入舍于络脉，留而不去，入舍于经脉，内连五脏，散于肠胃，阴阳俱感，五脏乃伤。此邪之从皮毛而入，极于五脏之次也。

（《素问·缪刺论》）

黄帝曰：其生于阴者奈何？岐伯曰：忧思伤心；重寒伤肺；忿怒伤肝；醉以入房，汗出当风伤脾；用力过度，若入房汗出浴，则伤肾。此内外三部之所生病者也。

（《灵枢·百病始生》）

帝曰：内舍五脏六腑，何气使然？岐伯曰：五脏皆有合，病久而不去者，内舍于其合也。故骨痹不已，复感于邪，内舍于肾。筋痹不已，复感于邪，内舍于肝。脉痹不已，复感于邪，内舍于心。肌痹不已，复感于邪，内舍于脾。皮痹不已，复感于邪，内舍于肺。所谓痹者，各以其时重感于风寒湿之气也。

（《素问·痹论》）

（四）升降失调

阳病者，上行极而下；阴病者，下行极而上。故伤于风者，上先受之，伤于湿者，下先受之。

（《素问·太阴阳明论》）

人或恚怒，气逆上而不下，即伤肝也。

（《素问·本病》）

所谓耳鸣者，阳气万物盛上而跃，故耳鸣也。所谓甚则狂癫疾者，阳尽在上，而阴气从下，下虚上实，故狂颠疾也。所谓浮为聋者，皆在气也。所谓入中为喑者，阳盛已衰，故为喑也。内夺而厥，则为瘖痱，此肾虚也，少阴不至者，厥也。

（《素问·脉解》）

是以头痛癫疾，下虚上实，过在足少阴、巨阳，甚则入肾。徇蒙招尤，目冥耳聋，下实上虚，过在足少阳、厥阴，甚则入肝。腹满䐜胀，支膈胠胁，下厥上冒，过在足太阴、阳明。咳嗽上气，厥在胸中，过在手阳明、太阴。心烦头痛，

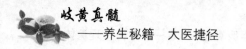

病在膈中，过在手巨阳、少阴。

（《素问·五脏生成》）

下虚则厥，下盛则热，上虚则眩，上盛则热痛。故实者绝而止之，虚者引而起之。

（《灵枢·气》）

上气不足，脑为之不满，耳为之苦鸣，头为之苦倾，目为之眩。

（《灵枢·口问》）

阳气衰于下，则为寒厥；阴气衰于下，则为热厥。

（《素问·厥论》）

咳嗽烦冤者，是肾气之逆也。

（《素问·示从容论》）

寒气生浊，热气生清。清气在下，则生飧泄；浊气在上，则生䐜胀。此阴阳反作，病之逆从也。

（《素问·阴阳应象大论》）

（五）邪正虚实

邪气盛则实，精气夺则虚。

（《素问·通评虚实论》）

夫实者，气入也；虚者，气出也。气实者，热也；气虚者，寒也。

（《素问·刺志论》）

言实与虚者，寒温气多少也。

（《素问·针解》）

黄帝曰：余闻虚实以决死生，愿闻其情。岐伯曰：五实死，五虚死。帝曰：愿闻五实五虚。岐伯曰：脉盛，皮热，腹胀，前后不通，闷瞀，此谓五实；脉细，皮寒，气少，泄利前后，饮食不入，此谓五虚。帝曰：其时有生者何也？岐伯曰：浆粥入胃，泄注止，则虚者活；身汗得后利，则实者活。此其候也。

（《素问·玉机真脏论》）

三、脏腑与六气病机

（一）五脏与六气相应

夫百病之生也，皆生于风寒暑湿燥火，以之化之变也……审察病机，无失气宜。

（《素问·至真要大论》）

帝曰：寒暑燥湿风火，在人合之奈何？其于万物何以生化？岐伯曰：神在天为风，在地为木，在体为筋，在气为柔，在脏为肝……在天为热，在地为火，在

48

体为脉，在气为息，在脏为心……在天为湿，在地为土，在体为肉，在气为充，在脏为脾……在天为燥，在地为金，在体为皮毛，在气为成，在脏为肺……在天为寒，在地为水，在体为骨，在气为坚，在脏为肾。

（《素问·五运行大论》）

五脏所恶：心恶热，肺恶寒，肝恶风，脾恶湿，肾恶燥，是谓五恶。

（《素问·宣明五气》）

（二）六气致病的特征

风胜则动，热胜则肿，燥胜则干，寒胜则浮，湿胜则濡泻。

（《素问·阴阳应象大论》）

燥以干之，暑以蒸之，风以动之，湿以润之，寒以坚之，火以温之。

（《素问·五运行大论》）

（三）五脏所苦，所欲，所病

肝苦急……心苦缓……脾苦湿……肺苦气上逆……肾苦燥。

（《素问·脏气法时论》）

肝欲散……心欲软……脾欲缓……肺欲收……肾欲坚。

（《素问·脏气法时论》）

五气所病：心为噫；肺为咳；肝为语；脾为吞；肾为欠为嚏；胃为气逆为哕；大肠小肠为泄；下焦溢为水；膀胱不利为癃，不约为遗溺；胆为怒。是谓五病。

（《素问·宣明五气》）

（四）五脏虚实病证

肝病者，两胁下痛引少腹，令人善怒；虚则目䀮䀮无所见，耳无所闻，善恐，如人将捕之……气逆则头痛，耳聋不聪，颊肿……心病者，胸中痛，胁支满，胁下痛，膺背肩胛间痛。两臂内痛；虚则胸腹大，胁下与腰相引而痛……脾病者，身重，善饥，肉痿，足不收，行善瘈，脚下痛；虚则腹满肠鸣，飧泄，食不化……肺病者，喘咳逆气，肩背痛，汗出，尻、阴、股、膝、髀、腨、胻、足皆痛；虚则少气不能报息，耳聋、嗌干……肾病者，腹大，胫肿，喘咳，身重，寝汗出，憎风；虚则胸中痛，大腹小腹痛，清厥，意不乐。

（《素问·脏气法时论》）

肝藏血，血舍魂，肝气虚则恐，实则怒。脾藏营，营舍意，脾气虚则四肢不用，五脏不安，实则腹胀，经溲不利。心藏脉，脉舍神，心气虚则悲，实则笑不休。肺藏气，气舍魄，肺气虚则鼻塞不利，少气，实则喘喝，胸盈仰息。肾藏精，精舍志，肾气虚则厥，实则胀，五脏不安。必审五脏之病形，以知其气之虚实，谨而调之也。

（《灵枢·本神》）

（五）五脏经气竭绝

手太阴气绝，则皮毛焦。太阴者，行气温于皮毛者也。故气不荣，则皮毛焦；皮毛焦，则津液去皮节；津液去皮节者，则爪枯毛折，毛折者，则气先死……手少阴气绝，则脉不通……脉不通，则血不流；血不流则髦色不泽，故其面黑如漆柴者，血先死……足太阴气绝者，则脉不荣肌肉。唇舌者，肌肉之本也。脉不荣，则肌肉软；肌肉软则舌萎人中满；人中满，则唇反，唇反者，肉先死……足少阴气绝，则骨枯。少阴者，冬脉也，伏行而濡骨髓者也。故骨不濡，则肉不能著也；骨肉不相亲，则肉软却；肉软却，故齿长而垢，发无泽；发无泽者，骨先死……足厥阴气绝，则筋绝，厥阴者，肝脉也。肝者筋之合也，筋者聚于阴器，而脉络于舌本也。故脉弗荣则筋急，筋急则引舌与卵，故唇青舌卷卵缩，则筋先死。

（《灵枢·经脉》）

（六）肾病水饮停聚

帝曰：肾何以能聚水而生病？岐伯曰：肾者胃之关也，关门不利，故聚水而从其类也。上下溢于皮肤，故为胕肿。胕肿者，聚水而生病也。帝曰：诸水皆生于肾乎？岐伯曰：肾者牝脏也，地气上者属于肾，而生水液也……故水病下为胕肿、大腹，上为喘呼不得卧者，标本俱病，故肺为喘呼，肾为水肿，肺为逆不得卧，分为相输俱受者，水气之所留也。

（《素问·水热穴论》）

（七）脾病四肢不用

帝曰：脾病而四肢不用，何也？岐伯曰：四肢皆禀气于胃，而不得至经，必因于脾，乃得禀也。今脾病不能为胃行其津液，四肢不得禀水谷气，气日以衰，脉道不利，筋骨肌肉皆无气以生，故不用焉。

（《素问·太阴阳明论》）

（八）六腑病证

胃中热则消谷，令人悬心善饥。脐以上皮热，肠中热，则出黄如糜。脐以下皮寒，胃中寒，则腹胀；肠中寒则肠鸣飧泄。胃中寒，肠中热，则胀而且泄；胃中热，肠中寒，则疾饥，小腹痛胀。

（《灵枢·师传》）

三焦病者，腹气满，小腹尤坚，不得小便，窘急，溢则水，留即为胀。

（《灵枢·邪气脏腑病形》）

胆病者，善太息，口苦，呕宿汁。

（《灵枢·邪气脏腑病形》）

第五章　治　则

第一节　标　本

一、治病求本

阴阳者，天地之道也，万物之纲纪，变化之父母，生杀之本始，神明之府也。治病必求于本。

(《素问·阴阳应象大论》)

帝曰：论言治寒以热，治热以寒，而方士不能废绳墨而更其道也。有病热者寒之而热；有病寒者热之而寒。二者皆在，新病复起，奈何治？岐伯曰：诸寒之而热者取之阴，热之而寒者取之阳，所谓求其属也。帝曰：善。服寒而反热，服热而反寒，其故何也？岐伯曰：治其王气，是以反也。

(《素问·至真要大论》)

病生于内者，先治其阴，反治其阳，反者益甚；其病生于阳者，先治其外，后治其内，反者益甚。

(《灵枢·五色》)

阴盛而阳虚，先补其阳，后泻其阴而和之；阴虚而阳盛，先补其阴，后泻其阳而和之……虚而泻之，是谓重虚，重虚病益甚。

(《灵枢·终始》)

二、分辨标本

病为本，工为标，标本不得，邪气不服，此之谓也。

(《素问·汤液醪醴论》)

黄帝问曰：病有标本，刺有逆从，奈何？岐伯对曰：凡刺之方，必别阴阳，前后相应，逆从得施，标本相移。故曰：有其在标而求之于标，有其在本而求之于本；有其在本而求之于标，有其在标而求之于本。故治有取标而得者，有取本而得者，有逆取而得者，有从取而得者。

故知逆与从，正行无问；知标本者，万举万当；不知标本，是谓妄行。

（《素问·标本病传论》）

夫阴阳逆从，标本之为道也，小而大，言一而知百病之害。少而多，浅而博，可以言一而知百也。以浅而知深，察近而知远。言标与本，易而勿及。

（《素问·标本病传论》）

先病而后逆者治其本；先逆而后病者治其本；先寒而后生病者治其本；先病而后生寒者治其本；先热而后生病者治其本；先热而后生中满者治其标；先病而后泄者治其本，先泄而后生他病者治其本，必且调之，乃治其他病；先病而后生中满者治其标；先中满而后烦心者治其本。人有客气，有同气。小大不利治其标；小大利治其本；病发而有余，本而标之，先治其本，后治其标；病发而不足，标而本之，先治其标，后治其本。谨察间甚，以意调之，间者并行，甚者独行。先小大不利而后生病者治其本。

（《素问·标本病传论》）

调治之方，必别阴阳。定其中外，各守其乡。从外之内者治其外，从内之外者调其内；从内之外而盛于外者，先调其内而后治其外；从外之内而盛于内者，先治其外而后调其内；中外不相及，则治主病。

（《素问·至真要大论》）

第二节　正治与反治

一、正治法

寒者热之，热者寒之，微者逆之，甚者从之，坚者削之，客者除之，劳者温之，结者散之，留者攻之，燥者濡之，急者缓之，散者收之，损者温之，逸者行之，惊者平之，上之下之，摩之浴之，薄之劫之，开之发之，适事为故。

（《素问·至真要大论》）

高者抑之，下者举之，有余折之，不足补之，佐以所利，和以所宜。

（《素问·至真要大论》）

故因其轻而扬之，因其重而减之，因其衰而彰之。形不足者，温之以气；精不足者，补之以味。其高者，因而越之；其下者，引而竭之；中满者，泻之于内；其有邪者，渍形以为汗；其在皮者，汗而发之；其剽悍者，按而收之；其实者，散而泻之。审其阴阳，以别柔刚，阳病治阴，阴病治阳，定其血气，各守其乡。血实宜决之，气虚宜掣引之。

（《素问·阴阳应象大论》）

二、反治法

帝曰：何谓逆从？岐伯曰：逆者正治，从者反治，从少从多，观其事也。帝曰：反治何谓？岐伯曰：热因热用，寒因寒用，塞因塞用，通因通用，必伏其所主，而先其所因，其始则同，其终则异，可使破积，可使溃坚，可使气和，可使必已。

（《素问·至真要大论》）

气反者，病在上，取之下；病在下，取之上；病在中，旁取之。治热以寒，温而行之；治寒以热，凉而行之；治温以清，冷而行之；治清以温，热而行之。

（《素问·五常政大论》）

第三节　三因制宜

一、因时制宜

必先岁气，无伐天和，无盛盛，无虚虚，而遗人夭殃，无致邪，无失正，绝人长命。

（《素问·五常政大论》）

用温远温，用热远热，用凉远凉，用寒远寒，食宜同法，有假反常，此之道也。

（《素问·六元正纪大论》）

帝曰：善。《论》言热无犯热，寒无犯寒，余欲不远寒不远热奈何？岐伯曰：悉乎哉问也。发表不远热，攻里不远寒。帝曰：不发不攻而犯寒犯热何如？岐伯曰：寒热内贼，其病益甚。

（《素问·六元正纪大论》）

二、因地制宜

黄帝问曰：医之治病也，一病而治各不同，皆愈，何也？岐伯对曰：地势使然也。故东方之域，天地之所始生也，鱼盐之地，海滨傍水，其民食鱼而嗜咸，皆安其处，美其食。鱼者使人热中，盐者胜血，故其民皆黑色疏理，其病皆为痈疡，其治宜砭石。故砭石者，亦从东方来。

西方者，金玉之域，沙石之处，天地之所收引也。其民陵居而多风，水土刚强，其民不衣而褐荐，其民华食而脂肥；故邪不能伤其形体，其病生于内，其治宜毒药。故毒药者，亦从西方来。

北方者，天地所闭藏之域也。其地高陵居，风寒冰冽。其民乐野处而乳食，

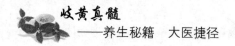

藏寒生满病，其治宜灸焫。故灸焫者，亦从北方来。

南方者，天地所长养，阳之所盛处也。其地下，水土弱，雾露之所聚也。其民嗜酸而食腐，故其民皆致理而赤色，其病挛痹，其治宜微针。故九针者，亦从南方来。

中央者，其地平以湿，天地所以生万物也众。其民食杂而不劳，故其病多痿厥寒热，其治宜导引按跷。故导引按跷者，亦从中央出也。

故圣人杂合以治，各得其所宜；故治所以异而病皆愈者，得病之情，知治之大体也。

（《素问·异法方宜论》）

帝曰：天不足西北，左寒而右冻；地不满东南，右热而左温。其故何也？岐伯曰：阴阳之气，高下之理，太少之异也。东南方，阳也。阳者其精降于下，故右热而左温。西北方，阴也。阴者其精奉于上，故左寒而右凉。是以地有高下，气有温凉，高者气寒，下者气热，故适寒凉者胀，之温热者疮，下之则胀已，汗之则疮已，此腠理开闭之常，太少之异耳。帝曰：其于寿夭何如？岐伯曰：阴精所奉其人寿，阳精所降其人夭。帝曰：善。其病也，治之奈何？岐伯曰：西北之气，散而寒之，东南之气，收而温之，所谓同病异治也。故曰：气寒气凉，治以寒凉，行水渍之；气温气热，治以温热，强其内守，必同其气，可使平也，假者反之。帝曰：善。一州之气，生化寿夭不同，其故何也。岐伯曰：高下之理，地势使然也。崇高则阴气治之，污下则阳气治之，阳胜者先天，阴胜者后天，此地理之常，生化之道也。帝曰：其有寿夭乎？岐伯曰：高者其气寿，下者其气夭，地之小大异也，小者小异。大者大异。故治病者，必明天道地理，阴阳更胜，气之先后，人之寿夭，生化之期，乃可以知人之形气矣。

（《素问·五常政大论》）

三、因人制宜

能毒者，以厚药，不胜毒者，以薄药。

（《素问·五常政大论》）

胃厚，色黑，大骨及肥者，皆胜毒；故其瘦而薄胃者，皆不胜毒也。

（《灵枢·论痛》）

形乐志苦，病生于脉，治之以灸刺；形乐志乐，病生于肉，治之以针石；形苦志乐，病生于筋，治之以熨引；形苦志苦，病生于咽嗌，治之以甘药；形数惊恐，经络不通，病生于不仁，治之以按摩醪药。是谓五形志也。

（《素问·血气形志》）

第四节　制方用药

一、药物性能和宜忌

阴味出下窍，阳气出上窍。味厚者为阴，薄为阴之阳；气厚者为阳，薄为阳之阴。味厚则泄，薄则通；气薄则发泄，厚则发热。

（《素问·阴阳应象大论》）

辛甘发散为阳，酸苦涌泄为阴，咸味涌泄为阴，淡味渗泄为阳。六者或收或散，或缓或急，或燥或润，或软或坚，以所利而行之，调其气使其平也。

（《素问·至真要大论》）

辛散，酸收，甘缓，苦坚，咸软。

（《素问·脏气法时论》）

夫五味入胃，各归所喜，故酸先入肝，苦先入心，甘先入脾，辛先入肺，咸先入肾。久而增气，物化之常也。气增而久，夭之由也。

（《素问·至真要大论》）

心欲苦，肺欲辛，肝欲酸，脾欲甘，肾欲咸，此五味之所合也。

（《素问·五脏生成》）

五味所禁：辛走气，气病无多食辛；咸走血，血病无多食咸；苦走骨，骨病无多食苦；甘走肉，肉病无多食甘；酸走筋，筋病无多食酸。是谓五禁，无令多食。

（《素问·宣明五气》）

是故多食咸，则脉凝泣而变色；多食苦，则皮槁而毛拔；多食辛，则筋急而爪枯；多食酸，则肉胝䐢而唇揭；多食甘，则骨痛而发落。此五味之所伤也。

（《素问·五脏生成》）

五禁：肝病禁辛，心病禁咸，脾病禁酸，肾病禁甘，肺病禁苦。

（《灵枢·五味》）

肝苦急，急食甘以缓之……心苦缓，急食酸以收之……脾苦湿，急食苦以燥之……肺苦气上逆，急食苦以泄之……肾苦燥，急食辛以润之。

（《素问·脏气法时论》）

肝欲散，急食辛以散之，用辛补之，酸泻之……心欲软，急食咸以软之，用咸补之，甘泻之……脾欲缓，急食甘以缓之，用苦泻之，甘补之……肺欲收，急食酸以收之，用酸补之，辛泻之……肾欲坚，急食苦以坚之，用苦补之，咸泻之。

（《素问·脏气法时论》）

二、制方原则

（一）君臣佐使

方制君臣，何谓也？岐伯曰：主病之谓君，佐君之谓臣，应臣之谓使，非上中下三品之谓也。帝曰：三品何谓？岐伯曰：所以明善恶之殊贯也。

（《素问·至真要大论》）

（二）七方

帝曰：气有多少，病有盛衰，治有缓急，方有大小，愿闻其约奈何？岐伯曰：气有高下，病有远近，证有中外，治有轻重，适其至所为故也。《大要》曰：君一臣二，奇之制也；君二臣四，偶之制也；君二臣三，奇之制也；君二臣六，偶之制也。故曰：近者奇之，远者偶之；汗者不以奇，下者不以偶；补上治上，制以缓；补上治下，制以急；急则气味厚，缓则气味薄。适其至所，此之谓也。病所远，而中道气味乏者，食而过之，无越其制度也。是故平气之道，近而奇偶，制小其服也；远而奇偶，制大其服也；大则数少，小则数多；多则九之，少则二之。奇之不去则偶之，是谓重方；偶之不去，则反佐以取之，所谓寒热温凉，反从其病也。

（《素问·至真要大论》）

帝曰：非调气而得者，治之奈何？有毒无毒，何先何后？愿闻其道。岐伯曰：有毒无毒，所治为主，适大小为制也。帝曰：请言其制。岐伯曰：君一臣二，制之小也；君一臣三佐五，制之中也；君一臣三佐九，制之大也。

（《素问·至真要大论》）

（三）上下六淫

帝曰……然六气往复，主岁不常也。其补泻奈何？岐伯曰：上下所主，随其攸利，正其味则其要也。左右同法。

治之奈何？岐伯曰：诸气在泉，风淫于内，治以辛凉，佐以苦甘，以甘缓之，以辛散之。

热淫于内，治以咸寒，佐以甘苦，以酸收之，以苦发之。湿淫于内，治以苦热，佐以酸淡，以苦燥之，以淡泄之。火淫于内，治以咸冷，佐以苦辛，以酸收之，以辛发之。燥淫于内，治以苦温，佐以甘辛，以苦下之。寒淫于内，治以甘热，佐以苦辛，以辛润之，以苦坚之。

帝曰：善。

（《素问·至真要大论》）

三、制约适宜

帝曰：有毒无毒，服有约乎？岐伯曰：病有久新，方有大小，有毒无毒，固宜常制矣。大毒治病，十去其六；常毒治病，十去其七；小毒治病，十去其八；无毒治病，十去其九；谷肉果菜，食养尽之，无使过之伤其正也。不尽，行复如法。

（《素问·五常政大论》）

毒药攻邪，五谷为养，五果为助，五畜为益，五菜为充，气味合而服之，以补益精气。

（《素问·脏气法时论》）

黄帝问曰：妇人重身，毒之何如？岐伯曰：有故无殒，亦无殒也。帝曰：愿闻其故，何谓也？岐伯曰：大积大聚，其可犯也，衰其大半而止，过者死。

（《素问·六元正纪大论》）

卷二 针灸集锦

名言录：

金代窦默云：拯救之法，妙用者针。

明代杨继洲曰：劫病之功，莫捷于针灸。故《素问》诸书，为之首载，缓、和、扁、华，俱称神医。盖一针中穴，病者应手而起，诚医家之所先也。"又说："人身诸处，皆可行火针，唯面上忌之。"

《灵枢·官能》曰：针所不为，灸之所宜。"灸，《说文解字》曰：灼也，从火。灸乃治病之法，以艾燃火，按而灼之。

《名医别录》：艾味苦，微温，无毒，主灸百病。

《痰火点雪》：灸法去病之功，难以枚举，凡虚实寒热，轻重远近，无往不宜。

《医学入门》：药之不及，针之不到，必须灸之。

《乾坤生意》：凡初中风跌倒，卒暴昏沉，痰涎壅滞，不省人事，牙关紧闭，药水不下，急于三棱针刺手指十二经穴，当去恶血。又治一切暴死恶候，不省人事，及绞肠痧，乃起死回生妙诀。

《千金方》云：蜂蛇等众毒虫所蛰，以针刺蛰上出血。

第一章　经络腧穴

第一节　十二经脉循行歌

1. 手太阴肺中焦生，下络大肠出贲门，上膈属肺从肺系，系横出腋膈中行，肘臂寸口上鱼际，大指内侧爪甲根，支络还从腕内出，接次指属阳明经。此经多气而少血，是动则病咳与嗽，肺胀膨膨缺盆痛，两手交瞀为臂厥，所生病者为气嗽，喘咳烦心胸满结，臑臂之外前廉痛，小便频数掌中热。气虚肩背痛而寒，气盛亦痛风汗出，欠伸少气不足息，遗矢无度溺色赤。

2. 阳明之脉手大肠，次指内侧起商阳，循指上廉出合谷，歧骨两筋循臂肪，入肘外廉循臑外，肩端前廉柱骨旁，从肩下入缺盆内，络肺下膈属大肠；支从缺盆直上颈，斜贯颊前下齿当，环出人中交左右，上夹鼻孔注迎香。此经气盛血亦盛，是动颐肿并齿痛，所生病者为鼻衄，目黄口干喉痹生，大指次指难为用，肩前臑外痛相仍。气有余兮脉热肿，虚则寒栗病偏增。

3. 胃足阳明交鼻起，下循鼻外下入齿，还出颊口绕承浆；支下人迎缺盆底，下膈入胃络脾宫，直者缺盆下乳内，一支幽门循腹中，下行直合气冲逢，遂由髀关抵膝膑，胻跗中指内关同；一支下膝注三里，前出中趾外关通；一支别走足跗趾，大趾之端为经尽。此经多气复多血，是动欠呻面颜黑，凄凄恶寒畏见人，忽闻木音心惊惕，登高而歌弃衣走，甚则腹胀乃贲响，凡此诸骭皆骭厥。所生病者为狂疟，温淫汗出鼻流血，口㖞唇裂又喉痹，膝膑疼痛腹胀结，气膺伏兔胻外廉，足跗中趾俱痛彻。有余消谷溺色黄，不足身前寒振栗，胃脘胀满食不消，气盛身前皆有热。

4. 太阴脾起足大趾，上循内侧白肉际，核骨之后内前沿，上循腨腩胫膝裹，股内前廉入腹中，属脾络胃与膈通，夹喉连舌散舌下；支络从胃注心宫。此经气盛而血衰。是动其病气所为，食入即吐胃脘痛，更兼身体痛难移，腹胀善噫舌本强，得后与气快然衰；所生病者舌亦痛，体重不食亦如之，烦心心下仍急痛，泄水溏瘕寒疟随，不卧强立股膝肿，疸发身黄大指痿。

5. 手少阴脉起心中，下膈直与小肠通；支者还从肺系走，直上喉咙贯目瞳；直者上肺出腋下，臑后肘内少海从，臂内后廉抵掌中，兑骨之端注少冲。多气少血属此经，是动心脾痛难任，渴欲饮水咽干燥，所生胁痛目如金，肘臂之内后廉痛，掌中有热向经寻。

6. 手太阳经小肠脉，小指之端起少泽，循手外廉出踝中，循臂骨出肘内侧，上循肘外出后廉，直过肩解绕肩胛，交肩下入缺盆内，向腋络心循咽嗌，下膈抵胃属小肠；一支缺盆贯颈颊，至目锐眦却入耳，复从耳前仍上颊，抵鼻外至目内眦，斜络于颧别络接。此经少气还多血，是动则病痛咽嗌，颌下肿兮不可顾，肩如拔兮臑似折；所生病兮主肩臑，耳聋目黄肿腮颊，肘臂之外后廉痛，部分犹当细分别。

7. 足太阳经膀胱脉，目内眦上起额尖；支者巅上至耳角，直者从巅脑后悬，络脑还出别下项，仍循肩膊夹脊边，抵腰脊肾膀胱内，一支下与后阴连。贯臀斜入委中穴，一支膊内左右别，贯胛夹脊过髀枢，臀内后廉腘中合，下贯腨内外踝后，京骨之下指外侧，是经血多气少也，是动头痛不可当，项如拔兮腰如折，髀枢痛彻脊中央，腘如结兮腨如裂，是为踝厥筋乃伤，所生疟痔小指废，头囟颈痛目色黄，腰尻腘脚疼连背，泪流鼻衄及癫狂。

8. 足经肾脉属少阴，小指斜趋涌泉心，然谷之下内踝后，别入跟中腨内侵，出腘内廉上股内，贯脊属肾膀胱临，直者属肾贯肝膈，入肺循喉舌本寻；支者从肺络心内，仍至胸中部分深。此经多气而少血，是动病饥不欲食，喘嗽唾血喉中鸣，坐而欲起面如垢，目视肮肮气不足，心悬如饥常惕惕，所生病者为舌干，口热咽痛气贲逼，股内后廉并脊痛，心胸烦疸痛而澼，痿厥嗜卧体怠惰，足下热痛皆肾厥。

9. 手厥阴心主起胸，属包下膈三焦宫，支者循胸出胁下，胁下连腋三寸同，仍上抵腋循臑内，太阴少阴二经中，指透中冲支者别，小指次指络相通，是经少气原多血，是动则病手心热，肘臂挛急腋下肿，甚则胸胁支满结，心中澹澹或大动，善笑目黄面赤色，所生病者为心烦，心痛掌热病之则。

10. 手经少阳三焦脉，起自小指次指端，两指歧骨手腕表，上出臂外两骨间，肘后臑外循肩上，少阳之后交别传，下入缺盆膻中分，散络心包膈裹穿；支者膻中缺盆上，上项耳后耳角旋，屈下至颐仍注颊，一支出耳入耳前，却从上关交曲颊，至目外眦乃尽焉，斯经少血还多气，是动耳鸣喉肿痛，所生病者汗自出，耳后痛兼目锐眦，肩臑肘臂外眦疼，小指次指亦如废。

11. 足脉少阳胆之经，始从两目锐眦生，抵头循角下耳后，脑空风池次第行，手少阳前至肩上，交少阳右上缺盆；支者耳后贯耳内，出走耳前锐眦循；一支锐眦大迎下，合手少阳抵项根，下加颊车缺盆合，入胸贯膈络肝经，属胆仍从胁里过，下入气冲毛际荣，横入髀厌环跳内；直者缺盆下腋膺，过季胁下髀厌内，出膝外廉是阳陵，外辅绝骨踝前过，足跗小趾次趾分，一支别从大趾出，三毛之际接肝经，此经多气而少血，是动口苦善太息，心胁疼痛难转移，面尘足热体无泽，所生头痛连锐眦，缺盆肿痛并两腋，马刀挟瘿生两旁，汗出振寒皆疟疾，胸胁髀膝至骺骨，绝骨踝痛及诸节。

12. 厥阴足脉肝所终，大趾之端毛际丛，足跗上廉太冲分，踝前一寸入中封，上踝交出太阴后，循腘内廉阴股冲，环绕阴器抵小腹，夹胃属肝络胆逢，上贯膈里布胁肋，夹喉颃颡目系同，脉上巅会督脉出；支者还生目系中，下络颊里还唇内；支者便从膈肺通。是经血多气少焉，是动腰疼俯仰难，男疝女人小腹肿，面尘脱色及咽干，所生病者为胸满，呕吐洞泄小便难，或时遗溺并狐疝，临证还须仔细看。

第二节　十四经腧穴分寸歌

1. 手太阴肺经

一手太阴是肺经，臂内拇侧上下循。中府乳上数三肋，云门锁骨窝里寻，
二穴相差隔一肋，距腹中行六寸匀。天府腋下三寸取，侠白肘上五寸擒，
尺泽肘中横纹处，孔最腕上七寸寻，列缺交叉食指尽，经渠寸口动脉行，
太渊掌后纹头是，鱼际节后散脉萦，少商穴在大指内，去指甲角韭叶明。

2. 手阳明大肠经

二手阳明属大肠，臂前外侧须审量。商阳食指内侧取，二间握拳节前方，
三间握拳节后取，合谷虎口歧骨当，阳溪腕上两筋肉，偏历腕上三寸量，
温溜腕后上五寸，池前四寸下廉乡，池下三寸上廉穴，三里池下二寸长，
曲池屈肘纹头是，肘髎大骨外廉旁，肘上三寸寻五里，臂臑髃下腘端详，
肩髃肩峰举臂取，巨骨肩尖骨陷藏，天鼎扶下一寸取，扶突鼎上结喉旁，
禾髎水沟旁半寸，鼻旁五分是迎香。

3. 足阳明胃经

三足阳明是胃经，起于头面向下行。承泣眼眶边缘下，四白目下一寸匀。
巨髎鼻旁直瞳子，地仓吻旁四分零，大迎颌前寸三陷，头维四五傍神庭，
人迎结喉旁寸五，颊车耳下曲颊临，下关耳前扪动脉，水突迎下大筋凭。
直下气舍平天突，缺盆锁骨陷凹寻，气户锁下一肋上，相去中行四寸匀，
库房屋翳膺窗接，都隔一肋乳中停，乳根乳下一肋处，胸部诸穴君顺明，
不容巨阙旁二寸，其下承满与梁门，关门太乙滑肉门，天枢脐旁二寸平，
外陵大巨水道穴，归来气冲曲骨临，诸穴相隔皆一寸，俱距中行二寸行，
髀关膝上交纹内，伏兔膝上起肉形，阴市膝上方三寸，梁丘膝上二寸呈，
膑外下陷是犊鼻，膝下三寸三里迎，膝下六寸上廉穴，膝下八寸条口行，

再下一寸足下廉，踝上八寸丰隆盈，解溪跗上系鞋处，冲阳跗上五寸明，
陷骨庭后二寸取，次趾外侧是内庭，厉兑次趾外甲角，四十五穴顺记清。

4. 足太阴脾经

四是脾经足太阴，下肢内侧向上循，隐白大趾内甲角，大都节前陷中寻，
太白核骨白肉际，节后一寸公孙明，商丘踝前陷中线，踝上三寸三阴交，
踝上六寸漏谷是，膝下五寸地机朝，膝内辅下阴陵泉，血海膝髌上内廉，
箕门鱼腹大筋内，冲门耻骨上边缘，冲上七分求府舍，再上三寸腹结连，
结上三寸大横穴，适当脐旁四寸填，腹哀建里旁四寸，中庭旁六食窦全，
天溪胸乡周荣上，每隔一肋陷中潜，大包腋下方六寸，上直渊腋三寸悬。

5. 手少阴心经

五是心经小指间，极泉腋窝动脉牵。青灵肘上三寸寻，少海肘后五分连，
灵道掌后一寸半，通里腕后一寸间，阴郄去腕五分是，神门锐骨端内缘，
少府小指本节后，少冲小指内侧边。

6. 手太阳小肠经

六小肠经手太阳，臂外后缘尺侧详。少泽小指外甲角，前谷泽后节前扬，
后溪握拳节后取，腕骨腕前骨陷当，阳谷锐骨下陷取，养老转手锐空藏，
支正腕后上五寸，小海肘内纹头襄，肩锁胛下两筋解，臑俞臑后骨下方。
天宗大骨下陷取，秉风胛上骨边量，曲垣胛上曲胛陷，肩外陶道三寸旁，
大椎旁二中俞穴，天窗扶后大筋厢，天容耳下曲颊后，颧髎面颊下廉乡，
听宫之穴归何处，耳小瓣前陷中央。

7. 足太阳膀胱经

七足太阳膀胱经，目内眦角是睛明，眉头陷中攒竹取，眉冲直上傍神庭，
曲差庭旁一寸半，五处直后上星平，承光通天络却穴，后行俱是寸半程，
玉枕脑户旁三寸，入发三寸枕骨凭，天柱项后大筋外，再下脊旁寸半循。
第一大杼二风门，三椎肺俞四厥阴，心五督六膈俞七，九肝十胆仔细寻，
十一脾俞十二胃，十三三焦十四肾，气海十五大肠六，七八关元小肠分，
十九膀胱廿中膂，廿一椎旁白环生，上次中下四髎穴，荐骨两旁骨陷盈，
尾骨之旁会阴穴，第二侧线再细详，重上夹脊开三寸，二三附分魄户当，
四椎膏肓神堂五，六七譩譆膈关穴，第九魂门阳纲十，十一意舍二胃仓，
十三肓门四志室，十五胞肓廿一秩，承扶臀下横纹取，殷门股后肌中央，
委阳腘窝沿外侧，浮郄委阳一寸上。委中膝腘纹中处，纹下二寸寻合阳，
承筋合下腓肠中，承山腨下分内藏，飞扬外踝上七寸，跗阳踝上三寸量，
昆仑外踝骨后陷，仆参跟下骨陷方，踝下五分申脉是，踝前骹陷金门乡，
大骨外侧寻京骨，小趾本节束骨良，通谷节前陷中好，至阴小趾爪角旁，

六十七穴分三段，头后中外次第找。

8. 足少阴肾经

八足少阴肾经属，内侧后缘足走腹。足心凹陷是涌泉，高骨之下取然谷，
太溪内踝后陷中，溪下五分取大钟，水泉跟下内侧是，照海踝下一寸间，
复溜踝上二寸取，交信溜前五分参，踝上五寸寻筑宾，阴骨溪内两筋安，
上从中行开半寸，横骨平取曲骨沿，大赫气穴并四满，中注肓俞亦相牵，
商曲正中下脘取，石关阴都通谷连，幽门适当巨阙侧，诸穴相距一寸焉，
再从中行开二寸，六穴均在肋隙间，步廊却近中庭中，神封灵墟神藏兼，
或中俞府平璇玑，相隔一肋仔细研。

9. 手厥阴心包经

九心包经手厥阴，内正中线诸穴匀，天池乳后旁一寸，天泉腋下二寸循，
曲泽肘内横纹上，郄门去腕五寸寻，间使腕后方三寸，内关掌后二寸停，
掌后横纹大陵在，尺桡骨间陷中扪，劳宫屈指掌心取，中指末端是中冲。

10. 手少阳三焦经

十手少阳属三焦，外正中线头侧绕，关冲无名指甲外，液门节前指缝邀，
中渚液门上一寸，阳池腕表横纹遭，腕后二寸取外关，支沟腕后三寸安，
会宗沟外横一寸，三阳络在四寸间，肘前五寸称四渎，肘后一寸天井处，
肘后二寸清冷渊，渊臑之间取消泺，臑会肩端下三寸，肩髎后一肩髎寻，
天髎肩井后一寸，天牖颈肌后下扪，耳垂后陷翳风讨，瘛脉耳后青络找，
颅息亦在青络上，角孙耳上发际标，耳门耳前缺陷处，和髎耳前锐发交，
欲知丝竹空何在，眼眶外缘上眉梢。

11. 足少阳胆经

十一胆经足少阳，从头走足行身旁。外眦五分瞳子髎，听会耳前珠陷详，
上关上行一寸是，内斜曲角颔厌当，悬颅悬厘近头维，相距半寸君勿忘，
曲鬓耳前发际标，入发寸半率谷交，天冲率后斜五分，浮白冲下一寸饶，
窍阴穴在枕骨上，完骨耳后发际标，本神神庭三寸旁，阳白眉上一寸量，
入发五分头临泣，庭维之间取之良，目窗正营及承灵，相距一寸正中央，
更于何处寻脑空，脑户旁平自有名。风池耳后发际内，颅底筋外有凹陷，
肩井盆上大骨前，渊腋腋下三寸见，辄筋腋前一寸前，日月乳下三肋边，
京门十二肋骨端，带脉髂上平脐间，带下三寸寻五枢，枢下五分维道见，
居髎维后斜三寸，环跳髀枢中间陷，风市垂手中指寻，中渎膝上五寸陈，
阳关陵上膝髌外，腓骨头前阳陵泉，阳交外踝上七寸，外丘踝上七寸云，
二穴相平堪比较，丘前交后距五分，光明踝五阳辅四，踝上三寸悬钟寻，
踝前陷中丘墟闻，临泣四趾本节扪，临下五分地五会，本节之前侠溪匀，

四趾外端足窍阴，四十四穴仔细吟。

12. 足厥阴肝经

十二肝经足厥阴，前内侧线须细分，大敦拇趾三毛处，行间大次趾缝寻。
太冲本节后寸半，踝前一寸中封停。踝上五寸蠡沟是，中都踝上七寸循。
膝关犊鼻下二寸，曲泉屈膝尽横纹。阴包膝上方四寸，五里股内动脉存。
阴廉恰在鼠蹊下，急脉阴旁二寸真。十一肋端章门是，乳下二肋寻期门。

13. 督脉

十三督脉行脊梁，尾闾骨端是长强，二十一椎为腰俞，十六阳关细推详，
命门十四三悬枢，十一椎下脊中藏，中枢十椎九筋缩，七椎之下乃至阳，
六灵五神三身柱，陶道一椎之下襄，大椎正在一椎上，诸阳会此细推详，
哑门入发五分记，风府一寸宛中当，府上寸半寻脑户，强间户上寸半量，
后顶再上一寸半，百会七寸顶中央，前顶囟会俱寸五，上星入发一寸良，
神庭五分入发际，素髎鼻尖准头乡。水沟鼻下上唇陷，兑端唇上尖端藏。
龈交上齿龈缝里，经行背后居中行。

14. 任脉

十四任脉走腹胸，直线上行居正中。会阴两阴中间取，曲骨耻骨联合从。
中极关元石门穴，每穴相距一寸匀。气海脐下一寸半，脐下一寸阴交明。
肚脐中央明神阙，水分下脘建里匀。中脘上脘皆一寸，巨阙上脘一寸存。
鸠尾剑突下五分，中庭膻下寸六凭。膻中正在两乳间，玉堂紫宫华盖重。
相距一肋璇玑穴，胸骨上缘天突通。廉泉颔下节喉上，承浆唇下宛宛中。

第三节　十二经气血多少歌

多气多血经须记，大肠手经足经胃；少血多气有六经，三焦胆肾心脾肺；
多血少气心包络，膀胱小肠肝所异。

第四节　五输穴歌

少商鱼际与太渊，经渠尺泽肺相连。商阳二三间合谷，阳溪曲池大肠牵。
隐白大都太白脾，商丘阴陵泉要知。厉兑内庭陷谷胃，冲阳解溪三里随。
少冲少府属于心，神门灵道少海寻。少泽前谷后溪腕，阳谷小海小肠经。
涌泉然谷与太溪，复溜阴谷肾所宜。至阴通谷束京骨，昆仑委中膀胱知。
中冲劳宫心包络，大陵间使转曲泽。关冲液门中渚焦，阳池支沟天井索。
大敦行间太冲看，中封曲泉属于肝。窍阴侠溪临泣胆，丘墟阳辅阳陵泉。

第五节　回阳九针歌

哑门劳宫三阴交，涌泉太溪加环跳；中脘三里配合谷，回阳救逆疗效好。

第六节　马丹阳十二穴主治杂病歌（节录）

三里内庭穴，曲池合谷接，委中配承山，太冲昆仑穴，环跳与阳陵，通里并列缺。合担用法担，合截用法截，三百六十穴，不出十二诀。

第七节　八脉交会穴歌

内关相应是公孙，外关临泣总相同；列缺交经通照海，后溪申脉亦交通。

第二章 灸刺法

第一节 行针总要歌

黄帝金针法最奇，短长肥瘦在临时，但将他手横纹处，分寸寻求审用之。
身体心胸或是短，身体心胸或是长，求穴看纹还有理，医生此理要推详。
定穴行针须细认，瘦肥短小岂同群，肥人针入三分半，瘦体须当用二分。
不肥不瘦不相同，如此之人但着中，只在二三分内取，用之无失且收功。
大饥大饱宜避忌，大风大雨亦须知，饥伤荣气饱伤腑，更看人神俱避之。
妙针之法世间稀，多少医工不得知，寸寸人身皆是穴，但开筋骨莫狐疑。
有筋有骨傍针去，无骨无筋须透之，见病行针须仔细，必期升降阖开时。
邪入五脏须早遏，祟侵六脉浪翻飞，乌乌稷稷空中堕，静意冥冥起发机。
先补真阳元气足，次泻余邪九度嘘，同身逐穴歌中取，捷法昭然径不迷。
百会三阳顶之中，五会天满各相同，前顶之上寸五取，百病能祛理中风。
灸后火燥冲双目，四畔刺血令宣通。井泉要洗原针穴，针刺无如灸有功。
前顶寸五三阳前，甄权曾云一寸言，棱针出血头风愈，盐油揩根病自痊。
囟会顶前寸五深，八岁儿童不可针，囟门未合哪堪灸，二者须当记在心。
上星会前一寸斟，神庭星前发际寻，诸风灸庭为最妙，庭星宜灸不宜针。
印堂穴并两眉攒，素髎面正鼻柱端，动脉之中定禁灸，若燃此穴鼻鼽酸。
水沟鼻下名人中，兑端张口上唇宫，龈交二龈中间取，承浆下唇宛内踪。
炷灸分半悬桨灸，大则阳明脉下隆。廉泉宛上定结喉，一名舌本立重楼。
同身捷法须当记，他日声名播九州。

第二节 针法歌

先说平针法，含针口内温，按揉令气散，掐穴故教深，将针安穴上，令他嗽一声，随嗽归天部，停针再至人，再停归地部，待气候针沉，气若不来至，指甲切其经，次提针向病，针退天地人。

补必随经刺，令他吹气频，随吹随左转，遂归天地人，待气停针久，三弹更熨温，出针口吸气，急急闭其门。泻欲迎经取，吸则内其针，吸时须右转，依次进天人，转针仍复吸，依法要停针，出针吹口气，摇动大其门。

第三节　金针赋

观夫针道，捷法最奇，须要明于补泻，方可起于倾危。先分病之上下，次定穴之高低。头有病而足取之，左有病而右取之。男子之气，早在上而晚在下，取之必明其理；女子之气，早在下而晚在上，用之必识其时。午前为早属阳，午后为晚属阴，男女上下，凭腰分之。手足三阳，手走头而头走足；手足三阴，足走腹而胸走手。阴升阳降，出入之机。逆之者为泻、为迎，顺之者为补、为随。春夏刺浅者以瘦，秋冬刺深者以肥。更观元气厚薄，浅深之刺犹宜。

原夫补泻之法，妙在呼吸手指。男子者，大指进前左转，呼之为补，退后右转，吸之为泻，提针为热，插针为寒；女子者，大指退后右转，吸之为补，进前呼之为泻，插针为热，提针为寒。左与右各异，胸与背不同，午前者如此，午后者反之。是故爪而切之，下针之法；摇而退之，出针之法；动而进之，催针之法；循而摄之，行气之法。搓而去病，弹则补虚，肚腹盘旋，扪之穴闭。重沉豆许曰按，轻浮豆许曰提。一十四法，针要所备。补者一退三飞，真气自归；泻者一飞三退，邪气自避。补则补其不足，泻则泻其有余。有余者为肿为痛曰实，不足者为痒为麻曰虚。气速效速，气迟效迟，生者涩而死者虚，候之不至，必死无疑。

且夫下针之先，须爪按重而切之，次令咳嗽一声，随咳下针。凡补者呼气，初针刺至皮内，乃曰天才；少停进针，刺入肉内，是曰人才；又停进针，刺至筋骨之间，名曰地才。此为极处，就当补之，再停良久，却须退针至人之分，待气沉紧，倒针朝病，进退往来，飞经走气，尽在其中矣。凡泻者吸气，初针至天，少停进针，直至于地，得气泻之，再停良久，即须退针，复至于人，待气沉紧，倒针朝病，法同前矣。其或晕针者，神气虚也，以针补之，口鼻气回，热汤与之，略停少倾，依前再施。

及夫调气之法，下针至地之后，复人之分，欲气上行，将针右捻；欲气下行，将针左捻；欲补先呼后吸，欲泻先吸后呼。气不至者，以手循摄，以爪切掐，以针摇动，进捻搓弹，直待气至。以龙虎升腾之法，按之在前，使气在后，按之在后，使气在前。运气走至疼痛之所，以纳气之法，扶针直插，复句下纳，使气不回。若关节阻涩，气不过者，以龙虎龟凤通经接气，大段之法，驱而运之，仍以循摄爪切，无不应矣。此通仙之妙。

况夫出针之法，病势既退，针气微松，病未退者，针气始根，推之不动，转之不移，此为邪气吸拨其针，乃至气真至不可出之，出之者其病即复，再须补泻，停以待之，真候微松，方可出针豆许，摇而停之。补者吸之去疾，其穴急扣；泻者呼之去徐，其穴不闭。欲令腠密，然后吸气，故曰：下针贵迟，太急伤血；出针贵缓，太急伤气。以上总要，于斯尽矣。

考夫治病，其法有八：一曰烧山火，治顽麻冷痹，先浅后深，凡九阳三进三退，慢提紧按，热至，紧闭插针，除寒之有准。二曰透天凉，治肌热骨蒸，先深后浅，用六阳而三出三入，紧提慢按，寒至，徐徐举针，退热之可凭。皆细细搓之，去病准绳。三曰阳中隐阴，先寒后热，浅而深，以九六之法，则先补后泻也。四曰阴中隐阳，先热后寒，深而浅，以六九六方，则先泻后补也。补者直须热至，泻者务待寒侵，犹如搓线，慢慢转针，法浅则用浅，法深则用深，二者不可兼而紊之也。五曰子午捣臼，水蛊膈气，落穴之后，调气均匀，针行上下，九入六出，左右转之，十遭自平。六曰进气之诀，腰背肘膝痛，浑身走注疼，刺九分，行九补，卧针五七吸，待气上下，亦可龙虎交战，左捻九而右捻六，是亦住痛之针。七曰留气之诀，痃癖癥瘕，刺七分，用纯阳，然后乃直插针，气来深刺，提针再停。八曰抽添之诀，瘫痪疮癫，取其要穴，使九阳得气，提按搜寻，大要运气周遍，抉针直插，复向下纳，回阳倒阴，指下玄微，胸中活法，一有未应，反复再施。

若夫过关过节催运气，以飞经走气，其法有四：一曰青龙摆尾，如抉船舵，不进不退，一左一右，慢慢拨动。二曰白虎摇头，似手摇铃，退方进圆，兼之左右，摇而振之。三曰苍龟探穴，如入土之象，一退三进，钻剔四方。四曰赤凤迎源，展翅之义，入针至地，提针至天，候针自摇，复进其原，上下左右，四围飞旋，病在上吸而退之，病在下呼而进之。

至夫久患偏枯，通经接气之法，有定息寸数。手足三阳，上九而下十四，过经四寸；手足三阴，上七下十二，过经五寸，在乎摇动出纳，呼吸同法，驱运气血，顷刻周流，上下通按，可使寒者暖而热者凉，痛者止而胀者消。若开渠之决水，立时见功，何顷危之不起哉？虽然，病有三因，皆从气血，针分八法，不离阴阳。盖经脉昼夜之循环，呼吸往来之不息，和则身体康健，否则疾病竟生。譬如天下国家地方，山海田园，江河溪谷，值岁时风雨均调，则水道疏利，民安物阜。其或一方一所，风雨不均，遭以旱涝，使水道涌竭不通，灾忧遂至。人之气血，受病三因，亦犹方所之于旱涝也。盖针砭所以通经脉，均气血，蠲邪扶正，故曰捷法最奇者哉。

嗟夫！轩岐古远，卢扁久亡，此道幽深，非一言而可尽，斯文细密，在久习而能通。岂世上之常辞，庸流之泛术，得之者若科之及第，而悦于心；用之者如射之发中，而应于目。述自先圣，传之后学，用针之士，有志于斯，果能洞造玄微，而尽其精妙，则世之伏枕之疴，有缘者遇针，其病皆随手而愈矣。

第三章　子午流注

第一节　徐氏子午流注逐日按时定穴歌

甲日戌时胆窍阴，丙子时中前谷荥，戊寅陷谷阳明俞，返本丘墟木在寅，庚辰经注阳溪穴，壬午膀胱委中寻，甲申时纳三焦水，荥合天干取液门。

乙日酉时肝大敦，丁亥时荥少府心，己丑太白太冲穴，辛卯经渠是肺经，癸巳肾宫阴谷合，乙未劳宫火穴荥。

丙日申时少泽当，戊戌内庭治胀康，庚子时在三间俞，本原腕骨可祛黄，壬寅经火昆仑上，甲辰阳陵泉合长，丙午时受三焦水，中渚之中仔细详。

丁日未时心少冲，己酉大都脾土逢，辛亥太渊神门穴，癸丑复溜肾水通，乙卯肝经曲泉合，丁巳包络大陵中。

戊日午时厉兑先，庚申荥穴二间迁，壬戌膀胱寻束骨，冲阳土穴必还原，甲子胆经阳辅是，丙寅小海穴安然，戊辰气纳三焦脉，经穴支沟刺必痊。

己日巳时隐白始，辛未时中鱼际取，癸酉太溪太白原，乙亥中封内踝比，丁丑时合少海心，己卯间使包络止。

庚日辰时商阳居，壬午膀胱通谷之，甲申临泣为俞木，合谷金原返本归，丙戌小肠阳谷火，戊子时居三里宜，庚寅气纳三焦合，天井之中不用疑。

辛日卯时少商本，癸巳然谷何须忖，乙未太冲原太渊，丁酉心经灵道引，己亥脾合阴陵泉，辛丑曲泽包络准。

壬日寅时起至阴，甲辰胆脉侠溪荥，丙午小肠后溪俞，返求京骨本原寻，三焦寄有阳池穴，返本还原似的亲，戊申时注解溪胃，大肠庚戌曲池真，壬子气纳三焦寄，井穴关冲一片金。关冲属金壬属水，子母相生恩义深。

癸日亥时井涌泉，乙丑行间穴必然，丁卯俞穴神门是，本寻肾水太溪原，包络大陵原并过，己巳商丘内踝边，辛未肺经合尺泽，癸酉中冲包络连，子午截时安定穴，留传后学莫忘言。

第四章　针灸名歌赋

第一节　四总穴歌

肚腹三里留，腰背委中求，头项寻列缺，面口合谷收。

第二节　标幽赋

拯救之法，妙用者针。

察发时于天道，定形气于予心。

春夏瘦而刺浅，秋冬肥而刺深。

不穷经络阴阳，多逢刺禁；既论脏腑虚实，须向经寻。

原夫起自中焦，水下初漏，太阴为始至厥阴而方终；穴出云门，抵期门而最后。

正经十二，别络走三百余支；正侧仰伏，气血有六百余候。

手足三阳，手走头而头走足；手足三阴，足走腹而胸走手。

要识迎随，须明逆顺。

况夫阴阳气血多少为最。厥阴太阳，少气多血；太阴少阴，少血多气；又气多血少者，少阳之分；气盛血多者，阳明之位。

先详多少之宜，次察应至之气。

轻滑慢而未来，沉涩紧而已至。既至也，量寒热而留疾；未至也，据虚实而候气。

气之至也，如鱼吞钩饵之沉浮；气未至也，如闲处幽堂之深邃。气速至而速效，气迟至而不治。

观夫九针之法，毫针最微，七星上应，众穴主持。

本形金也，有蠲邪扶正之道；短长水也，有决凝开滞之机。定刺象木，或斜或正；口藏比火，进阳补羸。循机扪塞以象土，实应五行而可知。

然是三寸六分，包含妙理；虽细桢于毫发，同贯多岐。可平五脏之寒热，能调六腑之虚实。

　　拘挛闭塞，遗入邪而去矣；寒热痹痛，开四关而已之。

　　凡刺者，使本神朝而后入；既刺也，使本神而气随；神不朝而勿刺，神已定而可施。

　　定脚处，取气血为主意；下手处，认水火是根基。

　　天地人三才也，涌泉同璇玑百会；上中下三部也，大包与天枢地机。

　　阳跷阳维并督带，主肩背腰腿在表之病；阴跷阴维任冲脉，去心腹胁肋在里之疑。

　　二陵二跷二交，似续而交五大；两间两商两井，相似而别两支。

　　大抵取穴之法，必明分寸；先审自意，次观肉分。或伸屈而得之，或平值而安定。

　　在阳部筋骨之侧，陷下为真；在阴分膝胭之间，动脉相应。

　　取五次用一次而必端，取三经用一经而可正。

　　头部与肩部详分，督脉与任脉易定。

　　明标与本，论刺深刺浅之径；住痛移疼，互相交相贯之径。

　　岂不闻脏腑病，而求门、海、俞、募之微；经络滞，而求原、别、交、会之道。

　　更穷四根三结，依标本而刺无不痊；但用入法五门，分主客而针无不效。

　　八脉始终连八会，本是纪纲；十二经络十二原，是为枢要。

　　一日取穴六十六穴之法，方见幽微，一时取一十二经之原，始知要妙。

　　原夫补泻之法，非呼吸而在手指；速效之功，要交正而识本经。

　　交经缪刺，左有病而右畔取；泻络远针，头有病而脚上针。

　　巨刺与缪刺各异，微针与妙刺相通。

　　观部分而知经络之虚实，视沉浮而辨脏腑之寒温。

　　且夫先会针耀，而虑针损；次藏口内而欲针温。

　　目无外视，手如握虎；心无内慕，如待贵人。

　　左手重而多按，欲令气散；右手轻而徐入，不痛之因。

　　空心恐怯，直立侧而多晕；背目沉掐，坐卧平而没昏。

　　推于十干、十变，知孔穴之开阖；论其五行、五脏，察日时之旺衰。

　　伏如横弩，应若发机。

　　阴交阳别而定血晕，阴跷阳维而下胎衣。

　　痹厥偏枯，迎随俾经络接续；漏崩带下，温补使气血依归。静以久留，停针待之。必准者，取照海治喉中之闭塞；端的处，用大钟治心内之呆痴。大抵疼痛实泻，痒麻虚补。体重节痛而俞居，心下痞满而井主。心胀咽痛，针太冲而必除；脾冷胃痛，泻公孙而立愈。胸满腹痛刺内关，胁疼肋痛针飞虎。筋挛骨痛而

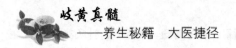

补魂门，体热劳嗽而泻魄户。头风头痛，刺申脉与金门；眼痒眼痛，泻光明于地五。

　　泻阴郄止盗汗，治小儿骨蒸；刺偏历利小便，医大人水蛊。

　　中风环跳而宜刺，虚损天枢而可取。

　　由是午前卯后，太阴生而疾温；离左酉南，月朔死而速冷。

　　循扪弹怒，留吸母而坚长，爪下伸提，疾呼子而嘘短。

　　动退空歇，迎夺右而泻凉；推内进搓，随济左而补暖。

　　慎之！大患危疾，色脉不顺而莫针；寒热风阴，饥饱醉劳而切忌。

　　望不补而晦不泻，弦不夺而朔不济。

　　精其心而穷其法，无灸艾而坏其皮，正其理而求其原，免投针而失其位。

　　避灸处而加四肢，四十有九；禁刺处而除六俞，二十有二。

　　抑又闻高皇抱疾未瘥，李代刺巨阙而后苏；太子暴死为厥，越人针维会而复醒。肩井曲池，甄权刺臂痛而复射；悬钟、环跳，华佗刺躄足而立行。秋夫针腰俞而鬼免沉疴，王纂刺交俞而妖精立出。取肝俞与命门，使瞽士视秋毫之末；刺少阳与交别，俾聋夫听夏蚋之声。

　　嗟夫！去圣逾远，此道渐坠；或不得意而散其学，或愆其能而犯禁忌。愚庸知浅，难契于玄言；至道渊深，得之者有几？偶述斯言，不敢示诸明达者焉，庶几乎童蒙之心启。

附：《标幽赋》辨证取穴表

头面五官疾患：

　　头风头痛——申脉、金门。

　　眼痒眼痛——光明、地五会。

　　瞽　目——肝俞，命门。

　　耳　聋——听会、阳池。

咽喉疾患：

　　喉中闭塞——照海。

　　咽　痛——太冲。

胸腹部疾患：

　　心（胸）胀——太冲。

　　脾冷胃疼——公孙。

　　胸满腹痛——内关。

　　胁疼肋痛——支沟。

四肢部疾患：

筋挛骨痛——魂门。

中风偏瘫——环跳。

臂　痛——肩井、曲池。

蹩　足——悬钟、环跳。

妇人疾患：

血　晕——阴交、三阴交、阳池。

胎衣不下——照海、外关。

其他疾患：

心性呆痴——大钟。

体热劳嗽——魄户。

虚　损——天枢。

盗汗、小儿骨蒸——阴郄。

水蛊、小便不利——偏历。

第三节　通玄指要赋

必欲治病，莫如用针。

巧运神机之妙，工开圣理之深。

外取砭针，能蠲邪而扶正；中含水火，善回阳而倒阴。

原夫络别支殊，经交错综，或沟池溪谷以歧异，或山海丘陵而隙共。斯流派以难揆，在条纲而有统。

理繁而昧，纵补泻以何功，法捷而明，自迎随而得用。

且如行步难移，太冲最奇。

人中除脊膂之强痛，神门去心性之呆痴。

风伤项急，始求于风府；头晕目眩，要觅于风池。

耳闭须听会而治也，眼痛则合谷以推之。

胸结身黄，取涌泉而即可；脑昏目赤，泻攒竹以偏宜。

但见两肘之拘挛，仗曲池而平扫；四肢之懒惰，凭照海以消除。

牙齿痛，吕细堪治；头项强，承浆可保。

太白宣通于气冲，阴陵开通于水道。

腹膨而胀，夺内庭兮休迟；筋转而疼，泻承山而在早。

大抵脚腕痛，昆仑解愈；股膝疼，阴市能医。

痫发癫狂兮，凭后溪而疗理；疟生寒热兮，仗间使以扶持。

期门罢胸满血膨而可已，劳宫退胃翻心痛亦何疑。

稽夫大敦去七疝之偏坠，王公谓此。三里却五劳之羸瘦，华佗言斯。

固知腕骨祛黄，然骨泻肾。

行间治膝肿目疾，尺泽去肘疼筋紧。

目昏不见，二间宜取；鼻窒无闻，迎香可引。

肩井除两臂难任，丝竹疗头痛不忍。

咳嗽寒痰，列缺堪治，眵臒冷泪，临泣尤准。

髋骨将腿痛以祛残，肾俞把腰痛而泻尽。

以见越人治尸厥于维会，随手而苏，文伯泻死胎于阴交，应针而殒。

圣人于是察麻与痛，分实与虚。

实则自外而入也，虚则自内而出欤。

故济母而裨其不足，夺子而平其有余。

观二十七之经络，一一明辨；据四百四之疾证，件件皆除。故得夭枉都无，跻斯民于寿域；几微已判，彰往古之玄书。

抑又闻心胸病，求掌后之大陵；肩背患，责肘前之三里。

冷痹肾败，取足阳明之土；连脐腹痛，泻足少阴之水。

脊间心后者，针中渚而立瘥；胁下肋边者，刺阳陵而即止。

头项痛，拟后溪以安然；腰脚疼，在委中而已矣。

夫用针之士，于此理苟能明焉，收祛邪之功，而在乎捻指。

附：《通玄指要赋》辨证取穴表

头面五官疾患：

头疼不忍——丝竹空。　　　风伤项急——风府。

头晕目眩——风池。　　　胸腹疾患：

脑昏目赤——攒竹。　　　胸结身黄——涌泉。

目昏不见——二间。　　　胸满血膨——期门。

眵臒冷泪——头临泣。　　心胸病——大陵。

眼　痛——合谷。　　　胁下肋边——阳陵泉。

目　疾——行间。　　　胃翻心痛——劳宫。

耳　闭——听会。　　　腹膨而胀——内庭。

鼻窒无闻——迎香。　　　连脐腹痛——阴谷。

牙齿痛——太溪。　　　腰脊疾患：

颈项疾患：　　　　肩背痛——手三里。

头项强——承浆。　　　脊膂强痛——人中。

头项痛——后溪。　　　脊间心后——中渚。

腰　疼——肾俞。

腰脚疼——委中。

四肢疾患：

两肘拘挛——曲池。

肘疼筋紧——尺泽。

两臂难任——肩井。

股膝痛——阴市。

膝　肿——行间。

腿　痛——环跳。

转　筋——承山。

脚踝疼——昆仑。

行步难移——太冲。

四肢懈惰——照海。

其他疾患：

心性呆痴——神门。

癫　痫——后溪。

黄　疸——腕骨。

疟　疾——间使。

尸　厥——中极。

五劳羸瘦——足三里。

咳嗽寒痰——列缺。

气　冲——太白。

冷痹肾败——足三里。

肾热病——然谷。

水道不通——阴陵泉。

七疝偏坠——大敦。

泻死胎——三阴交。

第四节　玉龙歌

扁鹊授我玉龙歌，玉龙一试绝沉疴。玉龙之歌真罕得，流传千载无差讹。

我今歌此玉龙诀，玉龙一百二十穴，医者行针殊妙绝，但恐时人自差别。

补泻分明指下施，金针一刺显明医，伛者立伸偻者起，从此名扬天下知。

（凡患伛者，补曲池，泻人中；患偻者，补风池，泻绝骨）

中风不语最难医，发际顶门穴要知，更向百会明补泻，即时苏醒免灾危。

（顶门即囟会也，禁针，灸五壮。百会先补后泻，灸七壮，艾如麦大）

鼻流清涕名鼻渊，先泻后补疾可痊，若是头风并眼痛，上星穴内刺无偏。

（上星穴流涕并不闻香臭者，泻俱得气补）

头风呕吐眼昏花，穴取神庭始不差，孩子慢惊何可治，印堂刺入艾还加。

（神庭入三分，先补后泻。印堂入一分，沿皮透左右攒竹，大哭效，不哭难。急惊泻，慢惊补）

头项强痛难回顾，牙疼并作一般看，先向承浆明补泻，后针风府即时安。

（承浆宜泻，风府针不可深）

偏正头风痛难医，丝竹金针亦可施，沿皮向后透率谷，一针两穴世间稀。

偏正头风有两般，有无痰饮细推观，若然痰饮风池刺，尚无痰饮合谷安。

（风池刺一寸半，透风府穴，此必横刺方透也，宜先补后泻，灸十一壮。合谷穴

针至劳官，灸二七壮）

口眼㖞斜最可嗟，地仓妙穴连颊车，㖞左泻右依师正，㖞右泻左莫令斜。（灸地仓之艾，如绿豆，针向颊车，颊车之针，向透地仓）

不闻香臭从何治？迎香两穴可堪攻，先补后泻分明效，一针未出气先通。

耳聋气闭痛难言，须刺翳风穴始痊，亦治顶上生瘰疬，下针泻动即安然。

耳聋之症不闻声，痛痒蝉鸣不快情，红肿生疮须用泻，宜从听会用针行。

偶尔失音言语难，哑门一穴两筋间，若知浅针莫深刺，言语音和照旧安。

眉间疼痛苦难当，攒竹沿皮刺不妨，若是眼昏皆可治，更针头维即安康。（攒竹宜泻，头维入一分，沿皮透两额角，疼泻，眩晕补）

两睛红肿痛难熬，怕日羞明心自焦，只刺睛明、鱼尾穴，太阳出血自然消。（睛明针五分，后略向鼻中，鱼尾针透鱼腰，即瞳子髎，俱禁灸。如虚肿不宜去血）

眼痛忽然血贯睛，羞明更涩最难睁，须得太阳针血出，不用金刀疾自平。

心火炎上两眼红，迎香穴内刺为痛，若将毒血搐出后，目内清凉始见功。（内迎香二穴，在鼻孔中，用芦叶或竹叶，搐入鼻内，出血为妙，不愈再针合谷）

强痛脊背泻人中，挫闪腰酸亦可攻，更有委中之一穴，腰间之疾任君攻。（委中禁灸，四畔紫脉上皆可出血，弱者慎之）

肾弱腰疼不可当，施为行止甚非常，若知肾俞二穴处，艾火频加体自康。

环跳能治腿股风，居髎二穴认真攻，委中毒血更出尽，愈见医科神圣功。（居髎灸则筋缩）

膝腿无力身立难，原因风湿致伤残，尚知二市穴能灸，步履悠然渐自安。（俱先补后泻。二市者，风市、阴市也）

髋骨能医两腿疼，膝头红肿不能行，必针膝眼、膝关穴，功效须臾病不生。（膝关在膝盖下，犊鼻内，横针透膝眼）

寒湿脚气不可熬，先针三里及阴交，再将绝骨穴兼刺，肿痛登时立见消。（即三阴交）

肿红腿足草鞋风，须把昆仑二穴攻，申脉、太溪如再刺，神医妙诀起疲癃。（外昆针透内吕）

脚背疼起丘墟穴，斜针出血即时轻，解溪再与商丘识，补泻行针要辨明。

行步艰难疾转加，太冲二穴效堪夸，更针三里中封穴，去病如同用手抓。

膝盖红肿鹤膝风，阳陵二穴亦堪攻，阴陵针透尤收效，红肿金消见异功。

腕中无力痛艰难，握物难移体不安，腕骨一针虽见效，莫将补泻等闲看。

急痛两臂气攻胸，肩井分明穴可攻，此穴原来真气聚，补多泻少应其中。（此二穴针二寸效，乃五脏真气所聚之处，尚或体弱针晕，补足三里）

肩背风气连臂疼，背缝二穴用针明，五枢亦治腰间疼，得穴方知疾顿轻。
（背缝二穴，在背肩端骨下，直腋缝尖，针二寸，灸七壮）

两肘拘挛筋骨连，艰难动作欠安然，只将曲池针泻动，尺泽兼行见圣传。
（尺泽宜泻不灸）

肩端红肿痛难当，寒湿相争气血旺，若向肩髃明补泻，管君多灸自安康。

筋急不开手难伸，尺泽从来要认真，头面纵有诸样症，一针合谷效通神。

腹中气块痛难当，穴法宜向内关方，八法有名阴维穴，腹中之疾永安康。
（先补后泻，不灸。如大便不通，泻之即通）

腹中疼痛亦难当，大陵外关可消详，若是胁痛并闭结，支沟奇妙效非常。

脾家之症最可怜，有寒有热两相煎，间使二穴针泻动，热泻寒补病俱痊。
（间使透针支沟，如脾寒可灸）

九种心痛及脾疼，上脘穴内用神针，若还脾败中脘外，两针神效免灾侵。

痔漏之疾亦可憎，表里急重最难禁，或痛或痒或下血，二白穴在掌中寻。
（二白四穴，在掌后，去横纹四寸，两穴相对，一穴在大筋内，一穴在大筋外，针五分，取穴用稻心从项后围至结喉，取草折齐，当掌中大指虎口纹，双围转两筋头，点到掌后臂草尽处是，即间使后一寸郄门穴也。灸二七壮，针宜泻，如不愈，灸骑竹马）

三焦热气壅上焦，口苦舌干岂易调，针刺关冲出毒血，口生津液病俱消。

手臂红肿连腕疼，液门穴内用针明，更将一穴名中渚，多泻中间疾自轻。
（液门沿皮针向后，透阳池）

中风之症症非轻，中冲二穴可安宁，先补后泻如无应，再刺人中立便轻。
（中冲禁灸，惊风灸之）

胆寒心虚病何如？少冲二穴最功多，刺入三分不着艾，金针用后自平和。

时行疟疾最难禁，穴注由来未审明，若把后溪穴寻得，多加艾火即时轻。
（热泻寒补）

牙疼阵阵苦相煎，穴在二间要得传，若患翻胃并吐食，中魁奇穴莫教偏。

乳鹅之症少人医，必用金针疾时除，如若少商出血后，即时安稳免灾危。
（三棱针刺之）

如今隐疹疾多般，好手医人治亦难，天井二穴多着艾，纵生瘰疬灸皆安。
（宜泻七壮）

寒痰咳嗽更兼风，列缺二穴最可攻，先把太渊一穴泻，多加艾火即收功。
（列缺刺透太渊，担穴也）

痴呆之症不堪亲，不识尊卑妄骂人，神门独治痴呆病，转手骨开得穴真。
（宜泻灸）

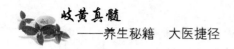

连日虚烦面赤妆，心中惊悸亦难当，若须通里穴寻得，一用金针体便康。
（惊恐补，虚烦泻，针五分，不灸）

风眩目烂最堪怜，泪出汪汪不可言，大小骨空皆妙穴，多加艾火疾应痊。
（大小骨空不针，俱灸七壮，吹之）

妇人吹乳痛难消，吐血风痰稠似胶，少泽穴内明补泻，应时神效气能调。
（刺沿皮向后三分）

满身发热痛为虚，盗汗淋淋渐损躯，须得百劳椎骨穴，金针一刺疾俱除。

忽然咳嗽腰背疼，身柱由来灸便轻，至阳亦治黄疸病，先补后泻效分明。
（针俱沿皮三分，灸二七壮）

肾败腰虚小便频，夜间起止苦劳神，命门若得金针助，肾俞艾灸起遭迍。
（多灸不泻）

九般痔漏最伤人，必刺承山效若神，更有长强一穴是，呻吟大痛穴为真。

伤风不解嗽频频，久不医时劳便成，咳嗽须针肺俞穴，痰多宜向丰隆寻。
（灸方效）

膏肓二穴治病强，此穴原来难度量，斯穴禁针多着艾，二十一壮亦无妨。

腠理不密咳嗽频，鼻流清涕气昏沉，须知喷嚏风门穴，咳嗽宜加艾火深。
（针沿皮向外）

胆寒由是怕惊心，遗精白浊实难禁，夜梦鬼交心俞治，白环俞治一般针。
（更加脐下气海两旁效）

肝家血少目昏花，宜补肝俞力便加，更把三里频泻动，还光益血自无差。
（多补少泻，灸）

脾家之症有多般，致成翻胃吐食难，黄疸亦须寻腕骨，金针必定夺中脘。

无汗伤寒泻复溜，汗多宜将合谷收，若然六脉皆微细，金针一补脉还浮。
（针复溜入三分，沿皮向骨下一寸）

大便闭结不能通，照海分明在足中，再把支沟来泻动，方知妙穴有神功。

小腹胀满气攻心，内庭二穴要先针，两足有水临泣泻，无水方能病不侵。
（针口用油，不闭其孔）

七般疝气取大敦，穴法由来指侧间，诸经俱载三毛处，不遇师传隔万山。

传尸劳病最难医，涌泉出血免灾危，痰多须向丰隆泻，气喘丹田亦可施。

浑身疼痛疾非常，不定穴中细审详，有筋有骨须浅刺，灼艾临时要度量。
（不定穴即指痛处）

劳宫穴在掌中寻，满手生疮痛不禁，心胸之病大陵泻，气攻胸腹一般针。

哮喘之症最难当，夜间不睡气惶惶，天突妙穴宜寻得，膻中着艾便安康。

鸠尾独治五般病，此穴须当仔细观，若然着艾宜七壮，多则伤人针亦难。

（非高手毋轻下针）

　　气喘急急不可眠，何当日夜苦忧煎，若得璇玑针泻动，更取气海自安然。
（气海先补后泻）

　　肾强疝气发甚频，气上攻心似死人，关元兼刺大敦穴，此法亲传始得真。

　　水病之疾最难熬，腹满虚胀不肯消，先灸水分并水道，后针三里及阴交。

　　肾气冲心得几时，须用金针疾自除，若得关元并带脉，四海谁不仰明医。

　　妇人赤白带下难，只因虚败不能安，中极补多宜泻少，灼艾还须着意看。
（赤泻，白补）

　　吼喘之症嗽痰多，若用金针疾自和，俞府、乳根一样刺，气喘风痰渐渐磨。

　　伤寒过经犹未解，须向期门穴上针，忽然气喘攻胸膈，三里泻多须用心。
（期门先补后泻）

　　脾泻之症别无他，天枢二穴刺休差，此是五脏脾虚疾，艾火多添病不加。
（多灸宜补）

　　口臭之疾最可憎，劳心只为苦多情，大陵穴内人中泻，心得清凉气自平。

　　六法深浅在指中，治病须臾显妙功，劝君要治诸般疾，何不当初记玉龙。

第五节　玉龙赋

　　夫参博以为要，辑简而舍烦，总玉龙以成赋，信金针以获安。

　　原夫卒暴中风，顶门、百会；脚气连延，里、绝、三交。头风鼻渊，上星可用；耳聋腮肿，听会偏高。攒竹、头维，治目疼头痛；乳根、俞府，疗气嗽痰哮。风市、阴市，驱腿脚乏力；阴陵、阳陵，除膝肿之难熬。二白医痔漏，间使剿疟疾，大敦去疝气，膏肓补虚劳。

　　天井治瘰疬隐疹，神门治呆痴笑咷。咳嗽风痰，太渊、列缺宜刺，尪羸喘促，璇玑、气海当知。期门、大敦，能治坚痃疝气，劳宫、大陵，可疗心闷疮痍。心悸虚烦刺三里，时疫痎疟寻后溪。绝骨、三里、阴交，脚气宜此；睛明、太阳、鱼尾，目症凭兹。老者便多，命门兼肾俞而着艾；妇人乳肿，少泽与太阳之可推。身柱蠲嗽，能除膂痛；至阳却疸，善治神疲；长强、承山，灸痔最妙；丰隆、肺俞，痰嗽称奇。风门主伤冒寒邪之嗽，天枢理感患脾泄之危。风池、绝骨，而疗乎伛偻，人中、曲池，可治其痿伛。期门刺伤寒未解，经不再传；鸠尾针癫痫已发，慎其妄施。阴交、水分、三里，盅胀宜刺，商丘、解溪、丘墟，脚痛堪追。尺泽理筋急之不用，腕骨疗手腕之难移。肩脊痛兮，五枢兼于背缝；肘挛疼兮，尺泽合于曲池。风湿传于两肩，肩髃可疗；壅热盛乎三焦，关冲最宜。手臂红肿，中渚、液门要辨，脾虚黄疸，腕骨、中脘何疑。伤寒无汗，攻复溜宜泻。伤寒有汗，取合谷当随。

欲调饱满之气逆，三里可胜；要起六脉之沉匿，复溜称神。照海、支沟，通大便秘，内庭、临泣，理小腹之膜。

天突、膻中医喘嗽，地仓、颊车疗口㖞。迎香攻鼻窒为最，肩井除臂痛如拿。二间治牙疼，中魁理翻胃而即愈，百劳止虚汗，通里疗心惊而即瘥。

大、小骨空，治眼烂能止冷泪；左右太阳，医目疼善除血翳。心俞、肾俞，治腰乏之遗遗；人中、委中，除腰脊痛闪之难制。太溪、昆仑、申脉，最疗足肿之迍；涌泉、关元、丰隆，为治尸劳之例。

印堂治其惊搐，神庭理乎头风。大陵、人中频泻，口气全除；带脉、关元多灸，肾败堪攻。腿脚重痛，针髓骨、膝关、膝眼；行步艰楚，刺三里、中封、太冲。取内关于照海，医腹疾之块；搐迎香于鼻内，消眼热之红。肚痛秘结，大陵合外关于支沟；腿风湿痛，居髎兼环跳于委中。上脘、中脘，治九种之心痛；赤带白带，求中极之异同。

又若心虚热壅，少冲明于济夺；目昏血溢，肝俞辨其实虚。当心传之玄要，究手法之疾徐。或值挫闪疼痛之不足，此为难拟定穴之可去。辑管见以便诵读，幸高明而无哂诸。

附:《玉龙赋》辨证取穴表

头面五官疾患:

头风——上星、神庭。

目疼头痛——攒竹、头维。

目症——睛明、太阳、鱼尾。

眼热之红——内迎香。

目昏血溢——肝俞。

眼烂冷泪——大小骨空。

目疼血翳——太阳。

耳聋腮肿——听会。

鼻渊——上星。

鼻窒——迎香。

口㖞——地仓、颊车。

口臭——大陵、人中。

牙疼——二间。

颈项肩背腰部疾患:

瘰疬——天井。

两肩风湿——肩髃。

肩脊痛——五枢、背缝。

脊疼——身柱。

伛偻——风池、绝骨。

痿伛——人中、曲池。

腰脊痛闪——人中、委中。

腰肾虚乏——心俞、肾俞。

胸腹疾患:

九种心痛——上脘、中脘。

心闷——劳宫、大陵。

翻胃——中魁。

腹痛——大陵、外关、支沟。

腹中结块——内关、照海。

小腹膜胀——内庭、临泣。

蛊胀——三阴交、水分、足三里。

气逆饱满——足三里。

四肢疾患：

手腕难移——腕骨。

手臂红肿——中渚、液门。

臂痛——肩井。

肘挛疼——尺泽、曲池。

臂肘筋急不用——尺泽。

膝肿痛——阴陵泉、阳陵泉。

腿风湿痛——居髎、环跳、委中。

腿脚重疼——髋骨、膝关、膝眼。

腿脚乏力——风市、阴市。

脚痛——商丘、解溪、丘墟。

脚气——绝骨、足三里、三阴交。

足肿难行——太溪、昆仑、申脉。

行步艰楚——足三里、中封、太冲。

妇女小儿疾患：

乳肿——少泽、太阳（瞳子髎）。

赤、白带——中极。

小儿惊搐——印堂。

诸风伤寒疾患：

卒暴中风——顶门（囟会）、百会。

伤寒未解——期门。

伤寒无汗——复溜（泻）。

伤寒有汗——合谷（补）。

伤寒六脉沉匿——复溜。

痰喘咳嗽疾患：

气嗽痰哮——乳根、俞府。

尪羸喘促——璇玑、气海。

喘嗽——天突、膻中。

咳嗽风痰——太渊、列缺。

痰嗽——丰隆、肺俞。

冒寒之嗽——风门。

咳嗽引背痛——身柱。

诸虚痨损疾患：

虚劳——膏肓。

神疲——至阳。

尸劳——涌泉、关元、丰隆。

第六节　胜玉歌

胜玉歌兮不虚言，此是杨家真秘传。或针或灸依法语，补泻迎随随手捻。
头痛眩晕百会好，心疼脾痛上脘先。后溪鸠尾及神门，治疗五痫立便痊。
髋疼要针肩井穴，耳闭听会莫迟延。胃冷下脘却为良，眼痛须觅清冷渊。
霍乱心疼吐痰涎，巨阙着艾便安然。脾疼背痛中渚泻，头风眼痛上星专。
头项强急承浆保，牙腮疼紧大迎全。行间可治膝肿病，尺泽能医筋拘挛。
若人行步苦艰难，中封太冲针便痊。脚背痛时商丘刺，瘰疬少海天井边。
筋疼闭结支沟穴，颔肿喉闭少商前。脾心痛急寻公孙，委中驱疗脚风缠。
泻却人中及颊车，治疗中风口吐沫。五疟寒多热更多，闻使大杼真妙穴。
经年或变劳怯者，痞满脐旁章门决。噫气吞酸食不投，膻中七壮除膈热。
目内红肿苦皱眉，丝竹攒竹亦堪医。若是痰涎并咳嗽，治却须当灸肺俞。
更有天突与筋缩，小儿吼闭自然疏。两手酸疼难执物，曲池合谷共肩髃。

臂疼背痛针三里，头风头痛灸风池。肠鸣大便时泄泻，脐旁两寸灸天枢。

诸般气症从何治，气海针之灸亦宜。小肠气痛归来治，腰痛中空穴最奇。

腿股转酸难移步，妙穴说与后人知。环跳风市及阴市，泻却金针病自除。

热疮臁内年年发，血海寻来可治之。两膝无端肿如斗，膝眼三里艾当施。

两股转筋承山刺，脚气复溜不顺疑。踝跟骨痛灸昆仑，更有绝骨共丘墟。

灸罢大敦除疝气，阴交针入下胎衣。遗精白浊心俞治，心热口臭大陵驱。

腹胀水分多得力，黄疸至阳便能离。肝血盛兮肝俞泻，痔疾肠风长强欺。

肾败腰疼小便频，督脉两旁肾俞除。六十六穴施应验，故成歌诀显针奇。

附：《胜玉歌》辨证取穴表

头面五官疾患：

　　头痛眩晕——百会。

　　头风头痛——风池。

　　头风眼痛——上星。

　　眼痛——清冷渊。

　　目内红肿——丝竹空、攒竹。

　　耳闭——听会。

　　心热口臭——大陵。

　　牙腮疼紧——大迎。

咽喉颈项腰背疾患：

　　颔肿喉闭——少商。

　　头项强急——承浆。

　　瘰疬——少海、天井。

　　脾疼背痛——中渚。

　　腰痛——中空。

胸腹疾患：

　　心疼脾痛——上脘。

　　脾心痛急——公孙。

　　胃冷——下脘。

　　腹胀——水分。

　　噎气吞酸食不投——膻中。

　　霍乱心疼吐痰涎——巨阙。

四肢疾患：

　　两手酸疼难执物——曲池、合谷、肩髃。

　　腿股转酸难移步——环跳、风市、阴市。

　　臂疼背痛——手三里。

　　筋拘挛——尺泽。

　　髀疼——肩井。

　　膝肿——行间。

　　两膝肿——膝眼、三里。

　　行步艰难——中封、太冲。

　　脚气——复溜。

　　脚风缠——委中。

　　踝跟骨痛——昆仑、绝骨、丘墟。

　　虚汗——百劳。

　　心虚热壅——少冲。

　　心惊——通里。

　　心悸虚烦——足三里。

　　肾败——带脉、关元。

　　梦遗——心俞、肾俞。

疝痔及大小便疾患：

　　疝气——大敦。

　　坚痃疝气——期门、大敦。

　　老者便多——命门、肾俞。

　　痔漏——二白。

　　痔疾——长强、承山。

脾泄——天枢。

大便秘——照海、支沟。

肚痛秘结——大陵、外关、支沟。

其他疾患：

癫痫——鸠尾。

呆痴笑咷——神门。

三焦壅热——关冲。

疟疾——间使。

时疫痎疟——后溪。

黄疸——至阳。

脾虚黄疸——腕骨、中脘。

隐　疹——天井。

疮痍——劳宫、大陵。

脚背痛——商丘。

两股转筋——承山。

疝痔及大小便疾患：

疝气——大敦。

小肠气痛——归来。

痔疾肠风——长强。

肠鸣泄泻——天枢。

腹痛便闭——支沟。

遗精白浊——心俞。

肾败腰疼小便频——命门、肾俞。

诸风癫痫疟疾与咳嗽疾患：

中风吐气——人中、颊车。

五痫——后溪、鸠尾、神门。

五疟——间使、大杼。

疟母——章门。

痰涎咳嗽——肺俞。

小儿吼闭（百日咳）——天突、
筋缩。

其他内科疾患：

黄疸——至阳。

肝血盛——肝俞。

诸般气症——气海。

下胎衣——三阴交。

臁疮——血海。

第五章　笔者针灸治疗心法

取穴不越局邻远，毫（针）火（针）放血任君选；找准穴位行补泻，调气愈病世人羡。

第一节　内科疾病

1. 中风

（1）卒中急救

中风闭证"十二井"，人中涌泉四关同，百会颊车手法猛，泄热开窍又息风；脱证口开与目合，峻灸气、关与神阙。（气海、关元）

（2）善后治疗

①口眼㖞斜：

口眼㖞斜局部取，颊车地仓颧髎聚。目甚加竹额阳白，远道四关足三里。

②半身不遂：

半身不遂三阳明，肩胯以下皆堪用；又有七星效高超，陶椎身柱膏曲垣。

③舌强不语：

舌强不语深刺记，哑门廉泉泉通里。舌尖硬者配中冲，舌根强者关冲宜。

2. 类中风（厥证）

（1）气中

气中厥噤取人兑，理气膻中四关配。

（2）食中

食中脘满取中脘，天枢公孙疾可瘥。

（3）寒中

寒中峻灸阙关气。（神阙、关元、气海）

（4）中恶

中恶人中足百会。（足：足三里）

（5）中暑

中暑面垢汗淋漓，人中曲池宣谷已。（宣：十宣；谷：合谷）

3. 感冒

感冒大椎溜风门，肺俞合谷列缺同。（溜：复溜）

鼻塞星香咳尺泽，头痛风池太阳穴，（上星、迎香）

喉痛鱼际与关冲，防感风门三里佳。

4. 咳嗽（附百日咳）

咳嗽肺俞为先行，外感列缺尺泽同，配入大杼与合谷，宣肺止咳解表功，

内伤阴虚加中府，鱼际太溪与复溜，阳虚丰隆与脾俞，三里中脘膏肓求，

百日咳，同外感，验方尺泽合谷验，更有肺俞大椎穴，风门风池合谷兼。

5. 喘哮

喘别虚实分针灸，实用肺俞天突府，（府：天府）

尺泽列缺与丰隆，深刺即出少用灸，

虚取中府肺俞肾，太溪关元三里灸，（肾：肾俞）

拔水罐，治哮喘，屋翳肺俞埋针验。

6. 呕吐（附呃逆、恶阻）

治呕吐，取胃俞，中脘内关三里求，

寒加脾俞建章门，热添解溪合谷收，（建：建中穴）

虚加气海实丰隆；行间太冲木侮土，

恶阻单取内关，反胃中魁特优，

呃逆证，分虚实：

实用内关膈巨阙，虚取气关三里足。（膈：膈俞、气海、关元）

7. 便秘

便秘支沟阳陵泉，天枢大横丰隆痊。

8. 泄泻

急泄上廉中天枢，或用三里二肠俞，（中：中脘）

寒神热曲湿阴陵，食滞中脘内庭除，（神阙、曲池）

慢用气章（气海、章门）三阴交，脾俞天枢三里效，

命门肾俞五更泄，青便行间太冲好。

9. 痢疾

治痢疾，三焦俞，天枢三里大肠俞，

身热曲池合谷加，噤口中脘公孙求，

赤加血海三阴交，白添气海功特优，

呕吐内关求，休息脾肾俞，

脱肛用长强，神昏十宣谋，

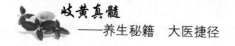

里急后又重，加刺太冲优。

10. 脱肛

脱肛长强与承山，虚灸百会气海三（足三里）。

11. 遗尿

遗尿中极膀胱俞，肾俞关元气海求，阴陵太溪皆有效，指针二俞加水沟。

12. 尿闭

尿闭中极三阴交，阴陵尺泽胱俞好。

13. 妊娠转胞

妊娠转胞禁用针，专灸百会气海灵。

14. 淋症

气血膏劳五石淋，三组配穴记须清：
气海关元膀胱俞，关元曲泉行间优，中极阴谷太溪穴，止痛行间太冲求，气淋气海气海俞，膏浊如油加肾俞，血淋血海隐白灸，遇劳则发加肾俞，尿中有石配中极，疗程虽缓效却优。

15. 尿血

治尿血，分虚实：
实用小肠太中极，虚取阴交肾气佳。（太冲、肾俞、气海）

16. 遗精

遗精心肾关阴交，梦多神门历兑效，
中封太冲折相火，关肾志室补肾妙。（关元、肾俞）

17. 失眠

失眠证，有四因，内关阴交与神门，
太溪复溜不济加，相火炎炎冲（太冲；足窍阴）窍行；
历兑中脘胃不和，心俞肝俞血虚瘥。

18. 阳痿

阳痿命门与肾俞，关元阴交主治优。

19. 癫狂痫

治癫痫，三组穴：人中兑端总须约。第一神门与大陵，中脘太冲共五针；第二内关与隐白，心俞风府自然来；第三间使与丰隆，少商鸠尾记心中。十三鬼穴治癫狂，风府上星沟车浆，少商大陵池劳宫，舌下隐申会阴上。痫症作，治同癫，用时穴，龟灵先。

20. 眩晕

治眩晕，分四型：

气虚者，气海珍，关元百会三里行；因血虚，肝脾俞，关元神门脘里求；肝阳亢，百池冲，合谷二俞溪溜行。痰湿阻，取风府，风池百会丰脾俞。还有头维与中脘，镇惊利湿功特优。

21. 黄疸

治黄疸，分阴阳：

阳黄胆俞建至阳，腕封阳陵与阳纲。阴黄胃仓肝脾俞，中脘三里与商丘。

22. 头痛

治头痛，有两种，分虚实，或分经。

外感二风与合谷，还有外关太阳穴，痰湿胃俞与丰隆，中脘头维太阳平；阳亢行间与太冲，率角侠溪与阳陵；水不涵木太溜肾；脾湿商丘与阴陵；气虚百会气膻中，血虚肝俞三里赢；前痛上星与合谷，顶痛涌泉百会金，后痛后溪昆仑椎，侧绝列缺临窍阴。

23. 胸肋痛

胸痛内关与大陵，郄门太渊与膻中，肋痛期章行日月，深刺支沟阳陵佳。

24. 胃痛

治胃痛，取胃俞，中脘内关三里求。

虚应脾章三阴孙；剧实丰庭与梁丘，木旺时作加太冲，吞酸阳陵至阳优。

25. 痿证

痿证湿热肺叶焦，治痿三阳阳明效。湿热相搏加脾经，地机阴陵三阴交。

26. 腹痛

腹痛气海三天枢，寒热虚实虫血求。寒增神阙多多灸，热上下廉曲谷优；虚加章门与脾俞，实添行间大肠俞；血滞三阴交血海，血虚三阴与脾俞。虫积腹痛，血海四缝。

27. 痹证

治痹证，痛为俞，行痹血海阴膈俞。着痹委阳与太白，还有阳陵与商丘；痛灸关元与肾俞，肢麻合谷太冲优。急性痹证取人迎，还有心俞小肠俞。

28. 水溺

水溺单取会阴，深刺四寸堪珍。

第二节　妇产科疾病

1. 痛经

痛经气海三阴交，郁结行期太冲好，血瘀血海归来加，虚寒关元肾命妙。

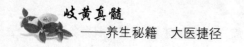

2. 崩漏

崩漏隐白与大敦，肝脾肾俞百会阴。（阴：阴交）

3. 难产（附胎位不正）

难产昆仑与至阴，胎位不正灸之灵。

4. 产后血晕

产后血晕取百会，水沟中冲足三里。

附录1

周身体表名位解说

头：亦称首，自颈以上皆为头的部位。

颠：同巅，俗称头顶，为头的中央最高处。

囟：即初生婴儿前顶跳动之处。

发际：即发之边缘，囟前额上，为前发际，项后发之边缘称后发际。

额：本作额，又称额颅，是发下眉上之处，一名颡。额之两侧近发处称额角，或简称为角。

颜：是额之中部，一名天庭，或简称为庭。一说指眉目之间，又自天庭至下极，皆称为颜。

阙：音缺，为两眉之间，一名印堂，俗称眉心。两眉之间微上处称阙上，两眉之间称阙中。

鼻：古称明堂，鼻下端通气之窍称鼻孔，鼻之两侧称两旁。

頞：音遏，鼻中央凹陷处，俗称鼻梁或山根。

王宫：在頞之下，鼻准之上，又称鼻极下极，俗称鼻柱，一说鼻柱即鼻中骨。

明堂：古称面王，又名年寿、鼻准，俗称鼻头（即鼻尖）。鼻准两旁（鼻孔之上）称方上。

水沟：鼻下唇上中央之凹陷，俗称人中。

承浆：嘴唇之下，颏之上，中央凹陷处。

吻：口之四周皆称为吻，但通俗以两口角称吻。

眉棱骨：两眉棱起之弓形骨。

眉本：眉毛内侧近阙之处（即眉毛内侧近处）。

目胞：一名目窠，一名目裹，俗称眼胞。在上面的叫上眼胞，下面的称下眼胞。

目纲：纲或作网，即上下眼胞边缘生毛处，一名睫，又称眼弦。上面叫上弦，下面叫下弦。

目内眦、目外眦：眦音剂，就是目的内角和外角。内角（目内眦）又称为大眦，外角（目外眦）又称为锐眦。

頄：音拙，目眶骨之下部。

颧：音权，眼眶下外侧之高骨。

关：耳前核起之骨。

䫜：音坎，口旁颊前，肉之空软处，俗称为腮。

颐：音移，口角后，腮之前。

颏：音孩，承浆之下，颊骨之前部，俗称下巴壳，又称地阁。

颌：音含，颏下结喉上，二侧肉之空软处。

颈：肩上头下之前方叫颈。

颞颥：音聂儒，在眉棱骨外侧，耳前动处俗称太阳。

曲隅：额角两旁，耳上发际之处。

蔽：耳前小珠，俗称耳门。

颔：耳下骨，又称辅车。

颊：面两旁称颊，牙下骨称颊车，又名牙车或下牙床，因其曲向前，故又称曲颊或曲牙。

结喉：颈间喉外隆起之骨，又名喉结，女子不甚明显。

耳郭：俗称耳朵或耳轮。

枕骨：头后中央隆起之骨，俗称后山骨。

玉枕骨：即枕骨两旁高起之处。

完骨：耳后之高骨，又称寿台骨。

柱骨：大椎上接脑下之椎骨。

项：肩上头下之后方叫项。

缺盆：在颈之下，巨骨之上，凹陷处，像盆一样。

胸：缺盆下，腹之上。

膺：音应，胸前两旁肌肉隆起之处。

膻中：位于两乳中间。

骺骬：胸骨下端蔽心之骨。一称鸠尾或蔽骨，一说即缺盆下骨。

腹：胸以下当脐之上下左右都称为腹，俗名肚。又脐以下称少腹或小腹。一说脐下称小腹，脐两旁称少腹。

丹田：脐下正中之处。

横骨：两股之间横起之骨。

曲骨：就是横骨中央屈曲之处。

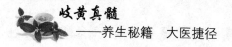

毛际：即阴毛丛生之处。

篡：前后二阴之间，即会阴部。

巨骨：肩端前横于膺上之大骨，又称缺盆骨（即锁骨）。

髃骨：髃音鱼，为肩胛骨之上部，和巨骨接合处，俗名肩头。

胁：音渺，胁下无肋骨的空软处。

肩：颈项之下，左右两侧都称肩，是上肢和躯干的连属处。

腋：在肩下陷凹中，俗称胳肢窝。

胁：腋下至肋骨尽处统称为胁，胁部的小横骨称肋骨。

胠：音区，腋下胁上，是胁肋的总称。

季胁：即俗称软肋的部位。

楗：音见，髀之上端，横骨之下，股外之中。

髀枢：髀以上，即股骨之上端关节部。

肩胛：肩下成片之骨。

肩解：就是肩端骨缝。

两叉骨：肩胛与肩端相连处。

曲甲：肩胛骨上三分之一，弯曲突出之处。

背：躯干之后面，统称为背。

脊：项后背部中央突起之骨统称为脊，共有二十一节。

腰：躯干两旁空软处，在肋骨与髀骨之间，统称为腰。

骶：脊骨的最末一节处称尾骶，一名尾闾，又叫尻骨。

臀：音屯，腰以下二股之上的大肉为臀。

膂：脊旁劲起之肉。

胂：音肾，腰以下两旁髀骨上之肉。

臑：上肢的上节外侧称臑。

臑：上肢的上节内侧称臑。

肘：臑臑与臂相连的关节部叫肘。

臂：肘以下腕以上为臂，俗称臂或小臂，一说肩以下腕以上通称为臂。

腕：臂与手相连的关节部。

兑骨：即小指侧臂骨下端的高骨，又称锐骨。

高骨：大指侧的臂骨下端（即关脉之处）。

掌：指以上，腕以下，手之内侧为掌，俗称手心。

鱼：大指后侧隆起之肉，其外方赤白肉分界处叫鱼际。

手背：掌之后面。

歧骨：大指和食指的交叉处，又凡骨之交叉者皆名歧骨。

本节：手足指的最上一节，统称本节。

拇指：即大指，又名首指。

将指：俗称中指。

无名指：又称环指，即第四指。

食指：大指侧的次指。

爪甲：即指甲。

髀关：在大腿前方上端的交纹处，即鱼腹股之外侧，伏兔之上方。

鱼腹股：大腿内侧，当阴股之下，其形如鱼腹故名。

辅骨：胫之外侧，膝两侧之骨，内侧名内辅，外侧名外辅。

箭骨：箭音恒，即胫骨，一说指胫骨之上端。

伏兔：大腿前隆起之肉，形如兔伏。

跐：胫与足相连之处。

踝：足上胫下两侧隆起之圆骨，内侧名内踝，外侧名外踝。

腨：一称排腨，俗名小腿肚。

然骨：内踝下前起之大骨。

核骨：足大指后内侧半圆骨。

三毛：大指爪甲后为三毛。

聚毛：三毛后为聚毛，又称丛毛。

髀：音俾，股之上段，一说大腿部膝上通称为髀，髀骨即膝上之大骨。

股：膝以上称股，通称大腿。一说大腿小腿皆称股。

跗：即足背面，又称跌或称足跌。

绝骨：外踝上隆起之骨，突然凹陷处。

膝：大腿与小腿交接之关节部。

腘：膝后曲处，俗称膝弯。

卷三　本草精要

名言录：

晋代王叔和曰：通乎药性，然后可以为医。

清代龙子章说：学医第一看药性，记住药性心有定，某药入某经，某药治某病，或是温，或是凉，与某症相称；或是补，或是泻，与某症相应。

用药心得：用药如用兵，知己知彼，百战百胜。诸药之性，各有其功，温凉寒热，补泻宜通。君臣佐使，运用于衷，相反畏恶，立见吉凶。

名词阐述：

要想在临床上取得很好的疗效，必须掌握药物的特性。要按照中药的四气、五味、归经和升降浮沉等理遣方用药。

四气：又称四性，是寒、热、温、凉四种不同的药性，是依据药物作用于机体所发生的反应归纳出来的。

五味：是辛、甘、酸、苦、咸五种不同的味。辛：有发散、行气、行血的作用。甘：有补益、和中的作用。酸：有收敛、固涩的作用。苦：有燥湿、泻降的作用。咸：有软坚、泻下的作用。

归经：是药物作用的定位概念，即表示药物在机体作用的部位。药物的归经不同，其治疗作用也就不同。药物的归经，还指明了药物治病的适用范围，也就说明了其药效之所在。

升降浮沉：指药物作用的趋向而言。升是上升，降是下降，浮是发散上行，沉是泻利下行。升浮药上行而向外，有升阳、发表、散寒等作用。凡气温热味辛甘的药物大多有升浮作用，如麻黄、桂枝、黄芪之类。凡气寒凉味苦酸的药物，大多有沉降作用，如大黄、芒硝之类。花叶及质轻的药物大多升浮，如辛夷、荷叶等。子、实及质重的药物，大多沉降，如苏子、枳实、石膏等。

第一章　用药温馨提示

第一节　十八反歌（《珍珠囊补遗》）

本草明言十八反，半蒌贝蔹及攻乌，藻戟遂芫俱战草，诸参辛芍叛藜芦。

第二节　简编十九畏歌（《珍珠囊补遗》）

十九畏歌应记清，银砒相斗硫硝争，二乌惧犀郁丁逆，参怕灵脂狼怕僧，
牙棱不合巴丑违，石脂官桂难相容。

第三节　妊娠服药禁忌歌（《珍珠囊补遗》）

蚖斑水蛭及虻虫，乌头附子配天雄，野葛水银并巴豆，牛膝薏苡与蜈蚣，
三棱代赭芫花麝，大戟蝉蜕黄雌雄，牙硝芒硝牡丹桂，槐花牵牛皂角同。
半夏南星与通草，瞿麦干姜桃仁通，硇砂干漆蟹爪甲，地胆茅根与䗪虫。

第二章 食疗本草（简称食疗）四言口诀

温馨提示：

　　古代"药食同源"。唐代大医孙思邈非常重视饮食疗法，提出"食疗不愈，然后用药"论。后来有人提出"是药三分毒，药补不如食补"。然而饮食也需结合体质之阴阳气血之不同，辨证进食。大凡怕冷者阳虚，宜进热品；怕热者阴虚，宜吃凉品；气虚者乏力，宜进补气之品；血虚者眩晕，多吃补血之品。平和之体，随意进之。

第一节 平和性食品

牛奶

牛奶甘平，老少咸宜；补虚益肺，价廉物美。

豆浆

豆浆甘平，植奶美誉，美容补虚，增强免疫。

蜂蜜（15～30g）

蜂蜜甘平，补中润肺，解毒滑肠，抗衰第一。

饴糖（15～30g）

饴糖甘温，补中益气，缓急止痛，治咳润肺。

香菇

香菇苦寒，增智开心，利肝益胃，抗癌新兵。

黑木耳

黑木耳平，润肺补脑，活血止血，抗凝效好。

新阿胶（10～12g）

新阿胶平，补气养阴，疗诸虚损，跌扑堪用。

山药（10~30g）

山药甘平，补气养阴，中虚泄泻，消渴遗精。

紫河车（1.5~3g）

紫河车甘，疗诸虚损，劳瘵骨蒸，滋培根本。

龙眼（6~12g）

龙眼味甘，益智健脾，健忘怔忡，聪明广记。

第二节　偏热性食品

牛肉属土，补脾胃弱，乳养虚羸，善滋血涸。
羊肉味甘，专补虚羸，开胃补肾，不致阳痿。
马肉味辛，堪强腰脊，自死老死，弃之勿食。
犬肉性温，益气壮阳，多食作渴，阴虚禁尝。
鸽肉性平，一鸽十鸡，解诸药毒，疗疮补气。
雄鸡味甘，动风助火，补虚温中，崩漏亦可。
鲤鱼味甘，和中补虚，理胃进食，肠辟泻痢。
白鹅肉甘，大补五脏，最发疮毒，瘤疾勿赏。
雀卵气温，善扶阳痿，可致壮强，当能固闭。
葱白辛温，发表出汗，伤寒头痛，肿痛皆散。
川椒辛热，驱邪逐寒，明目杀虫，温而不乱。
芥菜味辛，除邪通鼻，能利九窍，多食通气。
辣椒味辛，心腹冷痛，下气温中，跌扑堪用。
胡荽味辛，上止头痛，内消谷食，痘疹发生。
韭菜辛凉，祛除胃热，汁清理血，子医梦泄。
胡桃肉甘，补肾黑发，多食生痰，动气之物。

第三节　偏凉性食品

绿豆气寒，能解百毒，止渴除烦，诸热可服。
浆水味酸，酷热当茶，除烦消食，泻痢堪夸。
牡蛎微寒，涩精止汗，带崩胁痛，善散顽痰。
鸡内金寒，溺遗精泄，禁痢漏崩，更除烦热。
鳗鲡鱼甘，劳瘵杀虫，痔漏疮疹，崩疾有功。
螃蟹味咸，散血解结，益气养精，能除烦热。

兔肉味辛，补中益气，止渴健脾，孕妇勿食。
猪肉味甘，量食补虚，动风生痰，多食虚肥。
鸭肉味寒，补虚劳怯，消水肿胀，退惊痫热。
驴肉微寒，安心解烦，能去痼疾，以动风淫。
鳝鱼味甘，益智补中，能去胡臭，善散湿风。
鳖肉性冷，凉血补阴，癥瘕无食，孕妇勿侵。
芡实味甘，能益精气，腰膝酸痛，皆主湿痹。
藕味甘甜，解酒清热，消烦逐瘀，止吐衄血。
莲须味甘，益肾乌须，涩精固髓，悦颜补虚。
柿子气寒，能润心肺，止渴化痰，涩肠止痢。
石榴皮酸，能禁精漏，止痢涩肠，染须尤妙。
陈仓谷米，调和脾胃，解渴除烦，能止泻痢。
莱菔子辛，喘咳下气，倒壁冲墙，胀满消去。
浆水味酸，酷热当茶，除烦消食，泻痢堪夸。
砂糖味甘，润肺和中，多食损齿，湿热生虫。
麻油性冷，善解诸毒，百病能除，功难悉数。
白果甘苦，喘嗽白浊，点茶压酒，不可多嚼。
梨味甘酸，解酒除渴，止嗽消痰，善驱烦热。
人之头发，补阴甚捷，吐衄血晕，风惊痫热。
食盐味咸，能吐中痰，心腹卒痛，过多损颜。
茶茗性苦，热渴能济，上清头目，下消食气。

第四节 辛辣刺激性食品

酒通血脉，消愁遣兴，少饮壮神，多饮损命。
大蒜辛温，化肉消谷，解毒败痈，多用伤目。
辣椒辛热，疗心抗癌，开胃进食，食多有害。
醋消肿毒，积瘕可去，产后金疮，血晕皆治。

第五节 原卫生部关于进一步规范保健食品原料管理的通知（卫法监发〔2002〕51号）

既是食品又是药品的物品名单

丁香、八角茴香、刀豆、小茴香、小蓟、山药、山楂、马齿苋、乌梢蛇、乌梅、木瓜、火麻仁、代代花、玉竹、甘草、白芷、白果、白扁豆、白扁豆花、龙眼肉（桂圆）、决明子、百合、肉豆蔻、肉桂、余甘子、佛手、杏仁（甜、苦）、沙棘、牡蛎、芡实、花椒、赤小豆、阿胶、鸡内金、麦芽、昆布、枣（大枣、酸枣、黑枣）、罗汉果、郁李仁、金银花、青果、鱼腥草、姜（生姜、干姜）、枳椇子、枸杞子、栀子、砂仁、胖大海、茯苓、香橼、香附、桃仁、桑叶、桑椹、橘红、桔梗、益智仁、荷叶、莱菔子、莲子、高良姜、淡竹叶、淡豆豉、菊花、黄芥子、黄精、紫苏、紫苏籽、葛根、黑芝麻、黑胡椒、槐米、槐花、蒲公英、蜂蜜、榧子、酸枣仁、鲜白茅根、鲜芦根、蝮蛇、橘皮、薄荷、薏苡仁、薤白、覆盆子、藿香。

可用于保健食品的物品名单

人参、人参叶、人参果、三七、土茯苓、大蓟、女贞子、山茱萸、川牛膝、川贝母、川芎、马鹿胎、马鹿茸、马鹿骨、丹参、五加皮、五味子、升麻、天门冬、天麻、太子参、巴戟天、木香、木贼、牛蒡子、牛蒡根、车前子、车前草、北沙参、平贝母、玄参、生地黄、生何首乌、白及、白术、白芍、白豆蔻、石决明、石斛（需提供可使用证明）、地骨皮、当归、竹茹、红花、红景天、西洋参、吴茱萸、怀牛膝、杜仲、杜仲叶、沙苑子、牡丹皮、芦荟、苍术、补骨脂、诃子、赤芍、远志、麦门冬、龟甲、佩兰、侧柏叶、制大黄、制何首乌、刺五加、刺玫果、泽兰、泽泻、玫瑰花、玫瑰茄、知母、罗布麻、苦丁茶、金荞麦、金樱子、青皮、厚朴、厚朴花、姜黄、枳壳、枳实、柏子仁、珍珠、绞股蓝、胡芦巴、茜草、荜茇、韭菜子、首乌藤、香附、骨碎补、党参、桑白皮、桑枝、浙贝母、益母草、积雪草、淫羊藿、菟丝子、野菊花、银杏叶、黄芪、湖贝母、番泻叶、蛤蚧、越橘、槐实、蒲黄、蒺藜、蜂胶、酸角、墨旱莲、熟大黄、熟地黄、鳖甲。

保健食品禁用物品名单

八角莲、八里麻、千金子、土青木香、山莨菪、川乌、广防己、马桑叶、马钱子、六角莲、天仙子、巴豆、水银、长春花、甘遂、生天南星、生半夏、生白附子、生狼毒、白降丹、石蒜、关木通、农吉痢、夹竹桃、朱砂、米壳（罂粟壳）、红升丹、红豆杉、红茴香、红粉、羊角拗、羊踯躅、丽江山慈菇、金大戟、昆明山海棠、河豚、闹羊花、青娘虫、鱼藤、洋地黄、洋金花、牵牛子、砒石（白砒、红砒、砒霜）、草乌、香加皮（杠柳皮）、骆驼蓬、鬼臼、莽草、铁棒槌、铃兰、雪上一枝蒿、黄花夹竹桃、斑蝥、硫黄、雄黄、雷公藤、颠茄、藜芦、蟾酥。

国卫办食品函〔2018〕278号：拟在前期工作基础上，再增补一批物质。拟将党参、肉苁蓉、铁皮石斛、西洋参、黄芪、灵芝、天麻、山茱萸、杜仲叶等9种物质按照食药物质管理。

第三章　中药性味功用口诀（含法定用量）

第一节　解表药

1. 辛温解表药

麻黄（3～6g。此为药典推荐剂量，以下均同，不赘）

麻黄辛温，发汗力强，平喘利水，虚证勿尝。

桂枝（3～10g，解鱼蟹毒，不宜久煎）

桂枝辛甘，发汗解肌，温通经脉，助阳化气。

紫苏（3～10g，不宜久煎）

紫苏辛温，表散风寒，理气止呕，胸闷可宽。

荆芥（3～10g）

荆芥味辛，发表祛风，炒炭止血，解痉有功。

防风（6～12g）

防风性温，诸风皆用，风湿痹痛，疗疹解痉。

细辛（1～3g）

细辛性温，祛风散寒，通窍止痛，温肺化饮。

白芷（6～12g）

白芷性温，解表散风，通窍止痛，消肿排脓。

生姜（6～15g）

生姜辛温，发表散寒，止呕健胃，镇咳祛痰。

葱白（3～10g）

葱白辛温，发表通阳，活血解毒，调味最良。

胡荽（3～6g）

胡荽辛温，透疹发表，气味芳香，熏洗最好。

柽柳（3～10g）

柽柳甘咸，透疹解毒，熏洗最宜，亦可内服。

香薷（6～10g）

香薷微温，发汗解暑，化湿和中，水肿可愈。

2. 辛凉解表药

薄荷（2～6g）

薄荷辛凉，宣散风热，解郁颇宜，透疹莫缺。

牛蒡子（3～10g）

牛蒡子辛，宣肺散风，清热解毒，透疹消痈。

蝉蜕（3～5g）

蝉蜕甘寒，清热宣肺，解痉散风，透疹退翳。

桑叶（5～10g）

桑叶苦寒，善散风热，明目清肝，又兼凉血。

菊花（10～15g）

菊花微寒，清肝明目，清热祛风，解疔疮毒。

蔓荆子（6～12g）

蔓荆子平，散风止痛，头痛目赤，痹证亦用。

豆豉（10～15g）

豆豉性温，发汗最稳，善解表邪，又除烦闷。

浮萍（3～10g）

浮萍辛寒，发汗利尿，透疹散邪，退肿有效。

葛根（10～20g）

葛根辛甘，发表退热，解渴生津，升阳止泄。

柴胡（3～10g）

柴胡苦平，和解少阳，升举中气，解郁宜尝。

升麻（3～10g）

升麻甘辛，清热解毒，透疹散风，升阳宜服。

木贼（3～10g）

木贼性平，发汗解热，退翳散风，利尿止血。

胖大海（10～12g）

大海甘寒，清肺化痰，利咽开音，润肠通便。

第二节　涌吐药

藜芦（0.3～0.9g）

藜芦性寒，风痰能吐，喉痹癫痫，虫疮皆愈。

瓜蒂（药典推荐剂量：2.5～5g，内服1～3g作催吐用，炒黄9～16g）

瓜蒂苦寒，涌吐功良，热痰宿食，外治发黄。

食盐

食盐味咸，走肾软坚，凉血解毒，涌吐通便。

胆矾（0.3~0.6g）

胆矾酸寒，涌吐风痰，癫痫喉痹，烂眼牙疳。

常山（5~10g）

常山苦寒，功专截疟，胸中痰涎，涌吐斟酌。

人参芦（3~6g）

参芦苦温，涌吐痰饮，正气虽虚，药力堪任。

第三节 泻下药

1. 攻下药

大黄（药典推荐剂量：5~10g；下同）

大黄苦寒，泄热通肠，行瘀破积，止血功良。

朴硝（10~15g）

朴硝咸寒，攻下燥结，善除停痰，又清实热。

番泻叶（药典推荐剂量：缓下1.5~3g，攻下5~10g）

番泻叶寒，食积可攻，肿胀皆逐，便秘能通。

芦荟（药典推荐剂量：1~2g）

芦荟苦寒，杀虫疗疳，通便清热，并治惊痫。

2. 润下药

火麻仁（10~30g）

麻仁甘平，润燥滑肠，津枯便秘，用之最良。

郁李仁（5~12g）

郁李甘平，润燥通便，下气利尿，退肿亦善。

3. 峻下逐水药

牵牛子（3~10g）

牵牛子寒，泻下杀虫，下气行水，实证可攻。

甘遂（功效同下条大戟）（0.5~1g）

大戟（0.5~3g）

大戟苦寒，泻水通便，肿胀可消，痰饮能蠲。

芫花（3~10g）

芫花苦温，泻水逐痰，肿胀喘满，服之俱安。

商陆（5~10g）

商陆苦寒，退肿甚速，逐水通便，外敷疮毒。

续随子（1.5~5g）

续随子温，攻下猛烈，逐水通经，消癥破血。

乌桕根皮（内服：煎汤，9~12g；或入丸、散）

乌桕根皮，微温无毒，能通二便，水肿宜服。

巴豆（1~2g）

巴豆辛热，峻下有毒，寒积能除，肿胀可逐。

第四节　清热药

1. 清热泻火药

石膏（15~60g）

石膏大寒，清肺胃火，烦渴斑狂，喘急均可。

寒水石（10~15g）

寒水石咸，能清大热，兼利小便，又能凉血。

知母（6~12g）

知母苦寒，清热滋阴，咳嗽烦渴，有汗骨蒸。

栀子（3~10g）

栀子苦寒，善除烦热，黄疸疮疡，吐血衄血。

竹叶（10~15g）

竹叶辛寒，心胃两清，除烦解热，亦治神昏。

莲心（1.5~3g）

莲心苦寒，功专清心，温邪内陷，谵语神昏。

芦根（15~30g）

芦根甘寒，清热生津，烦渴呕逆，肺痈尿频。

夏枯草（10~15g）

夏枯草寒，清肝散结，瘰疬乳痈，眩晕目疾。

决明子（5~10g）

决明子寒，能清肝热，目赤头昏，大便秘结。

密蒙花（6~10g）

密蒙花凉，专治目疾，既能清肝，又可养血。

青葙子（3~15g）

青葙子寒，清肝明目，暴发赤障，用之效速。

熊胆（1~2.5g，不入煎）

熊胆苦寒，惊痫黄疸，目赤翳障，疮毒亦善。

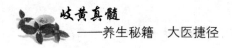

2. 清热凉血药

犀角（1～2g）

犀角咸寒，清心解毒，谵语惊狂，斑疹吐衄。

牛黄（0.15～0.35g，多入丸散用）

牛黄微寒，开窍豁痰，清热定惊，解毒灵丹。

鲜地黄（10～20g）

地黄甘寒，凉血滋阴，舌红烦渴，吐衄骨蒸。

玄参（10～20g）

玄参苦寒，滋阴降火，烦渴咽疼，疮毒亦可。

丹皮（6～12g）

丹皮微寒，凉血通经，斑疹吐衄，痈肿骨蒸。

赤芍（1～15g）

赤芍微寒，凉血行瘀，经闭癥瘕，肿痛可驱。

紫草（3～10g）

紫草甘寒，解毒滑肠，凉血活血，斑疹宜尝。

地骨皮（6～15g）

地骨皮寒，凉血清火，有汗骨蒸，热咳亦妥。

白薇（5～10g）

白薇咸寒，除烦凉血，温邪伤营，阴虚发热。

银柴胡（6～12g）

银柴胡寒，虚热能清，又兼凉血，善除骨蒸。

丝瓜络（6～10g）

丝瓜络甘，通络行经，解毒凉血，疮肿可平。

3. 清热燥湿药

黄芩（3～10g）

黄芩苦寒，能泻肺火，又清大肠，湿热皆可。

黄连（3～10g）

黄连苦寒，除烦解痞，解毒疗疮，平呕止痢。

黄柏（3～10g）

黄柏苦寒，善泻相火，阴虚阳亢，湿热俱妥。

龙胆草（3～6g）

龙胆苦寒，明目定惊，肝火湿热，服之皆清。

苦参（3～10g）

苦参苦寒，便血赤痢，疥癣麻风，黄疸尿闭。

胡黄连（3～10g）

胡黄连寒，能治疳疾，下痢痔疮，虚劳发热。

秦皮（3～10g）

秦皮苦寒，明目涩肠，清火燥湿，热痢功良。

4. 清热解毒药

金银花（6～10g）

银花甘寒，善解疮毒，温热能清，下痢可服。

连翘（6～15g）

连翘微寒，善除烦热，瘰疬疮疡，解毒散结。

大青叶（10～15g）

大青叶寒，斑疹丹毒，咽喉肿疼，功效皆速。

板蓝根（10～15g）

板蓝根寒，清热解毒，凉血利咽，大头瘟逐。

青黛（1.5～3g）

青黛咸寒，吐血发斑，口疮热毒，小儿惊疳。

紫花地丁（10～16g）

紫花地丁，性寒解毒，痈肿疔疮，外敷内服。

蒲公英（10～30g）

蒲公英寒，乳痈最宜，疔疮淋病，肿毒皆去。

败酱草（6～15g）

败酱微寒，善治肠痈，解毒行瘀，止痛排脓。

天花粉（6～10g）

花粉甘寒，清热生津，清肺润燥，解毒消痈。

贯众（6～10g）

贯众微寒，解毒清热，止血杀虫，预防瘟疫。

鱼腥草（15～30g）

鱼腥草寒，清热解毒，消痈排脓，利尿通淋。

虎杖（6～12g）

虎杖苦寒，利胆退黄，解毒活血，祛痰止咳。

红藤（10～15g）

红藤苦平，解毒消肿，肠痈乳痈，疗效肯定。

白头翁（6～15g）

白头翁寒，善治赤痢，热毒可除，虚寒当忌 。

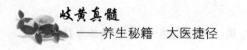

马齿苋（10~60g）

马齿苋寒，热痢最宜，凉血解毒，痈肿亦医。

鸦胆子（3~10g）

鸦胆子苦，治痢杀虫，疟疾能止，赘疣有功。

白鲜皮（6~10g）

白鲜皮寒，疥癣疮毒，痹痛发黄，湿热可逐。

土茯苓（15~60g）

土茯苓平，梅疮宜服，既能利湿，又可解毒。

白蔹（5~10g）

白蔹微寒，痈疽烫伤，消肿生肌，敷服皆良。

漏芦（3~10g）

漏芦性寒，消肿排脓，泄热解毒，下乳有功。

山慈菇（3~6g）

山慈菇寒，散结攻毒，瘰疬疮疡，外敷内服。

马勃（3~6g）

马勃味辛，散热清金，咽痛咳嗽，吐衄失音。

山豆根（3~6g）

山豆根寒，喉症宜用，能清热毒，消肿止痛。

射干（6~10g）

射干苦寒，消痰降火，咽喉肿痛，喘咳皆可。

橄榄

橄榄甘平，清肺生津，解河豚毒，治咽喉疼。

5. 清热解暑药

西瓜（50~100g）

西瓜甘寒，解渴利尿，天生白虎，清暑最好。

荷叶（3~9g）

荷叶苦平，暑热能清，升清止泻，散瘀有功。

绿豆（15~30g）

绿豆甘寒，解毒最好，消暑除烦，清热利尿。

扁豆（10~15g）

扁豆微温，和中补脾，化湿消暑，吐泻颇宜。

青蒿（3~10g）

青蒿苦寒，解暑除蒸，劳热疟疾，温邪伤阴。

第五节　芳香化湿药

藿香（5～10g）

藿香微温，芳香辟秽，理气和中，泻呕皆去 。

佩兰（5～10g）

佩兰辛平，芳香辟秽，祛暑和中，化湿开胃。

苍术（5～10g）

苍术苦温，燥湿发汗，健脾宽中，秽浊皆散。

厚朴（3～10g）

厚朴苦温，燥湿散满，下气宽中，又能平喘。

白豆蔻（3～6g）

白蔻辛温，化湿行气，止呕温中，肿痛可去。

缩砂仁（3～6g）

砂仁辛温，宽中行气，胀痛不饥，呕吐泻痢。

草豆蔻（3～6g）

草豆蔻温，燥湿散寒，宽中进食，胃痛可安。

草果（3～6g）

草果辛温，除痰截疟，燥湿散寒，瘟疫能却。

第六节　利水渗湿药

茯苓（10～30g）

茯苓甘平，渗湿利尿，补中健脾，安神莫少。

猪苓（5～10g）

猪苓甘平，利尿通淋，退肿除湿，多服伤阴。

泽泻（5～10g）

泽泻甘寒，清热利尿，水肿癃淋，支饮眩冒。

车前子（5～10g）

车前子寒，清热明目，利尿通淋，孕妇忌服。

茵陈蒿（10～30g）

茵陈微寒，黄疸能愈，湿热内郁，服此自去。

滑石（10～15g）

滑石甘寒，滑可通窍，解暑除烦，渗湿利尿。

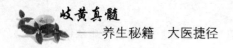

薏苡仁（10～30g）

薏苡甘淡，渗湿健脾，清热利水，排脓亦宜。

冬瓜子（10～15g）

冬瓜子寒，利湿通肠，排脓消肿，化痰功良。

防己（5～10g）

防己辛寒，利尿祛风，水肿脚气，关节痹痛。

木通（3～10g）

木通苦寒，清心利尿，行血通经，又治乳少。

通草（古名通脱木）（2～5g）

通草淡寒，清肺利尿，引热下行，通乳有效。

灯心草（1.5～2.5g）

灯心草淡，安神利尿，小便能通，烦热可导。

瞿麦（10～15g）

瞿麦苦寒，利尿清热，破血行经，通淋莫缺。

萹蓄（10～15g）

萹蓄苦平，热淋宜尝，并治虫痛，皮肤湿疮。

石韦（5～10g）

石韦微寒，淋病癃闭，湿热可除，小便能利。

冬葵子（10～15g）

冬葵子寒，润燥通便，利尿滑胎，催乳立见。

萆薢（10～15g）

萆薢苦平，利湿分清，淋浊白带，腰膝痹疼。

地肤子（10～15g）

地肤子寒，清热利湿，皮肤疮痒，小便淋漓。

海金砂（包煎，6～12g）

海金砂寒，淋病宜用，湿热可除，又善止痛。

金钱草（30～60g）

金钱草咸，利尿软坚，通淋消肿，结石可痊。

椒目（2～5g）

椒目苦寒，下气行水，肿胀可消，痰喘能去。

赤小豆（10～30g）

赤小豆平，活血排脓，又能利水，退肿有功。

泽漆（5～10g）

泽漆微寒，逐水效捷，退肿化痰，兼消瘰疬。

葫芦（10～30g）

葫芦甘平，通利小便，兼除心烦，退肿最善。

半边莲（30～15g）

半边莲辛，解虫蛇毒，痰喘能平，腹水可逐。

第七节　祛风湿药

独活（3～10g）

独活微温，伏风宜用，感冒头痛，腰膝痹痛。

羌活（10～12g）

羌活微温，祛风除湿，牙痛头疼，舒经活血。

五加皮（5～10g）

五加皮温，能壮腰膝，坚骨强筋，祛风除湿。

木瓜（6～10g）

木瓜酸温，吐泻转筋，湿痹脚气，腰膝酸疼。

威灵仙（5～10g）

威灵仙温，祛湿散风，通行经络，痹痛能攻。

秦艽（5～10g）

秦艽苦辛，痹痛骨蒸，散风解热，除湿舒筋。

续断（10～20g）

续断微温，腰痛脚弱，筋骨折伤，安胎良药。

骨碎补（6～10g）

骨碎补温，补肾行血，骨折损伤，耳鸣久泄。

蚕砂（5～10g）

蚕砂辛温，风湿痹痛，吐泻转筋，隐疹可用。

海桐皮（6～12g）

海桐皮苦，风湿皆除，通络止痛，疥癣外涂。

苍耳（3～10g）

苍耳子温，鼻渊头疼，痹证疮疥，并治麻风。

狗脊（10～15g）

狗脊性温，能强腰膝，益肾补肝，祛风除湿。

豨莶草（10～15g）

豨莶草辛，生寒熟温，祛风除湿，利骨与筋。

海风藤（5～10g）

海风藤辛，痹证宜用，除湿祛风，通络止痛。

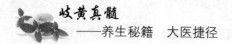

络石藤 （6～15g）

络石微寒，经络能通，祛风止痛，凉血消痈。

鸡血藤 （10～15g）

鸡血藤温，行血调络，补血活血，舒经通络。

桑枝 （10～30g）

桑枝苦平，行水祛风，痹痛拘挛，脚气有功。

桑寄生 （10～20g）

桑寄生平，风湿腰痛，止漏安胎，下乳亦用。

虎骨 （3～6g）

虎骨味辛，健骨强筋，散风止痛，镇惊安神。

白花蛇 （3～10g）

白花蛇温，痹痛瘫痪，惊痫不宁，麻风疥癣。

乌梢蛇 （10～12g）

乌梢蛇平，无毒性善，功同蕲蛇，作用较缓。

第八节　温里药

附子 （3～15g）

附子辛热，补命门火，逐冷回阳，痛痹亦可。

干姜 （3～10g）

干姜辛热，散寒温中，回阳通脉，止咳有功。

肉桂 （2～5g）

肉桂辛热，补火助阳，散寒止痛，行血功良。

吴茱萸 （1.5～5g）

吴萸辛热，呕吐吞酸，脘腹冷痛，脚气寒疝。

蜀椒 （2～5g）

蜀椒辛温，燥湿温中，散寒止痛，下气杀虫。

胡椒 （2～4g）

胡椒辛温，散寒下气，温中止疼，开胃调味。

丁香 （2～5g）

丁香辛温，善治寒呃，平呕止疼，温胃降逆。

荜茇 （2～5g）

荜茇性热，散肠胃寒，冷痛吐泻，龋齿鼻渊。

荜澄茄（2~5g）

荜澄茄温，脘腹胀疼，呕吐呃逆，寒疝可平。

高良姜（3~10g）

良姜辛热，胃冷作痛，呕噫皆平，散寒必用。

小茴香（3~8g）

茴香辛温，寒疝有效，脘腹作疼，呕吐食少。

第九节　芳香开窍药

麝香（0.06~0.1g）

麝香辛温，芳香开窍，活血通经，痈疽莫少。

冰片（0.03~0.1g）

冰片微寒，开窍散火，止痛生肌，外用最妥。

苏合香（0.3~1g）

苏合香温，芳香辟恶，开窍豁痰，神昏良药。

石菖蒲（5~8g）

菖蒲辛温，开窍辟秽，神昏健忘，湿浊阻胃。

第十节　安神药

1. 重镇安神药

朱砂（0.3~1g）

朱砂微寒，安神宜服，惊狂失眠，又解疮毒。

磁石（15~30g）

磁石辛寒，纳气潜阳，聪耳明目，安神功良。

琥珀（1.5~3g）

琥珀甘平，镇惊安神，通淋利尿，化瘀破癥。

珍珠（1.5~3g）

珍珠性寒，清热益阴，明目解毒，平肝镇心。

龙骨（15~30g）

龙骨性平，安神镇惊，止泻固脱，敛汗涩精。

龙齿（15~30g）

龙齿性凉，镇心安神，失眠惊悸，癫狂皆平。

牡蛎（6~10g）

牡蛎微寒，滋阴潜阳，镇惊固涩，软坚功良。

2. 养心安神药

酸枣仁（10~18g）

酸枣仁平，养肝宁心，除烦敛汗，最能安神。

柏子仁（10~18g）

柏子仁平，心惊失眠，阴虚盗汗，津少难便。

远志（3~10g）

远志性温，惊悸健忘，痰多咳嗽，肿毒疮疡。

合欢皮（10~15g）

合欢皮平，忧郁失眠，肺痈唾浊，骨折能痊。

夜交藤（15~30g）

夜交藤平，失眠宜用，皮肤痒疮，肢体挛痛。

第十一节　平肝息风药

羚羊角（0.3~0.5g）

羚羊角寒，明目清肝，息风镇痉，邪热能安。

石决明（15~30g）

石决明咸，眩晕目昏，惊风抽搐，劳热骨蒸。

玳瑁（3~6g）

玳瑁甘寒，平肝镇心，神昏痉厥，热毒能清。

天麻（3~10g）

天麻辛平，头痛目眩，惊风癫痫，痹痛瘫痪。

钩藤（10~15g）

钩藤微寒，清热平肝，惊痫抽搐，眩晕俱安。

蚯蚓（5~15g）

蚯蚓咸寒，清热定惊，通利小便，活络行经。

白僵蚕（3~10g）

白僵性平，惊痫中风，喉痹瘰疬，疮疹头疼。

全蝎（2~5g）

全蝎性平，惊痫抽搐，口眼歪斜，麻风疮毒。

蜈蚣（6~10g）

蜈蚣辛温，镇痉宜用，除痹祛风，解毒止痛。

第十二节　理气药

橘皮（3～5g）

橘皮性温，理气宽膈，燥湿化痰，健脾进食。

青皮（3～10g，气虚慎用）

青皮性温，疏肝破气，散结止疼，消食化滞。

大腹皮（10～15g）

腹皮微温，下气宽中，利水渗湿，肿胀有功。

枳实（3～10g）

枳实微寒，下降破气，导滞消痰，宽胸除痞。

枳壳（3～10g）

枳壳功同，药力较缓，理气宽中，可消胀满。

香附（6～10g）

香附性平，理气止痛，解郁疏肝，调经必用。

木香（6～10g）

木香性温，健胃行气，脘腹胀疼，呕吐泻痢。

乌药（3～10g）

乌药辛温，顺气散寒，胸腹胀痛，尿频能安。

沉香（1～1.5g）

沉香微温，降气温中，助阳纳肾，平逆有功。

佛手（10～15g）

佛手性温，疏肝解郁，理气和中，燥湿化痰。

檀香（1～3g）

檀香辛温，芳香理气，散寒暖中，止痛开胃。

香橼（3～10g）

香橼性温，理气疏肝，化痰止呕，胀痛皆安。

甘松（3～6g）

甘松甘温，开胃可用，理气散寒，消肿止痛。

薤白（5～10g）

薤白苦温，辛滑通阳，下气散结，胸痹宜尝。

荔枝核（10～15g）

荔枝核温，理气散寒，疝瘕腹痛，服之俱安。

楝实（6～10g）

楝实苦寒，理气止痛，温热可除，虫积宜用。

111

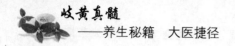

柿蒂（6~10g）

柿蒂苦温，呃逆能医，柿霜甘凉，燥咳可治。

第十三节　理血药

1. 止血药

蒲黄（3~10g）

蒲黄甘平，炒炭止血，生用行瘀，尿涩莫缺。

仙鹤草（10~15g）

仙鹤草涩，收敛补虚，出血可止，劳伤能愈。

三七（3~10g）

三七微温，止血行瘀，消肿定痛，内服外敷。

白及（2~10g）

白及苦平，止血收敛，补肺生肌，消肿亦验。

大小蓟（10~15g）

大小蓟凉，行瘀止血，大蓟消痈，小蓟清热。

茜草根（10~15g）

茜草苦寒，血热能清，炒炭止血，生用行经。

地榆（10~15g）

地榆沉寒，便血赤痢，崩漏疮疡，烫伤皆宜。

槐实（10~15g）

槐实苦寒，下血宜服，槐花功同，兼治吐衄。

侧柏叶（6~12g）

侧柏叶寒，收敛凉血，止血功良，兼清痰热。

百草霜（10~15g，入丸散服1~4.5g，外用适量）

百草霜温，止血功良，化积止泻，外用疗疮。

白茅根（15~30g）

茅根甘寒，凉血止血，解渴生津，利尿清热。

藕节（10~15g）

藕节涩平，功专止血，藕味甘寒，兼除烦渴。

艾叶（3~10g）

艾叶微温，止血温经，散寒除湿，腹痛可平。

降香（3~6g）

降香性温，止血行瘀，辟恶降气，胀痛皆除。

花蕊石（1～15g）

花蕊石平，止血功强，化瘀为水，外敷刀伤。

代赭石（9～30g，先煎）

赭石苦寒，降气镇逆，清火平肝，凉血止血。

伏龙肝（15～30g）

伏龙肝辛，和胃温中，止吐止血，涩肠有功。

血余炭（6～10g）

血余炭平，止血最宜，化瘀利尿，补阴生肌。

棕榈炭（3～10g）

棕榈苦涩，陈久者良，收敛止血，有瘀勿尝。

2. 活血祛瘀药

川芎（3～10g）

川芎辛温，活血通经，除寒行气，散风止痛。

乳香（3～10g）

乳香性温，行瘀止痛，活血舒筋，敷服皆用。

没药（3～10g）

没药苦平，功近乳香，散瘀止痛，破血力强。

郁金（6～12g）

郁金性寒，胸闷胁疼，吐衄经闭，癫狂神昏。

片姜黄（5～10g）

姜黄性温，破血行气，通经消瘀，止痛疗痹。

三棱（3～10g，醋炒能增强止痛之功）

三棱苦平，癥瘕必用，逐瘀通经，消胀止痛。

莪术（3～10g，醋炒能增强止痛之功）

莪术性温，行气破血，功近三棱，兼消食积。

丹参（5～15g，酒炒可增强活血之功）

丹参微寒，活血通经，凉血消肿，除烦清心。

益母草（10～15g）

益母草苦，调经宜服，活血行瘀，子兼明目。

泽兰（10～15g）

泽兰微温，行瘀通经，痈疡扑损，水肿皆平。

红花（3g左右养血，10g以上破血）

红花辛温，活血功强，经闭瘀阻，扑损痈疡。

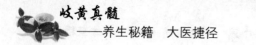

月季花（3~6g）

月季花温，调经宜服，瘰疬可治，又消肿毒。

凌霄花（3~10g）

紫葳微寒，凉血破瘀，癥瘕经闭，风痒能治。

胡延索（3~10g）

延胡索温，活血行气，瘀滞能除，止痛最易。

五灵脂（3~10g，布包煎用）

五灵脂温，行血宜用，既能散瘀，又善止痛。

瓦楞子（10~30g，宜久煎）

瓦楞子咸，软坚消痰，瘀血积聚，胃痛吐酸。

牛膝（6~15g）

牛膝苦平，引血下行，补益肝肾，逐瘀通经。

苏木（3~10g）

苏木咸平，通经止痛，瘀止不行，跌扑宜用。

刘寄奴（3~10g）

刘寄奴苦，温通行瘀，消肿定痛，止血外敷。

自然铜（煅研细末入散剂，每次0.3g；煎剂10~15g）

自然铜辛，接骨续筋，既散瘀血，又善止痛。

穿山甲（3~10g）

穿山甲凉，消肿排脓，行经下乳，通络散风。

皂角刺（3~10g，外用适量，醋煎涂患处）

皂角刺温，消肿排脓，疮癣瘙痒，乳汁不通。

王不留行（6~10g）

王不留行，甘苦辛平，下乳消肿，行血通经。

桃仁（6~10g）

桃仁苦平，破血功强，通经行瘀，润燥滑肠。

干漆（入丸散剂，每次0.06~0.5g不宜入煎）

干漆辛温，通经杀虫，瘀血停滞，癥瘕可攻。

水蛭（焙干研末服，3~6g）

水蛭咸苦，蓄血发狂，癥瘕经闭，跌打损伤。

虻虫（1~1.5g）

虻虫微寒，功同水蛭，逐瘀破癥，药性猛烈。

䗪虫（3~10g）

䗪虫咸寒，行瘀通经，破积消痕，接骨续筋。

第十四节　补益药

1. 补气药

人参（5~10g）

人参微温，大补元气，益血生津，增智安神。

党参（10~30g）

党参甘平，补中益气，止渴生津，邪实者忌。

太子参（10~30g）

太子参凉，补而能清，益气养胃，又可生津。

黄芪（实证不宜用，10~15g）

黄芪甘温，气虚莫少，托疮固表，升阳利尿。

山药（15~30g）

山药甘平，补气养阴，中虚泄泻，消渴遗精。

白术（5~15g）

白术性温，益气补中，健脾燥湿，止汗有功。

大枣（3~12g）

大枣甘温，补中益气，养血生津，中满者忌。

甘草（20~40g）

甘草甘平，润肺补脾，缓急和药，解毒最宜。

黄精（9~15g）

黄精甘平，润肺生津，补脾益气，滋肾强阴。

饴糖（30~60g）

饴糖甘温，补中益气，缓急止痛，治咳润肺。

蜂蜜（15~30g）

蜂蜜甘平，补中润肺，解毒滑肠，疼痛能治。

2. 补阳药

鹿茸（1~3g）

鹿茸甘温，补肾壮阳，生精益血，筋骨能强。

腽肭脐（3~10g）

腽肭脐热，暖肾补精，阳痿不举，服之立应。

蛤蚧（3~7g）

蛤蚧咸平，止咳平喘，肺肾亏虚，功效最善。

115

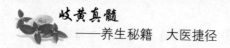

人胞（1.5~3g）

紫河车温，虚损宜服，喘咳骨蒸，阳痿不育。

冬虫夏草（5~10g）

冬虫夏草，味甘性温，虚劳咳血，阳痿遗精。

肉苁蓉（5~10g）

肉苁蓉温，能壮肾阳，补精益血，润燥滑肠。

锁阳（10~15g）

锁阳甘温，壮阳补精，润燥通便，强骨养筋。

巴戟天（10~15g）

巴戟天温，壮阳益精，兼祛风湿，能强骨筋。

胡桃（10~30g）

胡桃甘温，补肾敛肺，脚弱腰疼，虚寒喘咳。

补骨脂（5~10g）

补骨脂温，阳痿滑精，虚喘腰疼，冷泻尿频。

胡芦巴（3~10g）

胡芦巴温，逐冷壮阳；寒疝腹痛，脚气宜尝。

益智仁（3~6g）

益智仁涩，温中助火，缩尿固精，开胃摄唾。

仙茅（3~10g）

仙茅辛热，阳痿灵丹，腰膝冷痹，遗尿精寒。

淫羊藿（10~15g）

淫羊藿温，阳痿肾虚，腰膝无力，风湿皆除。

蛇床子（3~10g）

蛇床子温，暖肾助阳，散寒燥湿，杀虫功良。

杜仲（10~15g）

杜仲甘温，腰痛脚弱，阳痿尿频，安胎良药。

菟丝子（10~15g）

菟丝子甘，温补三阴，明目止泻，助阳固精。

沙苑蒺藜（10~20g）

沙苑子温，补肾固精，养肝明目，并治尿频。

3. 补血药

熟地（10~30g）

熟地微温，滋补肝肾，养血益精，能固根本。

何首乌（10~30g）

制首乌甘，补肝肾虚，生精养血，黑发乌须；

生首乌寒，肠燥津枯，痈肿疮毒，内服外敷。

白芍（5~10g）

白芍微寒，柔肝止痛，养血敛阴，虚寒忌用。

当归（5~15g）

当归甘温，补血养血，止痛滑肠，调经莫缺。

阿胶（5~10g，烊化冲服）

阿胶甘平，补血止血，润燥滋阴，治咳退热。

枸杞子（5~10g）

杞子甘平，体虚宜服，补肾养肝，益精明目。

桑椹（10~15g）

桑椹甘寒，阴亏血虚，目暗肠燥，须发不乌。

4. 补阴药

沙参（10~15g）

南北沙参，功用相近，清肺养阴，南产力逊。

西洋参（3~6g）

西洋参寒，生津降火，肺胃阴伤，服之最妥。

天门冬（3~6g）

天冬大寒，养阴清热，燥咳津枯，大便秘结。

麦门冬（10~15g）

麦冬微寒，润肺养阴，生津益胃，除烦清心。

石斛（6~15g，宜先煎）

石斛微寒，养胃生津，滋阴解渴，虚热能清。

百合（6~12g）

百合微寒，润肺清心，劳嗽吐血，惊悸不宁。

玉竹（6~15g，宜先煎）

玉竹微寒，养阴生津，燥热咳嗽，烦渴皆平。

胡麻仁（10~30g）

胡麻甘平，益肾补肝，须发早白，目眩耳鸣。

龟甲（10~30g，先煎）

龟甲性寒，滋阴清热，健骨潜阳，凉血补血。

鳖甲（10~30g，先煎，滋阴潜阳宜生用，软坚散结宜醋炙用）

鳖甲咸寒，滋阴退热，潜阳软坚，消瘀散结。

第十五节　消导药

莱菔子（6～10g）

莱菔子辛，熟降生升，食积泻痢，痰喘能平。

山楂（10～15g）

山楂微温，肉食积滞，经闭瘀凝，泻痢疝气。

神曲（6～15g）

神曲性温，饮食停滞，消化不良，胀满泻痢。

麦芽（10～15g）

麦芽甘平，健胃消食，胀闷不饥，又回乳汁。

谷芽（10～15g）

谷芽甘平，养胃健脾，饮食停滞，并治不饥。

鸡内金（3～10g）

鸡内金平，消食最好，行瘀通经，并治遗尿。

阿魏（1.5～3g，宜入丸散）

阿魏辛平，能消肉积，散痞杀虫，内服外贴。

第十六节　化痰止咳药

1. 温化寒痰药

半夏（5～9g）

半夏辛温，止呕降逆，燥湿化痰，消痞散结。

天南星（附胆星）（5～10g）

天南星温，祛风通络，燥湿化痰，兼消肿毒。

胆星苦凉，镇痉豁痰，热病昏厥，惊搐可安。

白芥子（3～10g）

白芥子温，寒痰咳喘，胸胁胀痛，阴疽能散。

皂荚（3～6g，焙存性研粉，吞服每次1～2g）

皂荚咸温，祛痰有效，外敷肿消，吹鼻开窍。

旋覆花（3～10g，包煎）

旋覆花温，行水降气，治咳化痰，平呕止噫。

白前（3～10g）

白前微温，降气化痰，咳嗽喘满，服之能安。

2. 清热化痰药

前胡（6～10g）

前胡微寒，风热能散，降气化痰，咳嗽喘满。

瓜蒌（10～15g）

瓜蒌微寒，消痰润肺，宽胸清肠，清热降气。

天花粉（10～12g）

天花粉微寒，肺胃两清，消肿解毒，止渴生津。

贝母（3～10g）

贝母微寒，除烦清热，润肺化痰，解毒散结。

葶苈子（3～10g）

葶苈子寒，行水下气，喘咳能平，肿满可退。

天竹黄（3～6g）

天竹黄寒，豁痰清心，惊风抽搐，热病神昏。

竹沥（30～50g）

竹沥甘寒，化痰清火，中风癫狂，喘咳皆平。

竹茹（6～10g）

竹茹微寒，止呕清热，治咳化痰，凉血止血。

猴枣（0.3～1g，内服：研末，不入煎剂）

猴枣苦寒，痰热喘急，小儿惊风，痈疽瘰疬。

礞石（6～10g）

礞石味咸，攻下痰积，癫痫发狂，音哑便秘。

海浮石（6～10g）

海浮石咸，清肺软坚，痰热喘咳，瘰疬能痊。

海蛤壳（10～15g）

海蛤壳咸，软坚散结。清肺化痰，利尿止血。

昆布（10～15g）

昆布咸寒，软坚清热，瘿瘤癥瘕，瘰疬痰核。

荸荠（3～10g）

荸荠微寒，痰热宜服，止渴生津，滑肠明目。

桔梗（3～10g）

桔梗苦平，升提肺气，治嗽祛痰，排脓需记。

3. 止咳平喘药

杏仁（3～10g）

杏仁苦温，化痰降气，喘咳皆平，润肠便秘。

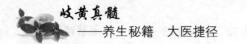
苏子（5～10g）

苏子辛温，平喘止咳，既能化痰，又善降气。

款冬花（5～10g）

款冬花辛，温而不燥，润肺化痰，喘咳皆效。

紫菀（5～10g）

紫菀性温，润肺化痰，止咳平喘，兼利小便。

马兜铃（3～10g，包煎）

马兜铃寒，肺热咳嗽，下气化痰，兼治痔漏。

枇杷叶（10～15g）

枇杷叶苦，肃肺和胃，热咳有痰，呕秽皆退。

百部（5～10g）

百部微温，止咳最宜，杀虫灭虱，内服外治。

桑白皮（10～15g）

桑白皮寒，利水清肺，喘咳能平，浮肿可退。

第十七节　收涩药

山茱萸（5～10g）

山茱萸酸，温补肝肾，敛汗涩精，固脱之品。

赤石脂（10～20g）

赤石脂温，涩肠止血，崩漏不停，泻痢滑泄。

禹余粮（10～20g）

禹余粮平，止泻止血，固涩下焦，兼能泄热。

乌梅（3～10g）

乌梅酸平，敛肺涩肠，生津止渴，安蛔功良。

肉豆蔻（3～10g）

肉豆蔻温，虚寒宜用，止泻涩肠，行气止痛。

诃黎勒（3～10g）

诃黎勒平，涩肠敛肺，久咳失音，久泻久痢。

五味子（2～6g）

五味子温，敛肺生津，收汗滋阴，止泻涩精。

乌贼骨（6～12g）

乌贼骨温，收敛止血，固带涩精，生肌去湿。

120

芡实（10～15g）

芡实甘平，益肾补脾，涩肠止泻，带浊皆宜。

莲子（6～15g）

莲子甘平，养心安神，补脾止泻，益肾涩精。

莲须（1.5～5g）

莲须平涩，固肾清心，崩漏带浊，遗尿遗精。

桑螵蛸（3～10g）

桑螵蛸平，补肾助阳，固精缩尿，功效皆良。

金樱子（3～10g）

金樱子平，益肾固精，涩肠止泻，缩尿宜烹。

五倍子（1.5～6g）

五倍子酸，敛肺涩肠，固精止汗，外用疗疮。

罂粟壳（3～10g，止咳宜蜜炙，止泻止痛宜醋炒）

罂粟壳平，久咳宜用，泻痢脱肛，止一切痛。

银杏（6～12g）

白果苦甘，敛肺缩尿，痰喘能平，带浊有效。

麻黄根（3～10g）

麻黄根平，止汗宜尝，研末外扑，功效亦良。

浮小麦（15～30g）

小麦甘凉，除烦养心，浮麦止汗，兼治骨蒸。

明矾（15～30g）

明矾酸寒，燥湿收敛，解毒去痰，止泻有验。

刺猬皮（3～10g）

刺猬皮平，善止胃疼，痔漏下血，遗精滑精。

第十八节　驱虫药

使君子〔（6～10g）。炒香嚼服，小儿每岁每天1～1.5粒，总量不超过15粒〕

使君子温，驱蛔蛲虫，健运脾胃，疳积有功。

苦楝根皮（10～12g）

苦楝根皮，性寒有毒，驱蛔钩虫，功效迅速。

鹤虱（3～10g）

鹤虱性平，为丸散服，蛔蛲绦虫，均可驱逐。

芜荑 （3～10g）

芜荑性温，虫痛最宜，兼能消食，疳积亦治。

槟榔 （6～15g）

槟榔苦温，杀虫消积，降气通便，利水化湿。

雷丸 （6～15g）

雷丸苦寒，驱绦最好，虫体可消，钩蛔亦效。

贯众 （10～15g）

贯众微寒，解毒清热，止血杀虫，预防瘟疫。

石榴根皮（附石榴皮）（3～10g）

石榴根皮，酸温有毒，善驱绦虫，滑泻可服。

石榴皮涩，蛔绦可逐，崩带遗精，泻痢效速。

榧子 （30～50g）

榧子甘平，炒熟咀食，钩蛔绦虫，大便秘结。

大蒜 （内服3～5g）

大蒜辛温，散寒避恶，消食杀虫，解毒良药。

南瓜子 （60～120g）

南瓜子温，杀虫无毒，血吸绦蛔，大剂吞服。

第十九节　外用药

硫黄 （内服1.5～3g，外用适量）

硫黄酸温，杀虫壮阳，虚冷便秘，疥癣恶疮。

雄黄 （0.3～0.9g入丸散，外用适量，研末调敷或烧烟熏）

雄黄性温，杀虫解毒，燥湿祛痰，外敷内服。

砒石 （内服0.002～0.004g，外用适量）

砒石大毒，去腐之药，平喘祛痰，止痢截疟。

水银 （外用，和他药研末调敷）

水银辛寒，攻毒杀虫，疥癣瘙痒，梅疮癞风。

轻粉 （汞粉，水银粉）（内服0.1～0.2g入丸散，外用适量）

轻粉辛寒，恶疮梅毒，皮肤疥疮，水肿可逐。

铅丹 （黄丹）（内服0.3～0.6g，入丸散）

铅丹微寒，拔毒生肌，疮疡溃烂，外敷颇宜。

樟脑 （0.1～0.2g，外用适量）

樟脑辛热，开窍杀虫，理气避浊，除痒止痛。

硼砂（0.5~3g）

硼砂性凉，消肿破积，解毒化痰，防腐清热。

炉甘石（外用适量，水飞点眼，研末调敷）

炉甘石平，去翳明目，生肌敛疮，燥湿解毒。

斑蝥（外用适量，内服0.03~0.06g，入丸）

斑蝥辛温，攻毒破癥，疮癣腐蚀，水道通行。

蟾酥（0.015~0.03g，多入丸散用，外用适量）

蟾酥性温，消肿解毒，通窍止痛，外敷内服。

大枫子（外用适量）

大枫子热，善治麻风，疥疮梅毒，燥湿杀虫。

孩儿茶（内服0.1~1g，入丸散，外用适量）

孩儿茶凉，收敛清热，生肌敛疮，定痛止血。

血竭（外用止血生肌敛疮，内服活血散瘀，止痛。外用适量，研末敷，内服1~1.5g入丸散，无瘀血者不宜服）

血竭性平，跌扑损伤，行瘀止痛，止血敛疮。

橡皮（外用适量）

橡皮性寒，金创溃疡，生肌收口，外敷功良。

藤黄（外用适量）

藤黄酸涩，能消肿毒，只宜外敷，不可内服。

川槿皮（附白槿花）（内服3~10g，外用适量）

川槿皮凉，疥癣能愈，杀虫止痒，浸汁外涂；

川槿花寒，治赤白痢，滑利通肠，清热导滞。

羊蹄（10~15g，外用适量）

羊蹄苦寒，杀虫解毒，疥疮外涂，便秘内服。

蚤休（3~10g）

蚤休微寒，清热解毒，痈疽蛇伤，惊痫发搐。

露蜂房（6~12g，研末，外用适量）

露蜂房平，攻毒力强，风虫牙痛，痈疽恶疮。

石灰（内服入丸散，外用适量）

石灰辛温，生肌止血，烫伤金创，外敷莫缺。

紫石英（10~15g，打碎先煎）

紫英甘温，镇心安神，惊悸喘咳，宫冷不孕。

第四章　新订药性赋

第一节　寒性药

　　诸药赋性，此类最寒，犀角解乎心热，羚羊清乎肺肝。泽泻利水通淋而补阴不足；海藻散瘿破气而治疝何难。菊花能明目而清头风；射干疗咽闭而消痈毒；薏苡理脚气而除风湿；藕节消瘀血而止吐衄。瓜蒌子下气润肺喘兮，又且宽中，车前子止泻利小便兮尤能明目。是以黄柏疮用，兜铃嗽医。地骨皮有退热除蒸之效，薄荷叶宜消风清肿之施。宽中下气，枳壳缓而枳实速也；疗肌解表，干葛先而柴胡次之。

　　百部治肺热，咳嗽可止；栀子凉心肾，鼻衄最宜。玄参治热结毒痛，清利咽膈；升麻消风热肿毒，发散疮痍。尝闻腻粉抑肺而敛肛门；金箔镇心而安魂魄。茵陈主黄疸而利水；瞿麦治热淋之有效。朴硝通大肠，破血而止痰癖；石膏治头痛，解肌而消烦渴。前胡除内外之痰实；滑石利六腑之涩结。天门冬止嗽，补血涸而润肝心；麦门冬清心，解烦渴而除肺热。治虚烦，除哕呕，须用竹茹；通秘结，导瘀热，必资大黄。黄连治冷热之痢，又厚肠胃而止泻；淫羊藿疗风寒之痹，且补阳虚而助阳。茅根止血与吐衄；石韦通淋于小肠。熟地黄补血且疗虚损；生地黄凉血更医眼疮。赤芍药破血而疗腹疼，烦热亦解；白芍药补虚而生新血，退热尤良。消肿满，逐水宜牵牛；除毒热，杀虫宜贯众。金铃子治疝气而止脘痛；忍冬花疗疮疡而去热毒。侧柏叶治血出崩漏之疾；香附子理血气妇人之用。地肤子利膀胱，可洗皮肤之风；山豆根解热毒，能止咽喉之痛。白鲜皮去风，治筋弱而疗足顽痹；旋覆花明目，治头风而消痰嗽壅。荆芥穗清头目便血，疏风散疮之用；瓜蒌根疗黄疸毒痈，解渴清痰之忧。地榆疗崩漏，止血止痢；昆布破疝气，散瘿散瘤。疗伤寒，解虚烦，淡竹叶之功倍；除结气，破瘀血，牡丹皮之用。知母止嗽而骨蒸退；牡蛎涩精而虚汗收。贝母清痰，止咳嗽而利心肺；桔梗下气，利胸膈而治咽喉。黄芩治诸热，兼主五淋；槐花治肠风，亦医痔痢。常山理痰结而治温疟；葶苈泻肺喘而通水气。桑叶消风热，发汗消水用浮萍，钩藤平肝风，透疹散热用蝉衣。青蒿殊退潮热，白头翁治血痢。冬葵子利肠，便燥淋涩并治；夏枯草平肝，瘰疬瘿结能医。大戟、甘遂同为泻水利水之药；茜草、棕榈，皆属和血止血之品。板蓝根治瘟毒而凉血；蒲公英治乳痈而疏气。丹参活血调经，血瘀腹疼能治；白前宣肺下痰，肺热咳逆宜用。蔓荆子治风热头痛；旱莲草有止血之功。秦皮治热痢，并能清目；紫草疗斑疹，预防亦用。苦参解毒泄肠热；芦根清胃除烦呕。马齿苋治热痢；白雷丸杀三虫。郁金解郁，凉血破血；䗪虫化瘀，伤愈经通。益母草活血调经，妇科多施；穿山甲溃脓散血，外科常用。清肺火，养肺阴，北沙参效著；泻肝火，泄湿热，龙胆草功崇。

上九十四种药性之寒，又当考图经以博其治，观夫方书，以参其用焉，其庶几矣。

第二节　热性药

药有温热，又当审详。欲温中以荜茇；用发散以生姜。五味子止嗽痰，且滋肾水；腽肭脐疗痨瘵更壮元阳。川芎祛风湿，补血清头；续断治崩漏益精强脚。麻黄表汗以疗咳逆；韭子助阳而治白淫。川乌破积，有消痰治风痹之功；天雄散寒，为去湿助阳精之药。川椒达下，干姜暖中。胡芦巴治虚冷之疝气；生卷柏破癥瘕而血通。白术消痰壅温胃，兼止吐泻；菖蒲开心气散冷，更治耳聋。丁香快脾胃而止吐逆；良姜止心气痛之攻冲。肉苁蓉镇精益肾，石硫黄暖胃驱虫。甘松主开郁而除冷；薤白善理气而宽胸。吴茱萸疗心腹之冷气，佛手片疏肝脾之寒郁。散肾寒，助脾胃，须荜澄茄；疗心腹，破积气，用蓬莪术。缩砂仁止吐泻安胎，化酒食之效；黑附子疗虚寒反胃，壮元阳之用。白豆蔻治冷泻，疗痛止痛以乳香，红豆蔻止吐酸，消血杀虫以干漆。鹿茸生精血，腰背崩漏之补药；虎骨壮筋骨，寒湿毒风之并祛。檀香定霍乱，而心气之痛愈；鹿角秘精髓，而腰脊之痛除。消肿益血于米醋，下气散寒于紫苏。扁豆助脾，则酒有行药破结之用；麝香开窍，则葱白通中发汗所需。尝观五灵脂治崩漏，理血气之刺疼；麒麟竭止血出，疗金疮之伤折。鹿茸壮阳以助肾，当归补虚而养血。乌贼骨止带下，且除崩漏目翳；鹿角胶住血崩，能补虚羸劳绝。白花蛇治瘫痪，疗风痒之癣疹；乌梢蛇疗不仁，去疮疡之风热。乌药有治冷气之理；禹余粮乃崩漏之因。巴豆利痰水，能破寒积，独活疗诸风，不论新久。山茱萸治头晕遗精之药；白石英医咳嗽吐脓之人。厚朴温胃而呕胀，消痰亦验；肉桂行血而疗心痛，止汗如神。是则鲫鱼有温胃之功；代赭乃镇肝之剂。沉香下气补肾，定霍乱之心痛；橘皮开胃去痰，导壅滞之逆气。

此六十种药性之热者也，宜熟读而精思之。

第三节 温性药

温药总括，医家素谙。木香理乎气滞；半夏主于湿痰。苍术治目盲，燥脾去湿宜用；萝卜去膨胀，下气制面尤堪。钟乳补肺气，劳嗽寒喘咸宜；雄黄解百毒，梅毒喉症可治。山药而腰湿能医，阿胶而痢嗽皆止。赤石脂治精浊而治泻，兼补崩中；阳起石暖子宫以壮阳，更疗阳痿。紫菀止嗽；防风祛风。苍耳子透脑止涕；威灵仙宣风通气。细辛去头风，止嗽而疗齿痛；艾叶止崩漏，安胎而医痢红。羌活明目驱风，除肢体疼痛；白芷止崩治肿，疗痔漏疮痈。红花通经，治产后恶血之余；刘寄奴散血，疗烫火金疮之苦。减风湿之痛则茵芋叶；疗折伤之症则骨碎补。藿香叶辟恶气而定霍乱；草果仁温脾胃而止吐呕。巴戟天治阴疝白浊，补肾无滋；延胡索理气痛血瘀，调经有助。款冬花润肺，去痰嗽以定喘；肉豆蔻温中，止霍乱而助脾。仙鹤草敛诸血之溢；何首乌补肝肾之资。姜黄能下气，破恶血之积；防己宜消肿，去风湿之施。藁本除风，主妇人阴痛之用；仙茅益肾，扶元气虚弱之衰。破故纸温肾，补精髓与劳伤；宣木瓜入肝，疗脚气并水肿。杏仁润肺燥，止嗽之剂；茴香治疝气，肾痛之用。诃子生津止渴，兼疗滑泄之疴；秦艽散风逐水，又除肢节之痛。槟榔豁痰而逐水，杀寸白虫；杜仲益肾而添精，去腰膝重。紫石英疗惊悸崩中之疾；橘核仁治腰疼疝气之症。金樱子兮涩遗精；紫苏子兮下痰涎。淡豆豉发伤寒之表；大小蓟除诸鱼之鲜。益智仁安神，治小便之频数；麻仁润肺，利六腑之燥坚。补虚弱，排疮脓，莫若黄芪；强腰脚，壮筋骨，无如狗脊。菟丝子补肾以明目；荔枝核理气以定痛。香薷发汗行水，非寒郁之暑热勿用，胡荽透疹驱风，是邪侵之表实堪医。木笔花疗头风而止鼻渊；使君子治腹痛而能驱蛔。西河柳透风邪，麻疹之表实可用；鸡血藤补血气，痹瘫之血虚宜投。芫花逐水消肿胀；蜈蚣解毒止搐搦。

此六十二种药性之温，更宜参图经而识也。

第四节 平性药

详论药性，平和惟在。以硼砂而去积；用龙齿以安魂。青皮快膈除膨胀，且利脾胃；芡实益精治白浊，兼补真元。木贼草去目翳，崩漏亦医；花蕊石治金疮，血行则却。决明和肝气，治眼之剂；天麻主头眩，祛风之药。甘草和诸药而解百毒，盖以性平；石斛平胃气而补肾虚，更医脚弱。商陆治肿，覆盆益精。琥珀安神而破血；朱砂镇心而有灵。牛膝强足补精，兼疗腰痛；龙骨止汗住泄，更治血崩。泽兰理气郁而消水；蒺藜疗风疮而明目。人参润肺宁心，开脾助胃；蒲黄止崩治衄，消瘀调经。南星醒脾，去惊风痰吐之忧；三棱破积，除血块气滞之症。没石主泄泻而神效；皂角治风痰而响应。桑螵蛸疗遗精之泄；决明子医肝旺之盛。蛤蚧治劳嗽；牛蒡子疏风壅之痰，全蝎主风瘫，酸枣仁去怔忡之疴。桑寄生益血安胎，且止腰痛；海蛤壳化痰清热，结散胃和。甘草、远志俱有宁心之妙；木通、猪苓尤为利水之多。莲肉有清心醒脾之用；没药任治疮散血之科。郁李仁润肠宣水，去浮肿之疾；抱茯神宁心益智，除惊悸之疴。白茯苓补虚劳，多在心脾之有；赤茯苓破结血，独利水道以无毒。麦芽有助脾化食之功；小麦有止汗养心之力。白附子去面风之游走；大腹皮治水肿之泛溢。椿根白皮主带下；桑根白皮主喘息。桃仁破瘀血，兼治腰痛；神曲健脾胃，而进饮食。五加皮坚筋骨以立行；柏子仁养心神而有益。鸡内金理胃消食；冬瓜仁醒脾利湿。僵蚕治诸风之喉痹；百合敛肺劳之嗽瘘。赤小豆解热毒，疮肿宜用；枇杷叶下逆气，哕呕可医。连翘壳排疮脓与肿毒；石楠叶利筋骨与皮毛。生谷芽养脾。鳖甲治劳疟，兼破癥瘕；龟甲坚筋骨，更疗崩疾。乌梅子便血疟痢之用；竹沥治中风声音之殃。大豆卷利湿而清热，湿痹胀满善消；瓦楞子祛痰而软坚，痰结癥瘕能治。马勃清肺火，疗咽腐，外敷止血；龙眼养心脾，治怔忡，食用补虚。杞子、女贞，并补肝肾；鹤虱、榧子，均杀三虫。潞党参补中益气，善治脾肺亏损；肥玉竹养阴生津，能疗心脾不足。白及补肺并止血；蜂蜜润燥兼益气。白薇治阴虚之血热；佩兰开胃气之郁结。萹蓄通淋利水，并杀虫疗疥；萆薢除淋蠲浊，兼化湿愈痹。

此八十四种平和之药，更宜参本草而求其详悉也。

第五章　药性主治功用说约

第一节　发表药

一、辛温解表药

本类药主要适用于风寒表证，一般见证为恶寒重，发热轻，无汗或汗少，头痛身疼，口不渴，脉浮紧，苔薄白等。

本类药虽为温散之品，有发汗解表作用，但其功能有强弱之分，其中麻黄、桂枝、细辛、羌活、藁本温散发汗力较强，麻黄散风寒无汗之表证，桂枝能解有汗之表证，麻桂合用，发汗力更强，麻黄又有发汗平喘利水之功，桂枝有温通经络之能。细辛能散布阴经之寒邪，痰饮咳喘用为主药，寒湿痹痛亦治；羌活不但散风寒，同时也还能燥湿，风寒湿痹用之更多；藁本主散太阳经风寒，为治颠顶头痛要药。

紫苏、荆芥、防风为一般感冒常用药，发汗力和缓。紫苏又有叶、梗之分，叶主散风寒表证，梗以理气安胎为主。荆芥不但散风寒，同时能散风热，又有理血解痉之功。防风有祛风除湿作用。

羌、防、白芷三药，均有散风祛温作用，但羌活温燥性强，防风甘润而缓，白芷又有排脓消肿止痛的作用。葱白发表通阳，配豆豉能代麻黄。生姜发表散寒，又为温中止呕要药。香薷主驱夏天暑湿，发汗力较强，又有利水之能。柽柳、胡荽以透疹为主，宜于麻疹透发不出者。但对体虚病人应注意慎用。

二、辛凉解表药

这类药适用于风热表证以及温病初期，症见恶寒轻或不恶寒，但发热、口渴、咽痛、目赤等。

这类药均为辛散寒凉之品，有发散风热的作用，其中薄荷、牛蒡子、桑叶、菊花、淡豆豉、蝉衣等较为常用，薄荷不但散风热，又能散风寒；桑菊既散风热，又能平肝，但发散风热桑叶为强，平肝明目清热菊花为良，菊花又有解毒作用；牛蒡子、蝉衣尚有透疹功能，尤以麻疹初起常为要药，牛蒡又有解毒消肿治咽部疮疡作用，蝉衣亦有镇痉效能，常用于小儿惊风及破伤风之症，还可以退翳，治小儿夜啼等症；豆豉发汗平稳，温热病初期用为主药，若配葱白使用能代麻黄，合栀子又能用于虚烦不眠烦热懊侬等症。

柴胡、葛根、升麻三药都有升发作用，柴胡主少阳以和解表里而治寒热往来，并能疏理肝胆之气，有调经止痛之能；葛根主解阳明经之热，有解肌发散之功，并能透发斑疹，葛根煨用，又能止泄痢；升麻升举力量较大，兼有解毒作用。蔓荆子风热头痛可用；浮萍发汗力强，并有利水消肿功用；木贼以治风热目疾为主。

第二节　涌吐药

本类药适用于食停胃脘不化，或痰涎壅盛，阻塞呼吸，以及误食毒物等证，是一种因势利导之法，通过呕吐，能清除有害物。其中瓜蒂研末外用吹鼻，能治湿热发黄；藜芦外敷可治皮肤疥癣并为农业杀虫药；常山截疟，效果良好；食盐放于脐中，艾灸能治腹痛；胆矾又能治牙疳，风眼赤烂；体质较虚弱者可用人参芦。

第三节　泻下药

泻下药分攻下药、润下药以及峻下逐水药三类。攻下药和峻下逐水药，力量较猛，宜于里实而正气不衰者，对孕妇产后经期、老年人以及久病体弱者忌用。润下药，药力和缓，主起润滑大肠作用，老年人、新产妇及久病体弱肠燥便秘等均适用。

一、攻下药

大黄为寒性攻下药，主泻肠内宿食燥屎；并能泄血分实热，治湿热黄疸、热毒痈肿、牙痛目赤等均有良效；对于瘀血积聚、水肿等也可配合应用能增强疗效。

芒硝为软坚攻下药，能清除肠中燥结之粪便，常与大黄同用，起协同作用，其力更强。本品又能清热痰，并能外用治口腔及咽喉肿痛、目赤。

番泻叶宜用于一时性便秘，小量既通便又能增加食欲，大量泻下力猛，致雷鸣腹痛，并有呕吐等不良反应。

芦荟能用于习惯性便秘，另外又能通经杀虫、消疳，顽癣可作膏外敷。

二、润下药

火麻仁与郁李仁均为润肠通便药，火麻仁常有滋养作用，郁李仁又有利尿之功。

蜂蜜既润肠又润肺，同时又能补中，并有缓和药性之功，又为丸药的赋形剂。

三、峻下逐水药

这类药逐水力量较大，能使水分从大小便排出，水肿实证均可使用，痰湿积聚、喘满壅塞证也可用之，晚期血吸虫病腹水用这类药亦有良效。大戟、芫花、甘遂、商陆功用一般相同，其中甘遂药力最强，牵牛子又能杀虫，商陆外敷能治痈肿，偏退水肿，续随子去油力缓，并有破血散癥作用，乌桕根皮外敷又能治湿疮脚气作痒。巴豆为热性峻泻药，其效在油，并有腐蚀作用，能泻寒积，又能泻水肿。临床用霜为主，成药配用。

第四节　利水药

利水药性味多甘淡，能渗水利湿，通利小便。凡水湿停滞，小便不利之症，均可使用。

茯苓、猪苓均有利水渗湿的作用，所不同者茯苓兼有补脾宁心之力。而猪苓利水渗湿的作用较茯苓为胜，二药同用有协同作用。薏苡仁健脾利湿功同茯苓，但药力缓和，用量宜大，除治水肿脚气外，又可治肺痈肠痈。

泽泻、车前子、滑石均能通利小便，清泄湿热，用治小便不利，水肿泄泻，又除痰热，泻肾火。车前子既可清肝火以明目，又可清肺热化痰止咳；滑石可除烦，故为解暑要药；又车前子、滑石均能滑胎，孕妇忌服。

木通、通草功效相近，均有清利湿热通乳作用，但木通味苦，泄降力强，主清心火，入血分，又可通利血脉关节而通经下乳；通草甘淡，泄降力缓。主清肺热入气分，又可入胃通气下达而下乳汁，二药孕妇均忌服。

石韦、瞿麦，海金砂、金钱草均有利尿通淋之功，石韦能清热止血，为治热淋血淋之主药；瞿麦泄降通利之力较强，常用于热淋、血淋，且可破血通经，外敷又能消肿；海金砂为通淋佳品，又善止痛，凡淋病尿道出血者，均可用之；金钱草兼软坚之能，可治砂淋、石淋、尿涩作痛，今用治肝、胆、肾、膀胱结石有良效。茵陈为黄疸要药，用治阳黄当配清热利湿之品，治阴黄，当与温化寒湿之药同用。防己大苦辛寒，不仅能清利下焦湿热，且可祛风止痛，常用于水肿脚气、小便不利、下焦湿热疮毒以及风湿痹痛等证，然有当注意者，言伤正气。草薢长于利湿去浊，为治白浊及尿液混浊之专药，有分清浊之效，兼可祛风除痹，但以下焦湿盛的腰膝痹痛为宜。冬瓜子甘寒滑润，用治白浊白带，有清热利湿之效，亦多用于肺痈肠痈以及痰热咳嗽，取其滑痰排脓、通肠消肿之功。

第五节　祛风湿药

本类药物虽均有祛风湿作用，可治风湿痹痛之症，但在应用上各有特点。

羌活、独活古时不分，实为二物，作用亦异，前者辛温燥烈，发散力强，主散肌表之游风及寒湿，故风寒在表之头痛、身痛及人体上部的风寒湿痹多用之；后者微温，辛散力缓，善散在里之伏风，又可除湿，故多用于人体下部腰膝筋间风湿痹痛，兼治伏风头痛。

威灵仙，辛咸走散，温通十二经脉，治风湿痹痛之力较强，热能散气，气弱者不宜服。海风藤作用与威灵仙相似，辛散温通之力虽不及威灵仙，但不耗气，故为风湿痹痛所常用。

秦艽性质平和，祛风除湿，通络舒筋，善治风湿痹痛，筋脉拘挛，又可利二便，导胃肠湿热外出，故有湿热表邪的骨蒸劳热、小儿疳积等症，宜可应用。苍耳子温和疏达而不燥烈，有发汗散风去湿之功，虽可用于痹痛拘挛，但临床多用于风寒头痛、鼻渊及皮肤风湿瘙痒。稀莶草能祛风除湿，凡四肢麻痹、筋骨疼痛、腰膝无力、风湿疮疡等证，均可应用，但作用缓慢，久服方效。木瓜祛湿舒筋，可治湿痹脚气，又疗吐泻转筋。

桑寄生功能养血，兼能强筋骨祛风湿，凡血虚筋骨无力而兼风湿者用之最宜，又可用于胎动不安、胎漏下血，有安胎之效。五加皮功能祛风湿，兼可补肝肾，强筋骨，多用于风湿痹痛、腰脚软弱之症，亦治脚气浮肿、皮肤湿痒。

白花蛇，善治风湿，对风湿瘫痪、麻风、疥癣等症均有功效，又能定惊止痛，又可治小儿惊风及破伤风。乌梢蛇功同白花蛇，而药力较缓。

第六节　温里药

本类药物主要具有温里散寒的作用，适用于寒证，其中有些药物还分别兼有回阳救逆的功效，适用于肾阳衰微、脾阳不振及亡阳欲脱之症，在运用时可以选择。然均燥热伤阴，阳盛阴虚或真热假寒证忌服。

附子、乌头、肉桂（见桂枝条）、干姜（见生姜条）、吴茱萸、川椒、良姜、草果均为辛热之品。附子为回阳救逆之要药，可以用于亡阳欲脱之症，且可补火助阳，治肾阳不足，又能通行十二经，散风寒之邪。凡阴寒内盛，胸腹冷痛，或阳虚外感，或外感风寒湿痹疼痛较重者，均可用之。附子、乌头本是同一种植物，乌头主散在表风寒湿邪及在里之冷湿，且发散诸痹之力较附子为胜，但附子能回阳补火。而乌头又有川乌、草乌之分，乌头之野生者为草乌，毒烈之性较川乌更胜。肉桂作用较附子为缓，主补火助阳散寒止痛，且可引火归元，多用于肾阳不足心腹冷痛之症，又入血分破血通经，可治经寒血滞的经闭，此外还与补气血药同用，有鼓舞气血生成之效。干姜主入脾胃，偏于温中散寒，为治脾胃受寒、中阳不振、脘腹冷痛吐泻的要药，又与附子同用，以回阳通脉，增强附子回阳救逆作用，且可燥湿除痰，治寒饮喘咳，亦治风寒湿痹。干姜炮炙用即名炮姜，散性烈性均减，专治里寒，除胃冷，兼可温经止血，治阳虚失血。

吴茱萸主入肝经，疏肝下气而去风寒，亦入脾肾温中散寒燥湿助阳，善治厥阴头痛及浊阴不降、肝气上逆的胸腹胀满、呕吐吞酸，又治脾肾阳虚的泄泻以及寒证、脚气等症；研细醋调涂足心，可治小儿口舌生疮。附子、乌头、肉桂、干姜孕妇禁忌，吴茱萸亦当慎用。

良姜、干姜均能散中焦寒邪，但干姜可回阳通脉，燥湿消痰，而良姜只适用胃冷作痛及呕吐噫气。川椒功能散寒燥湿补火，主治脘腹冷痛及肾阳不足不能纳气的喘咳，且可杀虫，能治血积腹痛，外洗皮肤湿疮。草果散寒燥湿，除寒截疟，多用于疟疾及湿浊内蕴之瘟疫。

丁香、小茴香均为辛温之药，丁香温中壮阳，下气降逆，为治虚寒呃逆之要药，兼治脘腹冷痛吐泻及阴冷、阳痿等症。茴香能补肾阳，散厥阴寒邪，治脘腹冷痛呕吐食少，大茴香作用相近。但大茴香力弱，多作食用。

第七节　清热药

一、清热泻火药

本节药物均有清热泻火的作用，临证可根据热病的部位和热势的轻重不同来选择使用。

石膏、知母二药均能清热降火生津除烦，同用于肺胃大热、津伤烦渴之症。然石膏重在清热，知母偏于清润，肺热实喘多用石膏，肺热燥咳多用知母。清热降火之力石膏为胜，故可用治胃火头痛、牙痛，而知母能滋阴润燥滑肠，还可用于阴虚劳热、二便不利等症。

栀子清热降火，药力较轻，常用于热病初期，发热心烦之症，兼可清利小便，又治黄疸、血淋、小便不利，此外还可凉血解毒，治吐衄下血，疮疡热毒。竹叶善散下焦风热之邪，为治热病心烦口渴的辅佐药物。又竹叶卷心可治神昏谵语。芦根甘寒质轻，清热生津而不敛邪，最宜于热病伤津、烦热口渴之症。芦根又能清胃止呕，以治胃热呕哕；清肺利尿，用治肺痈尿频。

夏枯草、决明子均能清肝明目，用治肝热目疾，夏枯草养肝血，决明子益肾阴，二药亦可同用于肝肾阴虚头痛眩晕之症。夏枯草清肝降火药力较强，兼能散结，为治疗痰火凝结、瘰疬瘿瘤之主药，决明子还可润肠通便，用于内热便秘。

二、清热凉血药

本节药物适用于血热妄行的吐衄下血，血分有热的发斑发疹，温邪伤营，烦热谵语，神昏舌绛以及阴分发热等。

犀角清热凉血解毒之力甚强，且善解散血分热毒，故凡热入营血、高热神昏、谵语惊狂、斑疹发黄、吐衄下血以及疮疡肿毒壅盛者，都为要药。

地黄有干鲜之分，干地黄功能滋阴凉血，常用于热病伤阴或阴亏血虚、心烦内热、消渴骨蒸以及吐血下血等证。鲜地黄作用与干地黄相近，唯滋阴之力稍逊，而清火凉血、解毒除烦之功过之，故尤宜于热病伤阴、舌降烦渴、斑疹吐衄等症。

丹皮、地骨皮、白薇、银柴胡均为清热凉血除蒸之品，常用于阴虚发热、骨蒸劳热。然无汗骨蒸用丹皮，有汗骨蒸宜地骨皮，丹皮又能活血散瘀，尚可用于斑疹吐衄、血滞经闭、痈肿疮毒。地骨皮能降肺火，为肺热喘咳、烦热消渴之主药。白薇善于清解营分之热，常用于温邪入营，并对妇产科阴虚血热诸症功效亦良。银柴胡退虚热，除骨蒸，为治骨蒸劳热之专药。

紫草为凉血解毒、利尿滑肠之品，最宜于斑疹痧痘、痈肿疮疡等血热毒盛、二便闭涩之症，对预防麻疹有效。

白头翁善除胃肠热毒蕴结，为治热毒血痢之主药，茅根、芦根均能清热生津止渴，同用治热病烦渴，但芦根偏于气分，多用治肺痈尿频；茅根偏于血分，凉血止血，清利小便，疗效甚佳。

三、清热燥湿药

本类药物均为清热燥湿之品，还大都具有解毒功效，所以主要适用于湿热蕴结及痈肿疮毒等症。

黄芩、黄连、黄柏作用近似，但清热之力黄芩较黄连、黄柏为差，然黄芩偏于上焦，善清肺火，兼可安胎，是其所长；黄连偏于中焦，尤善清心火，对热病心烦、湿热痞满、呕吐泻痢疮疡热毒等症，功效颇著；黄柏偏于下焦，且清肾火，故多用于阴虚阳亢及下焦湿热疮毒之证，这是三黄的主要区别。

龙胆草为清肝胆实火之品，凡目赤头晕、耳聋耳肿、胁痛口苦等症，属肝胆火炽者，均用为主药；又治下焦湿热疮毒、痈肿阴痒、尿闭尿血等症，有除湿热之功。胡黄连除清热燥湿外还可解毒杀虫，用于热痢、痔漏、小儿疳积及骨蒸劳热。苦参主治疥癣湿疮，内服外用均有良好杀虫止痒功效，兼可治血痢便血、黄

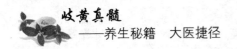

疸尿闭。白鲜皮也常用于湿热疮毒、风疮疥癣，兼治黄疸痹痛。

四、清热解毒药

本类药物均有清热解毒作用，主要用于痈肿疮毒、急性热病、热毒血痢等。

银花、连翘均可用于风热感冒，外感急性热病及疮痈肿毒，取其散热解毒的功效，连翘心清心治烦热神昏，银花炒炭可治热毒血痢，连翘兼治热结尿闭。

紫花地丁、蒲公英、蚤休作用相近，常用于痈肿疔毒，蛇虫咬伤，然紫花地丁凉血解毒之力较强，为治疗疮要药，蒲公英兼散滞气善治乳痈，蚤休尚能凉肝定惊，用于凉风抽搐。

大青叶、板蓝根、青黛同出一物，作用大同小异。大青叶、板蓝根均清热凉血，解心胃热毒，大青叶多用治热病斑疹、咽喉肿痛；板蓝根习用大头瘟症（颜面丹毒）；青黛则解毒凉血善清肝火，故适用于热病斑疹、惊痫疳热、吐血咯血，兼以外敷或吹口以治疮毒。

马勃、山豆根、射干均常用于咽喉肿痛，然马勃辛散，适用于肺有风热者；山豆根大苦大寒，适用于热毒较盛者；射干降火散血，适用于热结血瘀者。又马勃可以敛疮止血，山豆根兼治龈肿齿痛。

马齿苋解毒滑肠，用治热痢血痢，且散血消肿，治痈肿疮毒，可服可敷。败酱草主治肠痈，兼治产后瘀血腹痛。土茯苓利湿解毒，专治梅毒。绿豆为解毒良药，可解热药中毒，又治痈肿疮毒，且可止渴利尿，解暑热烦渴。鸦胆子清热燥湿杀虫，用治疟疾、痢疾有效，外用有腐蚀作用，可治赘疣。

虎杖、鱼腥草、草河车、山慈菇均有清热解毒作用，用于痈肿疮毒。另外虎杖还可散瘀止痛祛风湿，治疗急性肝炎、肝昏迷、外伤肿痛、烧伤等。草河车兼有定惊息风作用，可清肝热息风，山慈菇还可治疗瘰疬。鱼腥草兼治痢疾尿痛。

五、清热解暑药

暑病为夏季时令病之总称，所包括的症状较为复杂，而祛暑药的作用也各有不同，因此必须抓住主要矛盾，才能辨证准确，用药适当。

荷叶、西瓜、青蒿均能清热解暑。荷叶兼可升举阳气，治疗泄泻，炒炭还可止血。西瓜清肺胃之热，除烦止渴而利小便，为解除暑热烦渴的佳品。青蒿还有清泄肝胆和血分之热之功，故可治阴虚发热、疟疾、骨蒸劳热、风疹瘙痒。

豆卷、香薷均能发汗解表，然豆卷主要功能是清利湿热，为夏令暑温、湿温所常用，如欲偏于发汗解表，可用大豆黄卷；偏于清利湿热，则用清水豆卷。香薷为夏月发汗要药，犹冬月之麻黄，兼能和中利湿，所以适用于夏季受寒饮冷，阳气为阴邪所遏，而致恶寒无汗、腹痛吐泻之症，此外用治水肿、脚气，有利湿退肿之效。

第八节　理气药

理气药能调理气分，疏畅气机。凡气滞的病症均可使用。然能耗气伤阴，故气弱阴虚者宜慎用。

橘皮、青皮同出一物，成熟的果皮为橘皮，没有成熟的果皮为青皮。橘皮长于理肺之气而健脾燥湿化痰，凡气滞不行、痰湿不化引起的胸腹胀痛、食少吐泻以及痰多咳嗽等症均可应用。橘皮之中又有橘白、橘红之分，橘红较橘白燥散，多用于和胃化湿。青皮药力较强，沉降下行，主疏肝破气、消积化滞，可治胁肋胀痛、疝痛、乳痛、疟疾及食滞气逆胀痛等。

香附、木香、乌药均为常用理气止痛药物，但临证应用各有专长。香附性平，偏于理肝气、解郁结，善治肝郁气滞的脘腹胀满及月经不调，为理气及妇科要药。木香辛温香燥，能升能降，可行三焦气滞而止痛，且可健脾消食，对气滞食积、胸腹胀痛、呕吐泻痢以及不思饮食等症，均有疗效。煨木香又能止泻。乌药辛温芳香，气味俱淡，作用较木香缓和，最能顺气散寒，可治一切气逆之症，又治膀胱冷气，小便频数。

蔻仁、砂仁作用相似，蔻仁偏于上中二焦，善治湿阻肺气、胸闷不畅，或寒湿内阻、脾胃气滞、脘腹胀痛、不饥纳少、呕吐呃逆等。砂仁偏于中下二焦，适用于寒湿气滞、脘腹胀痛、不饥纳少、呕吐泻痢及胎动不安。

枳实、枳壳本为一物，大者为枳壳，小者为枳实，均有苦降下行之功。然枳实性烈，枳壳性缓，所以破滞消痞、导滞通便多用枳实；理气宽中、消除胀满多用枳壳。薤白辛、苦、温、滑，有通阳散结、下气泄滞之效，故为治胸痹要药，兼治下痢后重。柿蒂苦温下气，为治呃逆要药。

第九节　理血药

一、活血祛瘀药

本节药有活血行瘀作用，主要适用于经闭痛经、产后瘀阻、腹中肿块、痛疽、跌打损伤以及一切瘀阻之症。凡血虚无瘀或妇女月经过多，不宜服用，孕妇当禁用或慎用。

川芎、丹参、益母草、桃仁、红花、苏木为常用的活血药，然亦各有特点。川芎辛温升散，功能活血行气、散风止痛，为妇科常用药，宜于寒凝气滞、血行不畅的月经不调、瘀阻腹痛、经闭等；并治肝气郁滞、胸肋胀痛、寒痹筋挛、痈肿疮疡；又为治头痛良药，尤宜于表证头痛，血虚头痛也可配合应用，肝阳上亢之头痛则不宜服。丹参有活血通经、凉血消肿之功，凡有血热瘀血的妇科疾病以及肌肉关节疼痛、痈肿疮毒等症均可用之，兼治烦热不眠，可以除烦安神。益母草为妇科良药，功能活血祛瘀、利水消肿，临床多用于产后瘀血腹痛或血晕，经行不畅、跌仆瘀血、痈肿疮毒、浮肿、小便不利亦可用之。子与草同功，兼能明目益精。桃仁既可行血破瘀，又能润肠通便，应用甚广，功效颇良。红花活血通经、消肿止痛，常用于经闭、瘀阻、跌仆瘀血、痈疽肿毒等症。藏红花作用与红花相同而药力较胜。苏木功能主治与红花相似，然红花性温，苏木性凉，且苏木兼可用于风疹瘙痒，有祛风活血之效。

乳香、没药、延胡索、五灵脂、瓦楞子均能止痛，其中乳香、没药能活血止痛，消肿生肌。常同用以治心腹瘀血作痛、风寒湿痹、筋脉拘挛，痈疽肿痛、跌仆瘀血、疮疡溃烂等症，内服外敷均有良效。二药相比，行瘀之力没药为大。

延胡索活血理气止痛，凡一切气滞血瘀之痛，用之功效甚捷。五灵脂生用行血散瘀止痛，炒炭化瘀止血，故既可用于经闭、痛经、瘀阻及血滞诸痛，又可用于崩漏经多之症。瓦楞子消瘀血、散痰积，临床用于胃痛吐酸，确有止痛止酸之效。

三棱、莪术均能行气破血，消积止痛，常同用于瘀血积聚、胸腹胀痛、食积不消、经闭仆损等。破血之力三棱大于莪术；行气之功莪术大于三棱。由于药力较峻，能伤正气，故宜与人参白术同用，以攻补兼施。

水蛭、虻虫、䗪虫均为动物药，破血之力甚大，常同用以消瘀血积聚，然亦有特点。虻虫性质猛烈，服后即泻，药过即止；水蛭作用缓而持久，而活者外用，又能吸血消肿；䗪虫作用较为缓和，兼能接骨连筋。

牛膝生用破瘀血，引血下行，制用补肝肾强筋骨。又有川产怀产的不同，破瘀通经当用川牛膝，补肝肾当用怀牛膝。

穿山甲行散之力甚强，可以消肿溃坚、通经下乳、通络散风，常用于痈疽肿毒等外症，未成即消，已成即溃，已溃则不宜服；又治乳汁不下、经闭不通以及痹痛拘挛等症，功效亦佳。郁金可治胸胁脘腹胀闷作痛，有行气解郁之效；又治吐衄尿血、妇女倒经，有凉血破瘀之功，且可用于癫狂、热病神昏、黄疸等症，有清心凉血、宣散郁结的作用。

二、止血药

凡一切失血病均可用止血药来治疗。但止血药的作用有收敛止血、化瘀止血、凉血止血的不同，故临证时当选择使用。同时还要根据出血的原因辨证施治，适当配伍，而在血症初期，更应注意与行瘀药同用，以防留瘀。

白及、仙鹤草、棕榈、乌贼骨、蒲黄炭、灶心土均为收敛止血之品。白及为止血补肺生肌之良药，且可泄血热而消肿，主治肺病咳血，有空洞者更宜，对溃疡病出血也有良效；又治痈肿疮疡，可服可敷；此外研末外用，可治刀伤出血，油调涂治疗烫伤及皮肤皲裂。仙鹤草既止血又补虚，可治一切出血，民间用治脱力劳伤。棕榈炭收敛之力较强，一般多用于出血过多，瘀血已尽者，若暴病出血而有瘀滞者则不宜服用。乌贼骨能止崩漏带下，为妇科良药，亦可用于吐衄便血，外用能止血、燥湿、生肌敛疮，现多用于胃痛吐酸及疮疡，确有显著疗效。蒲黄炒炭收敛，能止各种出血，并能外敷治疗刀伤出血，生用为行血消瘀之品，兼能利小便，外敷又可消肿。灶心土能止虚寒失血，又能温中止呕。

三七、血余炭、茜草炭、大小蓟均有化瘀止血之功。三七功能散瘀止血、消肿定痛，可止各种出血，并治跌打损伤、痈疽疮疡、经闭瘀阻等，既可内服，又可外敷，作用很强，疗效甚捷。血余炭用治吐衄便血、尿血、血痢崩漏，有止血消瘀之效，外用止血生肌。茜草炭止血化瘀，血热而有瘀血的出血症最为适用。生用凉血行瘀，能通经闭。大小蓟为凉血破瘀之品，去瘀止血当炒炭用，小蓟兼消痈肿。

侧柏叶、旱莲草、地榆、槐角均有凉血收止血之效，侧柏叶兼能燥湿收敛，为凉血收敛止血之良药，常用于吐衄尿血、便血、崩漏等症。旱莲草不但能凉血止血，还可滋补肾阴，阴虚火旺、血热妄行的出血症用之为宜。地榆也为清热凉血、收敛止血之品，可治有血热的出血，而对便血、血痢、尿血、崩漏等下部出血尤为适用，兼能消肿止痛，外敷烫伤有效。槐花苦寒沉降，善止便血、痔疮出血，兼治肝火上升、头晕目赤、心胸烦闷。

第十节 芳香开窍药

本类药物的作用，以开窍醒神为主。凡窍闭神昏之症均可应用。有使神志清醒之效。其中麝香辛温香窜，开窍之力颇大，为窍闭神昏之良药，又能行经通络，可治经闭、难产、死胎，且可消肿止痛，为外科伤科要药，不论内服外用，均有著效。孕妇忌之。冰片辛苦微寒，主散上焦郁火以开窍醒神，可辅助麝香以治窍闭神昏之症。外用又能清热止痛生肌，多用于目赤、口疮、咽喉肿痛。菖蒲辛苦性温，芳香燥散，能入心开窍、除痰健脑，适用于痰浊蒙蔽心包所致的神昏癫狂以及健忘耳聋等。

第十一节 芳香化湿药

本类药有芳香辟秽化湿健脾作用。

藿香、佩兰均有芳香化湿、和胃止呕、解暑辟秽之效，治疗脾被湿困的呕吐泄泻以及暑天的感冒。佩兰开胃为优，用于湿浊重之胃呆不饥。苍术燥湿、健脾、发汗祛风，用于寒湿吐泻、风寒湿痹、风寒感冒、夜盲以及脚气病和疟疾。厚朴行气平喘、化湿导滞，凡食积气滞、胸腹胀痛、大便秘结或湿阻脾胃、胸腹胀满、呕吐泻痢均可用之，又治痰饮喘咳。

第十二节　安神药

一、重镇安神药

朱砂、磁石、龙骨、牡蛎均为重镇安神药，然其临证应用，各有不同。朱砂安神镇惊解毒，用于惊悸失眠、癫狂、疮疡肿毒等症。磁石能补肾益精，又能使肝阳下潜而有聪耳明目之功，且可纳气入肾和镇惊安神，故可治肝肾阳虚、浮阳上扰所致的眩晕目暗、耳鸣耳聋、肾虚作喘及惊恐等症。

龙骨既能镇静安神，且司收敛固脱，为治自汗、盗汗、遗精崩带、泻痢不止等，外用还可祛湿敛疮（龙齿只能镇心安神，用于惊狂失眠，不能收敛固涩）生肌。牡蛎常与龙骨同用以治惊狂烦热、躁动不安、心悸失眠、肝阳眩晕、自汗盗汗、遗精崩带等症，其镇惊固涩之功则较龙骨为逊，然能补阴清热，适用于阴虚劳热，且可软坚消瘰疬痰核，均为龙骨所不及。

二、养心安神药

酸枣仁、柏子仁、远志为常用安神之品。酸枣仁主补肝安神，止汗生津，为治虚烦不眠、惊悸健忘的良药，又可用治体虚多汗、津伤口渴之症。柏子仁主养心安神、止汗润肠，适用于惊悸失眠、体虚多汗及津枯便秘等症。远志既能安神，且可散郁化痰，常用于惊悸失眠、迷惑善忘、痰多咳嗽等症，兼治痈疽肿毒，内服外用有消肿之功。

第十三节　平肝息风药

本节药物主要适用于惊痫、癫狂、眩晕、痉挛、抽搐等肝风内动之症。

羚羊角主清肝火，为平肝息风之主药，且可明目散血解毒，用治肝风上升所致头痛目眩、目暗翳障、目赤肿痛或热盛风动引起的惊厥抽搐；以及热毒血斑疹痫肿疮毒等症，无不有效。石决明既清肝热，又补肝阳，故为平肝潜阳要药，且有明目清肺之效，常用于肝阳上升所致头目眩晕、目暗翳障、目赤肿痛以及劳热骨蒸，并且可代羚羊角，或与羚羊角同用以平肝息风，治惊风抽搐。代赭石重镇降逆为主，善治气逆不降、呕吐噫气、呃逆、喘息等症，且可清肝火，平肝阳，治肝阳眩晕，又兼凉血止血、治吐衄下血。

天麻、钩藤、白蒺藜三药常同用，但作用各有不同，天麻为平息内风之品，有疏散外风之力，为治头目眩晕之主药，并治惊痫抽搐、瘫痪麻木，无燥烈之弊，故血虚阴伤者也可用。钩藤清心肝之热而息风定惊，可治肝火上升所致的头晕目眩、肝风内动、惊痫抽搐，且兼清透作用，可以透发斑疹，但药力较差，不宜单独应用。白蒺藜善散肝经风热，又能疏肝解郁，行气破血，适用于头眩目赤、身体瘙痒、胸胁不舒以及乳汁不下等，与沙苑蒺藜不同，当知区别。

全蝎、蜈蚣均为祛风镇惊要药。凡惊痫、抽搐、破伤风、中风等所致口眼歪邪、风湿痹痛均可用之，然祛风镇痉之力，蜈蚣大于全蝎，二药合用，药力尤强。又蜈蚣、全蝎均能攻毒散结，又治瘰疬肿毒，而蜈蚣还治蛇虫咬伤。白僵蚕为祛风化痰之品。且有镇痉散结之功，所以适用于风热头痛、疮疹作痒、风痰咳喘、中风惊痫等症，又治咽喉肿痛、瘰疬，而对咽喉肿痛，功效尤捷。

第十四节　补养药

一、补气药

本节药物具有补气作用，主要适用于少气懒言、动则喘、乏力、四肢困倦、食少吐泻、多汗等气虚之症。

人参味甘，大补元气，生津安神。临床常用于暴脱虚喘、脾胃虚弱、消渴失眠、惊悸健忘以及一切气血津液不足之症。别直参味甘性温，药力较峻，脾胃阳衰者宜之。党参甘平，能补中益气，生津止渴，一般多用于脾肺气虚及津液不足之症，虽可用代人参，但药力薄弱缓慢，重者急症仍以人参为宜。人参、党参均忌藜芦、五灵脂、皂角。

黄芪甘温，生用固表止汗，利尿退肿，用于痈疽不溃或久溃不敛，为外科良药。炙用补中益气，升举清阳，又能生血，可治中气不足，清气下陷、气不摄血等症，为一般气虚血亏之补药。人参、黄芪均为补气之主药，补益元气，人参为优，温升之性，黄芪为大；凡治内伤气虚，以人参为主，黄芪为辅；固表托疮以黄芪为主，人参为辅。

山药、白术、白扁豆均能健脾止泻，同用治脾虚泄泻。山药甘平，既补气又养阴，兼可补益肺肾，且有涩性，故还可用于虚喘、消渴、遗精、带下等症。白术苦温，为补中益气燥湿健脾之品，除用治脾虚吐泻外，尚可用治痰饮水肿以及表虚自汗等症。白扁豆甘而微温，补益之力不及山药白术，但不腻不燥，为补脾除湿之佳品，病后初进补剂，最为合宜，兼能消暑，对暑湿烦渴亦有功效。甘草甘平，生用清火解毒，为外科常用之药，炙用补脾益气，润肺止咳，缓急止痛，生用炙用均能缓和药性，解百药毒。

二、补血药

本节药主要适用于唇甲苍白、眩晕耳鸣、心悸失眠、月经不调等血虚疾患。

熟地为滋阴养血、生精补髓的要药，凡肾阴不足，肝血亏虚以及精血两伤之证用之均有良效，但腻滞伤胃，故宜与砂仁同用。制首乌功近熟地而力稍逊，但不腻滞，又兼涩性，均为熟地所不及，生首乌兼有行散之功，多用于久疟、痈疽、瘰疬。鲜首乌能润燥滑肠，治肠燥便秘。

当归补血活血，行气止痛，为妇科要药，对妇女月经不调，经闭痛经及孕期、产后诸病均为主药，又常用于痈疽、扑损、痹痛、血滞诸痛及血虚等症，兼能滑肠，治血虚便秘。

白芍补虚敛阴，平肝止痛，凡血虚肝旺，头晕目眩、胁肋胀痛，四肢拘挛或肝脾不和，腹中挛急作痛，泻痢腹痛，以及月经不调，自汗盗汗均可用之。当归适用于血虚有寒者，又能活血行气。白芍适用于血虚有热者，且可敛阴平肝。二药均能止痛，然止痛作用不同。

阿胶为滋阴补血良药，且可清肺润燥止血。凡血虚阴亏或劳热咳喘以及一切血症用之均有良效，然性质黏腻，胃弱者不宜服。鸡血藤为补血活血之品，活血之力大于补血，适用于月经不调、痹痛、扑损等症。龙眼肉能补心脾益气血，可治惊悸、健忘失眠等症。

三、补阳药

本节药物能补肾阳，一般适用于畏寒肢凉、腰膝酸软、大便泄泻、小便频数、阳痿早泄等症。

鹿茸甘温，为竣补肾阳之品，且能益精血强筋骨，故凡肾阳不足，精血亏虚之症，如阳痿形寒、滑遗尿频、腰酸、目眩、骨弱齿迟及崩漏带下、阴疽不敛等均可应用，功效颇著。

鹿角生用行血散瘀消肿，可治疮疡肿毒，熟用益肾助阳，但药力甚微，如肾阳不足，又兼脾胃虚寒不受腻补者宜之。

胎盘既补精血，又能益气助阳，一般气血精髓不足之症均可应用，也治虚喘。唯补精助阳之功不及鹿茸，但微温不燥，性味平和，能双补气血阴阳是其特点。

巴戟天、淫羊藿均能补肾阳强筋骨祛风湿，均可用于阳痿腰膝无力、风寒湿痹等症。巴戟天虽壮阳辛散之力不及淫羊藿，温燥之性亦较淫羊藿差之，但均可用于宫冷不孕、月经不调、少腹冷痛等症。

益智仁、补骨脂均能温补脾肾，固精缩尿。但益智仁温中散寒之力胜于暖肾，故主要适用于中寒腹痛、吐泻食少、嗜睡、遗精、尿频遗尿等症。补骨脂补肾壮阳胜于温脾，且有涩性，所以主要用于阳痿、腰膝冷痛、滑精、遗尿、尿频以及脾肾阳虚的泄泻。

杜仲、续断均能补肝肾、安胎，常用于腰痛脚弱、胎动不安之症。然杜仲补益之功较续断为强，且可强筋骨，降血压，对肾虚腰痛、筋骨无力、高血压症尤宜。续断兼能通血脉，续筋骨，所以又治崩漏、关节不利、痈肿疮疡、筋骨折伤等症。

菟丝子、沙苑子均能补益肝肾、固精缩尿明目，均可用于肝肾亏虚、腰痛遗精、遗尿、目暗头昏等症。但固涩之功沙苑子为胜，而菟丝子兼能补脾止泻。

肉苁蓉补肾阳，益精血，能治阳痿不孕，腰膝冷痛，但补力不强，用量宜大，兼可滑肠通便，可治肠燥便秘。狗脊为补肝肾、强腰膝之品，且能祛风湿，主要用于肝肾不足兼有风湿的腰痛脚弱之症。

四、补阴药

本节药物一般具有滋阴清热、生津润燥的作用，主要适用于形瘦肉瘁、口干咽燥、潮热盗汗、劳嗽遗精以及肠燥便秘等阴虚火旺的疾患。临证时可根据阴虚的部位和程度而选择应用。

沙参能养阴清肺，益胃生津，常用于肺热燥咳或劳嗽咳血以及热病伤阴所致舌干口渴等症。南沙参补阴清热之力较北沙参差，但兼能祛痰，又鲜沙参清热生津之力最强，热病伤阴用之最宜。

天冬、麦冬均能滋阴清肺，润燥止咳，均可用于燥咳咳血、阴伤口渴、肠燥便秘之症，但天冬大寒，清火润燥之力较麦冬大，且滋肾阴。麦冬微寒，滋阴润燥之力较天冬差，然滋腻之性亦较小，且清心除烦，益胃生津。

石斛为养阴生津、滋阴除热之佳品，鲜石斛清热生津之力尤大，所以热病伤津所致舌红口渴当用鲜石斛，一般阴虚舌干可用干石斛。百合力能润肺止咳，清心安神，可治肺热咳嗽、劳嗽吐血，又治虚烦惊悸、失眠多梦。玉竹甘平柔润，故有养阴润燥、生津止渴之功，适用于肺胃阴伤所致燥热咳嗽、津伤口渴之症，唯药力缓慢，不能速效。

女贞子与枸杞子功效相近，均为滋补肝肾之药，均可用于肝肾阴虚所致腰膝酸软、目暗不明等症。然补阴之力枸杞较胜，兼入肺经，又有润肺之效，故枸杞还可用治肺肾两虚的劳嗽。

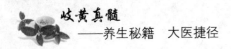

龟甲、鳖甲均为滋阴潜阳之要药，常同用于阴虚阳亢之证。但龟甲滋阴力强，且能益肾强骨，养血补心，虽兼可软坚祛瘀，仍可用于血分有热之崩漏经多之症。鳖甲退热功胜，而软坚散结之力亦大于龟甲，所以又治腹部肿块、久疟、经闭等。

第十五节　止咳平喘化痰药

一、止咳平喘药

本节药物分别具有宣肺祛痰、润肺止咳、下气平喘的功效，临证时可以根据病情选用。

苦杏仁、桔梗、前胡对外感咳嗽，最为常用，但也各有特点。苦杏仁苦温润降，功能解肌除痰、润燥下气，常用于外邪犯肺，肺气不降的咳喘痰多之症，并能治肠燥便秘（甜杏仁甘平润肺下气，专治虚劳咳嗽，与本品不同）。桔梗为宣肺解表之品，又善祛痰排脓，且可载药上浮，故多用治外邪犯肺，肺气不宣的咳嗽、咳痰不畅、鼻塞胸闷，或喉痹、音哑、咽痛、口疮，又治肺痈吐脓或痈疽肿毒，有排脓之效。

前胡微寒，能宣能降，既可散风清热，又可下气消痰，为外感咳嗽所常用，亦治痰热咳满。

白前、旋覆花均能下气消痰。白前专治肺气壅实、咳嗽痰多；旋覆花兼能行水，既治喘咳痰多，又治呕吐噫气，且消胸肋痞满等症。

紫菀、款冬花作用相近，均有润肺下气、消痰止咳之功，而且润温不燥，寒热虚实均宜。

百部为润肺止咳良药，不论新久咳嗽、寒嗽劳嗽，均可用之；又能杀虫灭虱，可治蛔虫、蛲虫，外治疥癣虫虱。马兜铃功专清肺下气，故只宜于肺热咳嗽。胖大海能开肺解表，可治伤风咳嗽、咽痛音哑，又能清热通便，治热结便秘。

二、清化热痰药

本类药物主要适用于痰热咳嗽或阴虚燥咳以及由痰热引起的癫狂惊痫、瘰疬瘿瘤等症。

贝母、瓜蒌等为常用清化热痰药，作用稍有不同。贝母为润肺化痰之品，主要用于痰热咳嗽、阴虚燥咳、劳嗽咳血等症，兼有清热开郁、解毒散结之效，所以又治忧郁烦闷、痈肿疮毒、瘰疬痰核。但有川贝、浙贝之分，川贝宜于阴虚肺燥的虚证，浙贝宜于风邪或痰热郁结之实证。近年研究发现贝母对肺痨有效。瓜蒌功能清火化痰，润肺下气，滑肠通便，所以常用于痰热咳嗽、胸痹、便秘等症。今多皮、仁分用，皮偏于清化热痰、下气宽胸，仁偏于润肺涤痰、润肠通便。瓜蒌根又名天花粉，有生津止渴、清热化痰、消肺排脓的作用，又治津伤烦渴、消渴、痰热咳嗽及痈肿疮毒等。

浮石、蛤壳均为清肺化痰、软坚之品，常同用以治痰热咳嗽、瘿瘤、瘰疬、痰核等，而蛤壳兼能制酸止痛，用治胃痛泛酸。

海藻、昆布均能软坚消痰，同为瘿瘤、瘰疬、痰核等常用之药，亦消腹部肿块、睾丸肿痛，兼能清热利水，治痰饮水肿。

礞石主治惊癫发狂，并治咳嗽喘息，功能下气坠痰镇惊，然无顽痰壅塞不宜用。

三、温化寒痰药

本类药物均有温化寒痰作用，可治寒痰湿痰引起的病症，但其临证应用也各有不同。

半夏、南星均燥烈有毒，都能燥湿化痰，而半夏又为降逆止吐的要药，且兼可消痞散结。南星毒烈之性较半夏为甚，善祛风痰，故多用于中风痰涌、风痰眩晕、惊痫、破伤风等。二药外敷均有消肿之功。南星用牛胆汁制后称胆南星，功能化痰息风，而无燥烈伤阴之弊，故适用于痰热神昏、惊痫抽搐等。

白附子亦为燥烈有毒之品，性主升散，善祛风痰，主要用于中风痰壅、口眼㖞斜、痰厥头痛及破伤风症。白芥子辛温，药力锐利，功能利气豁痰、消肿止痛，可治寒痰咳嗽、胸胁胀满及阴疽痰核等症，外敷能消肿毒、除痹痛。皂角通窍祛痰，可催嚏催吐，可用于急救，内服祛痰之功甚捷，可治痰多喘咳，虚证忌之，外敷止痒消肿。

第十六节　固涩药

本类药物主要具有固涩收敛作用，适用于滑脱不禁之症，如自汗、盗汗、久泻、久痢、遗尿、小便不禁、崩带不止。然能敛邪，凡有表邪、湿滞、郁热者均不宜久服。

五味子为温补固涩之品，功能敛肺气，滋肾阴，且可涩精、生津、止汗、止泻，临床常用于肺虚喘咳、肾虚精滑、自汗、盗汗、口渴、久泻。因其收涩之性较甚，故外感咳喘初起应慎用。

乌梅之功以敛肺涩肠为主，可治久咳、久泻、久痢等症，且可生津除热，又为安蛔良药。

诃子有敛肺下气涩肠之功，兼能降肺火，适用于久咳失音、咳嗽喘急、久泻

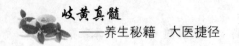

久痢、脱肛便血等症。敛肺降火宜生用，涩肠止泻宜煨用。

赤石脂、禹余粮均能涩肠止血，固涩下焦滑脱，可同用以治泻痢不止，便血崩带。但石脂性温，偏于阳虚者宜之；禹余粮微寒，偏于阴虚者宜之，以此为别。

肉蔻功能温中下气涩肠，善治虚冷泻痢，兼治脘腹胀痛，不饥呕吐。

秦皮清火涩肠明目，可治热痢下重，兼治目赤肿痛。

芡实、莲子均能补脾止泻，补肾固精，常同用以治脾虚泄泻、肾虚遗精带下等症。而芡实兼有祛湿之功，莲子又能养心安神。

浮小麦益气除热止汗，可止自汗、盗汗，兼治骨蒸虚热。小麦养心除烦，能治妇女脏燥。

第十七节　消导药

本类药物具有消食导滞的作用，主治食积不消、胀痛泻痢，或脾胃虚弱、不饥食少等症，炒焦用能增强消导之功。

莱菔子熟用消食除胀，下气化痰，可治食积胀闷、泻痢后重，又治咳嗽痰喘，生用有涌吐痰涎之功。

神曲、谷芽偏于消谷积，神曲消导之力较强，然能伤阴助阳，脾阴虚、胃火盛者不宜服；谷芽作用缓和，且兼有和中补益之功，和中宜生用，消食宜炒用。麦芽偏于消面食，又可回乳。山楂偏于消肉积，兼可破气散瘀，治经闭、瘀阻、疝气作痛。鸡内金为健脾消食良药，可治食积不消、呕吐泻痢等症。

第十八节　驱虫药

本类药主要作用能驱除或杀灭体内寄生虫，但临床应用各有专长。

使君子善驱蛔虫蛲虫，并有健脾消积之功；苦楝皮驱虫之功比使君子强，对蛔虫钩虫均有效，但有毒，用量不宜过大，外用可以清湿热、疗疥癣。

榧子为比较有效而又安全的杀虫药，能驱钩、蛔、绦、蛲等虫，且能润肺止咳，润肠通便。

槟榔、雷丸、南瓜子驱绦虫均有效。槟榔兼驱姜片虫、蛔虫，并有降气破积、通便导滞、利水化湿之功，常用于食积痰滞、气逆喘急、胸腹胀闷、泻痢后重、水肿脚气等症。此外还可截疟。雷丸能分解绦虫体，对蛔虫、蛲虫、血吸虫等，疗效可靠，又无毒性，可大剂量服用。

贯众能驱钩虫、蛔虫、蛲虫，又善止血，对子宫出血有良效，并有清热解毒之功，可以预防麻疹、流感，亦可用于疮毒，但孕妇不宜用。大蒜可以驱钩虫，并有散寒健脾消食作用，可治感冒咳嗽、百日咳以及泻痢等症，此外外敷痈肿疮毒，有消肿解毒之功。

附录1：治病必须有主药

治病一定有主药，不用主药便不效。火结必须用大黄，二枳芒硝用莫忘。寒结必须用巴豆，半夏硫黄亦相符。实结必须用山甲，蝎子蜈蚣桃仁佳。调气必须用木香，槟榔元胡紧相当。透坚必须用牙皂，细辛陈醋莫忘掉。破血必须用桃仁，红花赤芍蒲黄引。呕吐须用旱半夏，橘皮竹茹生姜好。

脾胀必须用干漆，火麻郁仁皆相偕。暖胃必须用硫黄，丹参玉竹及良姜。腰疼必须用杜仲，续断鹿霜艾寄生。安神必须用枣仁，柏子五味与茯神。定惊必须用石英，磁石龙牡一定行。增智必须用人参，枣仁五味及鹿茸。固表必须用黄芪，白术防风也相宜。抗衰必须用黄精，蜂蜜核桃天麦冬。解毒必须用三黄，连翘二丁效力彰。调营必须用桂枝，杭芍姜枣共用之。和解必须用柴胡，黄芩党参用相助。陷下必须用洋参，三生（生半夏、生附子、生南星）狗脊紧相跟。祛虫必须用使君，榧子芜荑雷丸槟。顺气必须用香附，乌药腹毛木香煮。通淋必须用斑蝥，川漆草薢石韦好。清心必须用黄连，连翘栀子竹叶煎。老痰必须用砒霜，雄黄绿豆紧跟上。助脾必须用马前，配伍恰当效若仙。定痛必须用良姜，缩砂川椒用无妨。治疗必须用斑（蝥）麻（黄），大枫蓖麻及硫黄。治疮必须用神灯，艾绒乳没紧相跟。治疗必须用蒜灸，巴豆（巴豆炒黑研细，用水调涂患处，以膏药贴之）菊花皆可敷。治邪必须用铜砂，良姜葛根也可拿。补气必须用党参，炙芪白术药黄精。补血必须用归芎，熟地酒芍阿胶跟。

补阴必须用龟板，二冬鳖甲枸杞挽。补火必须用肉桂，干姜附子硫黄配。降火必须用黄柏，知母丹皮及肉桂。生肌必须用黄芪，八珍加胶效无比。制酸必须用海蛸，浙贝瓦楞效力高。除烦必须用石膏，栀子豆豉更为妙。（以上一药为君）

麻黄杏仁疗寒嗽，半夏芥子也相投。款冬紫菀疗虚嗽，百合五味阿胶珠。川乌草乌疗风痹，桂枝灵仙血藤取。黑姜吴萸疗反胃，丁香胡椒可相配。苍术麻黄疗风寒，羌活独活均可餐。川贝柿霜疗火痰，苏子菔子黄芩算。秦艽鳖甲退虚热，地骨柴胡丹皮着。山萸五味疗虚脱，龙骨牡蛎五倍芍。

乌贼诃子疗带下，阿胶白果苦楝拿。藿香杷叶疗逆气，旋覆代赭共同去。芫花大戟疗水肿，牵牛防己治实证。瓜蒌天冬疗结胸，川贝厚朴紧相跟。苦参赤苓疗湿痒，蛇床白芷明雄黄。槐花地榆疗崩漏，荆芥秦艽及龙牡。前胡元参疗头风，薄荷柴胡紧跟随。白附天麻疗风痰，僵蚕郁金共同餐。桔梗豆根疗喉风，牛子射干僵蚕同。三七仙鹤疗诸血，大黄童便冲白及。黄芪防风疗自汗，枣仁浮麦五倍蛎。芦荟胡连疗虚热，泽泻车前紧跟着。小茴川椒疗肾气，缩砂故纸山萸萸。菖蒲枣仁疗心疾，茯神远志朱砂约。葶苈桑皮疗肺喘，麻杏石甘兜铃挽。石膏知母疗热渴，花粉糯米麦冬着。川楝茴香疗疝气，芦巴巴戟紧相随。升麻柴胡疗气陷，干葛潞党黄芪添。扁豆薏苡疗脾泻，猪苓白术与车前。土硷红糖疗烟毒，大黄芒硝紧相随。山楂红糖疗食积，老人儿童最适合。（以上两药为君）此皆治病之大略，临证遣药有准绳。

自注：自古以来名医用药，皆有君臣佐使之法度。此篇于每症先明主药，或以一药为君，或以二药为君，佐使随之。熟读此篇，于诊脉审症之后，胸中自有成竹。是既不拘证，也不泥方，活泼用药之例范也。宜熟读之，深究之。

附录2：常用的抗癌中草药

温馨提示：

> 近年来癌症发病全世界有上升趋势，严重危害人类健康。中国地大物博，药源丰富，与肿瘤作斗争历史悠久，经验丰富，在广大医务工作者的努力下，取得了很大的成就。下面例举一些有抗癌作用的中草药。笔者经验，在中医理论的指导下，在既辨病又辨证的前提下选择应用，疗效较好。经云：言不可治者，未得其术也。笔者坚信在大家的共同努力下，一定能够"得其术"，人类一定能够征服各类癌症的。

一、500种抗癌中草药作用比较

1. 通过实验研究给予评价最高的药物

补骨脂、三七、败酱草、黄芪、漏芦、蕲蛇、千金子、女贞子、旱莲草、天花粉、五倍子、蒲黄、五灵脂、没药、龙葵、地龙、西洋参、茜草、茵陈、扁豆、紫河车、瞿麦等。

2. 确定有明显抑制癌症的药物

三七：有极明显的广谱治癌作用，同时止痛止血。

干漆：有广谱治癌作用。

土大黄：止血，通便，对白血病、肠癌、骨髓癌有治疗作用。

土鳖：有广谱治癌作用。

大蒜：有治疗肺癌作用。

山豆根：有广谱治癌作用。

山慈菇：消肿散结，有广谱治癌作用。

千金子：有治疗皮肤癌、脑癌作用。

马齿苋：有治疗食管癌、肠癌作用。

天冬：治疗乳腺癌，防止乳腺癌手术后转移。

天葵子：治疗纵隔、鼻咽、甲状腺、乳腺、淋巴癌有效。

天南星：治疗颅内、食管癌。

天仙子：有杀死癌细胞作用。

五灵脂：有抗肿瘤，增加免疫功能作用。

乌梅：可抑制癌症，增加免疫功能，治疗食管、直肠癌，消除多种息肉。

牛黄：可治疗舌癌。

甘松：可治疗皮肤癌。

龙葵：可治疗多种癌症，升高白细胞，消除胸腹水，镇咳。

仙鹤草：有细胞毒样作用。

白矾：抑制癌细胞增生。

白花蛇舌草：有广谱抗癌作用。

半枝莲：抑制白血病，抗基因突变，促进免疫功能增强。

地龙：有很强抗癌活性，增高白细胞，调节免疫功能。

西洋参：具有抗癌活性，对于各种泌尿、生殖系统癌有效。

藏红花：有细胞毒样作用，对于癌性出血和其他出血均有作用。

肉桂：治疗血癌卵巢囊肿。

花蕊石：治疗乳腺癌广泛转移。

没药：有抑制癌症作用，促使癌细胞逆转，提高免疫功能。

诃子：有抑制癌细胞增生作用。

补骨脂：抑制癌细胞增生，升高白细胞，增加红细胞，提高免疫功能，刺激骨髓。

阿魏：抑制癌细胞增生，升高白细胞、血小板，治疗血管瘤。

鸡血藤：升高白细胞、血小板，对肝癌、骨癌有治疗作用。

败酱草：有强烈抑制癌细胞增生作用，促使癌细胞转化为正常细胞。

鱼腥草：抑制癌症扩散，增强免疫功能，止咳，消除胸水。

栀子：可治疗肝癌。

茜草：有强烈抑制癌细胞增生作用，明显升高白细胞，治疗绒毛上皮癌。

旱莲草：抑制癌细胞增生，增加免疫力，诱生干扰素，治疗肝癌。

威灵仙：治疗乳腺癌、肺部鳞癌、未分化癌、黑色素癌、食管癌。

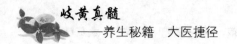

穿山甲：治疗胰腺癌。

穿山龙：治疗甲状腺瘤伴甲亢。

扁豆：治疗各种癌。

儿茶：治疗扁桃体癌。

绞股蓝：有广泛抑制癌细胞扩散作用，避免白细胞减少。

莪术：广泛抑制癌细胞增生。

徐长卿：治疗骨癌。

海龙：治疗女性生殖器癌、胃癌。

海马：治疗乳腺癌。

海螵蛸：治疗绒毛膜上皮癌。

桑椹子：治疗肠癌，能激活淋巴细胞。

淫羊藿：治疗肺癌、外阴白斑。

琥珀：具有各种抗癌作用，治疗阴茎肿瘤。

葶苈子：有消除和抑制癌性腹水作用。

硫黄：治疗消化道癌。

紫草：治疗各种癌症和白血病。

紫河车：提高免疫功能，含干扰素，有抗癌、抗病毒作用。

紫花地丁：治疗泌尿、生殖系统癌症。

紫石英：治疗子宫癌、膀胱癌等。

蒲黄：有多种抗癌作用。

蜈蚣：能治疗多种癌症。

蜂乳：能抑制癌细胞增生，对增加免疫功能极为有利。

蜣螂：治疗肝癌、食管癌。

蝉蜕：有高度抗癌活性，有明显镇痛作用。

漏芦：抗肝癌、乳腺癌、胃癌，增加免疫功能。

蕲蛇：具有强烈的生理活性，应用得当，抗癌疗效显著，镇痛效果好。

僵蚕：有治疗脑癌、声带癌、鼻咽癌、乳腺癌等作用。

薏苡仁：有抑制癌细胞增生的作用。

壁虎：是安全有效的抗癌药，用于食管癌有根治者，又因为可抗结核，消慢性炎症，愈合瘘管等，对伴有炎症者，或炎症引起肿块包块者，当重点考虑，对子宫肌瘤、卵巢囊肿伴有炎症者，也可试用。

瞿麦：有强烈抑制癌细胞增生作用，治疗膀胱癌、子宫肌瘤等。

蟾蜍：可治疗胃癌、肝癌、何杰金氏病、白血病、颈部转移癌及各种肿瘤放疗后的辅助治疗。

蟾酥：能抑制颧上下颌未分化癌、间皮癌、胃癌、肝癌等肿瘤细胞的呼吸，对白血病细胞有抑制作用，能防止放化疗引起的白细胞下降，有类似肾上腺作用。

鳖甲：治疗肝癌，慢性粒细胞型白血病。

露蜂房：治疗乳腺癌、骨癌、子宫颈癌、肝癌等。

麝香：治疗脑癌、卵巢癌、子宫颈癌、肺癌、肝癌等。

3. 其他

尚有很多药物临床用于治疗癌症有效，如：八月札、九香虫、三棱、川乌、马钱子、鹿角霜、猫爪草、白芥子、铁扫把、土贝母、全蝎、枳实等。

二、按功用选用抗癌中草药

（一）解毒抗癌

牛黄，射干，山豆根，马勃，七叶一枝花，苍耳子，白花蛇舌草，白英，半枝莲，龙葵，草河车，石上柏，藤梨根，紫草根，蛇莓，青黛，苦参，马鞭草，猪殃殃，蒲公英，断肠草，农吉利，墓头回，椿根皮，凤尾草，天葵子，乌梅，大蒜，柘木，八月札，干蟾皮，雄黄，大青叶，土茯苓，秦皮，黄芩，天花粉，徐长卿，穿心莲，黄连。

（二）软坚散结抗癌

山慈菇，夏枯草，牡蛎，海藻，猫爪草，僵蚕，马钱子，昆布，海蛤壳，喜树，蜣螂，鳖甲，壁虎，海带，斑蝥，急性子。

（三）活血化瘀抗癌

石见穿，䗪虫，赤芍，麝香，丹参，莪术，水蛭，王不留行，铁树叶，石竹根，山楂。

（四）化痰抗癌

葶苈子，枇杷叶，皂刺，魔芋，紫菀，皂角菌，杏仁，半夏，禹白附，桔梗，紫苏子。

（五）利水渗湿抗癌

茯苓，猪苓，木瓜，木通，泽泻，淡竹叶，野葡萄藤，石打穿，垂盆草，石韦。

（六）扶正抗癌

人参，白术，薏苡仁，山茱萸，百合，天冬，补骨脂，龟甲，芦笋，西洋参，灵芝，黄芪，当归，胡桃仁，大枣。

（七）止痛抗癌

川乌，白芍，小茴香，九里香，姜黄，郁金，防己，全蝎，威灵仙。

（八）止血抗癌

三七，仙鹤草，茜草，蒲葵，大蓟，小蓟。

附录3：抑制幽门螺杆菌中药

随着时间的推移和幽门螺杆菌的变异，消灭幽门螺杆菌作用的胃三联和胃四联越来越弱，而临床上应用中药来治疗，显现出一定优势。若能辨证论治选用中药治疗则疗效非凡。

实验研究显示，黄芩、黄连、黄柏、桂枝、土茯苓、高良姜、乌梅、山楂有较好的抑菌作用。

其他的研究提示，三七、槟榔、厚朴、党参、牙皂、蒲公英、白芍、地榆、青黛、白果、龙胆草、诃子、乌药、黄芪、莪术、苦参、北沙参、莱菔子等也有一定的抗幽门螺杆菌的作用。

卷四　良方精萃

名言录：

清代汪昂曰：盖古人制方，君臣佐使，配合恰当，从治正治，意义深长，如金科玉律。以为后人楷则，惟在善用者神而明之、变而通之。

又说：今人不辨证候，不用汤头，率意任情。治无成法，是犹制器而废准绳，行阵而弃行列。欲以已病却疾，不亦难乎？

按语：由单味药的使用发展到多味药的混合使用，便逐渐形成方剂，或称作方药，俗称药方。对某一病证同时使用多味药，其中必然存在一个配伍的问题，包括药味的适宜与否、味数的多寡、分量的轻重等。笔者认为，组合方剂或应用方剂，必须注意以下四点：

第一，方的组合，是以病证为依据的。有是证，则制是方。诚如《素问·至真要大论》云：气有多少，病有盛衰，治有缓急，方有大小。

第二，具体方药的配伍，决定于治法的确立。

第三，制方的适宜与否，主要看对药性四气五味的配伍是否恰当。

第四，用方之要，意贵圆通，用嫌执滞。圆通宜从三思，执持须有定见。既能执持，又能通变，方为上策。

中医组方原则：

"君臣佐使"是中医的组方原则。这种组方原则最早见于《内经》。《素问·至真要大论》说：主病之谓君，佐君之谓臣，应臣之谓使。又说：君一臣二，制之小也。君一臣三佐五，制之中也；君一臣三佐九，制之大也。

清代吴仪洛进一步解释说：主病者，对症之要药也，故谓之君。君者味数少而分量重，赖之以为主也。佐君以为臣，味数稍多，分量稍轻，所以臣君之不迨也。应臣者谓之使，数可出入，而分量更轻，所以备通行向导之使也。此则君臣佐使之义也。

笔者的认识：

君药：是针对主病或主证起主要治疗作用的药物。其药力居方中之首，用量较作为臣、佐药应用时要大。在一个方剂中，君药是主要的，是不可缺少的药物。

151

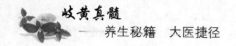

臣药，其意义有二：

一是辅助君药加强治疗主病或主证的药物。

二是针对兼病或兼证起治疗作用的药物。它的药力小于君药。

佐药，其意义有三：

一是佐助药，即协助君、臣药加强治疗作用，或直接治疗次要的兼证。

二是佐制药，即用以消除或减缓君、臣药的毒性或烈性。

三是反佐药，即根据病情需要，用与君药性味相反而能在治疗中起相成作用的药物。

佐药的药力小于臣药，一般用量较轻。

使药，其意义有二：

一是引经药，即能引方中诸药以达病灶的药物。

二是调和药，即具有调和诸药作用的药物。

使药的药力较小，用量亦轻。

这种组方原则是科学的，有良好的实践效果，"君臣佐使"四字亦古朴而生动。

我们学习古人方剂，主要是学其组方之法，掌握处方学的基本法则，自觉地提高方剂学的制方水准。所以本卷首出经方类选，经方者，仲景方也。"仲景制方不于病而命名，惟求证之切当，知其机，得其情，凡中风、伤寒、杂病，宜主某方，拈来无不合法"。历经两千余年历代医家的临床验证，疗效均甚确切，只要辨证准而用之，无不效如桴鼓。实为方剂学中之精英。后续时方等，也都是历代名医经过长期的临床应用，属累用累验者，荟萃于此，均可效法。

笔者认为，牢记用活一首良方，就是学到了这位名医治疗该病证的绝技，就是站在这位名人的肩膀上继续攀登。

第一章　经方类选

第一节　桂枝汤类(方20首)

1. 枝桂汤

歌曰：桂枝调营卫亦平，桂芍生姜三两同，

枣十二枚甘二两，解肌藉粥漐汗珍。

组成：桂枝、芍药、生姜（切）各三两，甘草二两，大枣十二枚（擘）。

煎服法：上五味，㕮咀三味，以水七升，微火煮取三升，去滓。适寒温，服一升。服已须臾，啜热稀粥一升余，以助药力。温覆令一时许，遍身漐漐微似有汗者益佳，不可令如水流漓，病必不除。若一服汗出病差，停后服，不必尽剂。

若不汗，更服依前法。又不汗，服后小促其间，半日许令三服尽。

若病重者，一日一夜服，周时观之。服一剂尽，病证犹在者，更作服。若汗不出，乃服至二三剂。

禁生冷、黏滑、肉面、五辛、酒酪、臭恶等物。

原书指证

太阳中风，阳浮而阴弱，阳浮者热自发，阴弱者汗自出，啬啬恶寒，淅淅恶风，翕翕发热，鼻鸣干呕者，桂枝汤主之。（12）

太阳病，头痛，发热，汗出，恶风，桂枝汤主之。（13）

太阴病，脉浮者，可发汗，宜桂枝汤。（276）

病人脏无他病，时发热、自汗出而不愈者，此卫气不和也。先其时发汗则愈，宜桂枝汤。（54）

禁忌

太阳病三日，已发汗、若吐、若下、若温针，仍不解者，此为坏病，桂枝不中与之也。观其脉证，知犯何逆，随证治之。（16）

桂枝本为解肌，若其人脉浮紧，发热汗不出者，不可与之也。常须识此，勿令误也。（16）

若酒客病，不可与桂枝汤，得之则呕，以酒客不喜甘故也。（17）

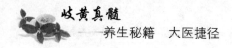

前贤阐发

柯琴：此为仲景群方之魁。乃滋阴和阳、调和营卫、解肌发汗之总方也。凡头痛发热、恶风恶寒，其脉浮而弱，汗自出者，不拘何经，不论中风、伤寒、杂病，咸得用此，惟以脉弱自汗为主耳。愚常以此汤治自汗、盗汗、虚疟、虚痢，随手而愈，因知仲景方可通治百病，与后人分门类证，使无下手处者，可同年而语耶。

《医宗金鉴·伤寒论注》："凡风寒在表，脉浮弱、自汗出者，皆属表虚，宜桂枝汤主之。名曰桂枝汤者，君以桂枝也。桂枝辛温，辛能散邪，温从阳而扶卫。芍药酸寒，酸能敛汗，寒走阴而益营。桂枝君芍药，是于发散中寓敛汗之意；芍药臣桂枝，是于固表中有微汗之道焉。生姜之辛，佐桂枝以解肌表；大枣之甘，佐芍药以和营卫。甘草甘平，有安内攘外之能，用以调和表里，且以调和诸药矣。以桂芍之相须，姜枣之相得，借甘草之调和阳表阴里，气卫血营，并行而不悖，是以刚柔相济以为和也。而精义在服后须臾啜热粥以助药力。盖谷气内充，不但易为酿汗，更使已入之邪不得少留，将来之邪不得复入也。又妙在温覆令一时许，漐漐微似有汗，是授人以微汗之法。不可令如水流漓，病必不除，是禁人以不可过汗之意也。此方为仲景群方之冠，乃解肌发汗、调和营卫之第一方也。凡中风、伤寒、脉浮弱、汗自出而表不解者，皆得而主之，其他但见一二证即是，不必悉具。"

笔者习用本方加减治疗感冒、流行性感冒、原因不明的低热或多形红斑、荨麻疹、皮肤瘙痒症、冻疮以及妊娠呕吐、产后病后低热、心律失常等，属阴阳营卫不和者。一富豪病自汗淋漓，清衣湿被，痛苦不堪，久治不愈，一日请余治疗，书桂枝汤加龙牡各三十克，嫌药少钱微。余说，三剂吃完看效果。第四天来说：千金撒尽均无益，小方三剂病自除，不可理解。

2. 芍药甘草汤

歌曰：芍甘四两各相均，两脚拘挛病在筋，
　　　　阳旦误投热气灼，苦甘相济即时伸。

组成：白芍药四两，甘草四两（炙）。

原书指证

伤寒，脉浮，自汗出，小便数，心烦，微恶寒，脚挛急，反与桂枝汤欲攻其表，此误也。得之便厥，咽中干，烦躁吐逆者，作甘草干姜汤与之以复其阳。若厥愈足温者，更作芍药甘草汤与之，其脚即伸。（29）

3. 芍药甘草附子汤

歌曰：芍药甘草附子汤，汗后恶风虚造殃，
　　　　芍甘并行各三两，附子一枚为主将。

组成：芍药三两，甘草三两（炙），附子一枚（炮、去皮，破八片）。

原书指证

发汗，病不解，反恶寒者，虚故也。芍药甘草附子汤主之。(68)

前贤阐发

柯琴：脚挛急，与芍药甘草汤，本治阴虚。此阴阳俱虚，故加附子，皆治里不治表之意。

4. 桂枝加桂汤

歌曰：桂枝加桂治奔豚，只加二两桂枝论。

组成：桂枝五两（去皮），芍药三两，生姜三两，甘草二两（炙），大枣十二枚（擘）。

原书指证

烧针令其汗，针处被寒，核起而赤者，必发奔豚，气从少腹上冲心者，灸其核上各一壮，与桂枝加枝汤，更加桂二两也。(17)

前贤阐发

徐大椿：重加桂枝，不特御寒，且制肾气，又味重则能下达。凡奔豚证，此方可增减用之。

5. 桂枝去芍药汤

歌曰：桂枝去芍义何居，胸满心悸膻中虚。
　　　脉微恶寒促无力，更加附子一枚举。
　　　桂枝倍芍转输脾，腹满时痛气血郁；
　　　下实痛因反下误，黄加二两下无疑。

组成：桂枝三两（去皮），甘草二两（炙），生姜三两，大枣十二枚（擘）。

原书指证

太阳病，下之后，脉促胸满者，桂枝去芍药汤主之。(21)

若微恶寒者，桂枝去芍药加附子汤主之。(22)

6. 桂枝去芍药加附子汤

桂枝三两（去皮），甘草二两（炙），生姜三两，大枣十二枚（擘），附子一枚（炮，去皮）。

7. 桂枝加芍药汤

桂枝三两（去皮），芍药六两，甘草二两，生姜三两，大枣十二枚（擘）。

原书指证

本太阳病，医反下之，因而腹满时痛者，属太阴也，桂枝加芍药汤主之。大实痛者，桂枝加大黄汤主之。(279)

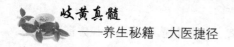

前贤阐发

许宏：表邪未罢，若被下之，则虚其中，邪气反入里。若脉虚弱，因而腹满时痛者，乃脾虚也。不可再下，与桂枝加芍药汤以止其痛。

8. 桂枝加大黄汤

桂枝三两（去皮），大黄二两，芍药六两，生姜三两，甘草二两（炙），大枣十二枚（擘）。

前贤阐发

张隐庵：大实痛者，乃腐秽有余而不能去，故以桂枝加大黄汤主之。

9. 小建中汤

歌曰：建中即是桂枝汤，倍芍加饴绝妙方，
　　　　饴取一升芍六两，悸烦腹痛有奇长。

组成：桂枝三两（去皮），甘草三两（炙），大枣十二枚（擘），芍药六两，生姜三两（切），胶饴一升。

煎服法：上六味，以水七升，煮取三升，去滓，内饴，更上微火消解。温服一升，日三服。呕家不可用建中汤，以甜故也。

原书指证

伤寒，阳脉涩，阴脉弦，法当腹中急痛，先与小建中汤，不差者，小柴胡汤主之。（100）

伤寒二三日，心中悸而烦者，小建中汤主之。（102）

前贤阐发

汪琥：愚以桂枝汤中，以芍药佐桂枝则平甘相合，散以桂枝，建中汤中，以桂枝佐芍药，则酸甘结合，敛而补中。能达此义，斯仲景制方之意无余蕴矣。

汪昂：此汤以饴糖为君，故不名桂枝芍药而名建中。今人用小建中者，绝不用饴糖，失仲景遗意矣。

《伤寒明理论》："脾者，土也，应中央，处四脏之中，为中州，治中焦，生育营卫，通行津液。一有不调，则荣卫失所育，津液失所行。必以此汤温建中脏，是以建中名焉。胶饴味甘温，甘草味甘平，脾欲缓，急食甘以缓之。建脾者，必以甘为主，故以胶饴为君，甘草为臣。桂枝辛热，辛，散也，润也，营卫不足，润而散之。芍药味酸微寒，酸，收也，泄也，津液不逮，收而行之；是以桂、芍为佐。生姜味辛温，大枣味甘温，胃者卫之源，脾者荣之本，《黄帝针经》曰'荣出中焦，卫出上焦'是矣。卫为阳，不足者益之，必以辛；荣为阴，不足者补之，必以甘。辛甘相合，脾胃健而荣卫通，是以姜、枣为使。或谓桂枝汤解表而芍药数少，建中汤温里而芍药数多。殊不知二者远近之制，皮肤之邪为近，则制小其服也，桂枝汤芍药佐桂枝同用散，非与建中同体尔。心腹之邪为远，则制大其服也，建中汤芍药佐胶饴以健脾，非与桂枝同用尔。《内经》曰近而奇偶，制小其服，远而奇偶，制大其服，此之谓也"。

笔者习用于消化系统的慢性疾病，如溃疡病、慢性胃炎、消化不良等；其次也用于心血管及血液系统的病证而属中焦虚寒、阴阳两虚者，如贫血、营养不良、原发性高血压及低血压等；此外，还用于某些妇产科疾病，如产后发热，更年期综合征等。

10. 桂枝加附子汤

歌曰：桂枝加附一枚安，汗因过发漏漫漫，

　　　　尚有恶风尿又难，肢急常愁伸屈难。

组成：桂枝三两（去皮），芍药三两，甘草三两（切），大枣十二枚（擘），附子一枚（炮，去皮，破八片）。

原书指证

太阳病，发汗，遂漏不止，其人恶风，小便难，四肢微急，难以屈伸者，桂枝加附子汤主之。（20）

前贤阐发

张璐：用桂枝汤者，和在表之营卫，加附子者，壮在表之元阳，本非阳虚，故不用四逆汤。

11. 新加汤

歌曰：新加汤法轶医林，汗出身痛脉反沉。

　　　　方中姜芍还增一，三两人参义蕴深。

组成：桂枝三两（去皮），芍药四两，甘草二两（炙），大枣十二枚（擘），人参三两，生姜四两（切）。

原书指证

发汗后，身疼痛，脉沉迟者，桂枝加芍药生姜各一两人参三两新加汤主之。（62）

前贤阐发

成无己：汗后身疼痛，邪气未尽也。脉沉迟，营血不足也。经曰：其脉沉者，营血微也。又曰：迟者，营气不足，血少故也。与桂枝以解未尽之邪，加芍药、生姜、人参以益不足之血。

12. 桂枝加厚朴杏仁汤

歌曰：下后喘生及喘家，桂枝汤外另须加，

　　　　朴加二两杏五十，表虚兼喘此方佳。

组成：桂枝三两（去皮），甘草二两（炙），芍药三两，生姜三两（切），大枣十二枚（擘），厚朴二两（炙，去皮），杏仁五十枚（去皮尖）。

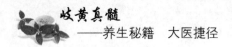

原书指证

喘家作，桂枝汤加厚朴杏子佳。（18）

太阳病，下之微喘者，表未解故也，桂枝加厚朴杏仁汤主之。（43）

前贤阐发

成无己：下后大喘，则为里气大虚，邪气传里，正气将脱也。下后微喘，则为里气上逆，邪不能传里，犹在表也，与桂枝汤以解外，加厚朴杏仁以降逆气。

13. 桂枝加葛根汤

歌曰：桂枝加葛走经腧，项背几几反汗濡，

取来桂枝汤本味，加葛四两痢亦除。

组成：桂枝二两（去皮），葛根四两，麻黄三两（去节），芍药二两，生姜三两（切），甘草二两（炙），大枣十二枚（擘）。

原书指证

太阳病，项背强几几，反汗出恶风者，桂枝加葛根汤主之。（14）

前贤阐发

林亿：此方桂枝加葛根汤，恐是桂枝中加葛根耳。

坤按：方中麻黄，可临证时斟酌取舍。

14. 当归四逆汤

歌曰：当归四逆脉重生，二两归参桂枝辛，

甘通二两枣廿五，久寒吴萸姜酒增。

组成：当归三两，桂枝三两（去皮），芍药三两，细辛三两，甘草二两（炙），通草二两，大枣二十五枚（擘）。

原书指证

手足厥寒，脉细欲绝者，当归四逆汤主之。（351）

若其人内有久寒者，宜当归四逆加吴茱萸生姜汤。（352）

前贤阐发

成无己：手足厥寒者，阳气外虚，不温四末。脉细欲绝者，阴血内弱，脉行不利。与当归四逆汤，助阳生阴也。

《古今名医方论》柯琴："此厥阴初伤于寒，发散表寒之剂。凡厥阴伤寒，则脉微而厥，以厥阴为两阴之交尽，又名阴之绝阳，伤于寒，则阴阳之气不相顺接，便为厥，厥者，手足逆冷是也。然相火寄于厥阴之脏，经虽寒而脏不寒，故先厥者后必发热，所以伤寒初起，见其手足厥冷，脉细欲绝者，不得遽认为虚寒而用姜附耳。此方取桂枝汤，君以当归者，厥阴主肝，为血室也；倍加大枣者，肝苦急，甘以缓之，即小建中加饴法；肝欲散，急食辛以散之，细辛甚辛，通三阴气血，外达于毫端，力比麻黄，用以代生姜，不欲其横散也，与麻黄汤不用同义；通草能通关节，用以开厥阴之阖。当归得芍药生血于中，大枣同甘草益气于里，桂枝得细辛而气血流经。缓中以调肝，则营气得至太阴，而脉自不绝；温表以逐邪，则卫气得行四末，而手足自温。不须参、苓之补，不用姜、附之峻，此厥阴四逆，与太、少不同治，仍不失辛甘发散之，斯为厥阴伤寒表剂欤！"

笔者习用于治疗神经及血管性疾病，如偏头痛、丛集性头痛、高血压头痛、雷诺压痛、红斑性肢痛、血栓闭塞性脉管炎、冻疮等；骨与关节疾患如类风湿性关节炎、坐骨神经痛、肩关节周围炎等；妇科疾病如痛经、不孕症；消化系统疾病如胃及十二指肠溃疡等。此外尚能治疗牙痛、多形性红斑、神经血管性水肿、子宫下垂等病而属血虚寒凝经脉者。

附方：当归四逆加吴茱萸生姜汤

当归三两，芍药三两，甘草二两（炙），通草二两 ，细辛三两，桂枝三两（去皮），大枣二十五枚（擘），生姜半斤（切），吴茱萸二升。

前贤阐发

黄元御：肝司营血，统经络而注肢节。厥阴之温气亏败，营血寒涩，而不能暖肢节两充经络，故手足厥寒，脉细欲绝。甘草、大枣补脾精以荣肝，当归、芍药养阴血而复脉，桂、辛、通草温行经络之寒涩也。若其人内有陈久积寒者，则厥逆脉细之原不在经络而在脏腑，当归四逆加吴茱萸生姜温寒凝而行阴滞也。

15. 桂枝甘草汤

歌曰：桂枝甘草取甘温，四桂二甘药两宗，

　　　　叉手冒心虚已极，汗多亡液究源根。

组成：桂枝四两（去皮），甘草二两（炙）。

原书指证

发汗过多，其人叉手自冒心，心下悸，欲得按者，桂枝甘草汤主之。(64)

前贤阐发

柯琴：桂枝本营分药，得麻黄、生姜则令营气外发而为汗，从辛也；得甘草则内补营气而养血，从甘也。得芍药则收敛营气而止汗，从酸也。此方用桂枝为君，独任甘草为佐，以补心之阳，则汗出多者不至于亡阳矣。

16. 桂枝附子汤

歌曰：桂枝附子附枚三，四桂同投是指南，

　　　　草二姜三枣十二，痛难转侧此方探。

组成：桂枝四两（去皮），附子三枚（炮，去皮，破八片），生姜三两，甘草二两（炙），大枣十二枚（擘）。

原书指证

伤寒八九日，风湿相搏，身体疼烦，不能自转侧，不呕，不渴，脉浮虚而涩

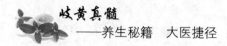

者，桂枝附子汤主之。若其人大便硬，小便自利者，去桂加白术汤主之。(174)

前贤阐发

成无己：不呕不渴，里无邪也。脉得浮虚而涩，身有疼痛，知风湿在经络也，与桂枝附子汤以散表中风湿。风在表者，散以桂、甘之辛甘；湿在经者，逐以附子之辛热。姜、枣辛甘，行营卫通津液以和表也。

17. 茯苓甘草汤

歌曰：苓甘汗多不渴求，又治伤寒厥悸忧，

一甘二桂三姜茯，须知水汗共源流。

组成：茯苓二两，桂枝二两（去皮），甘草一两（炙），生姜三两（切）。

原书指证

伤寒，汗出而渴者，五苓散主之；不渴者，茯苓甘草汤。(73)

伤寒，厥而心下悸，宜先治水，当服茯苓甘草汤，却治其厥。不尔，水渍入胃，必作利也。(356)

前贤阐发

方与轨：心下悸，大率属痫与饮，此方加龙骨牡蛎绝妙。

坤按：本方通阳利水，治阳气内伏，手足厥冷而心下悸。

18. 桂枝去桂加茯苓白术汤

歌曰：桂去桂加苓术汤，利水除邪甘二两，

苓术姜芍二两均，枣十二枚效彰彰。

组成：芍药三两，甘草二两（炙），生姜二两（切），白术二两，茯苓二两，大枣十二枚（擘）。

原书指证

服桂枝汤，或下之，仍头项强痛，翕翕发热，无汗，心下满微痛，小便不利者，桂枝去桂加茯苓白术汤主之。(28)

前贤阐发

《医宗金鉴》：去桂当是去芍药。此方去桂，将何以治头项强痛、发热无汗之表乎？论中有脉促胸满、汗出恶寒之证，因桂枝去芍药加附子汤主之。去芍药者，为胸满者也。此条虽稍异，而其满则同，为去芍药可知也。

19. 茯苓桂枝白术甘草汤

歌曰：苓桂术甘气冲胸，起则头眩身振从，

苓四桂三术甘二，温中降逆效从容。

组成：茯苓四两，桂枝三两（去皮），白术二两，甘草二两（炙）。

原书指证

伤寒，若吐若下后，心下逆满，气上冲胸，起则头眩，脉沉紧，发汗则动

经，身为振振摇者，茯苓桂枝白术甘草汤主之。(67)

前贤阐发

程应旄：此颇同真武之制，使多汗出，身热，阳已亡于外，此只逆冲振摇，阳不安中。故去芍附而易桂枝也。

20. 茯苓桂枝甘草大枣汤

歌曰：苓桂甘枣四桂枝，炙甘四两悸堪治，

　　　　枣推十五苓八两，直伐肾邪甘澜施。

组成：茯苓半斤，桂枝四两（去皮），甘草二两（炙），大枣十二枚（擘）。

原书指证

发汗后，其人脐下悸者，欲作奔豚，茯苓桂枝甘草大枣汤主之。(65)

前贤阐发

魏荔彤：脐下悸与心下之悸同，而地分不同，同为水邪使悸也。心悸其常，脐悸不多见，要以脐下觉有歉然不足之处而有时有润动，是其候也。以茯苓治水为君，佐以甘草和中益胃，桂枝升阳驱邪，是又理下焦虚寒而水湿浸淫兼治也。

21. 桂枝甘草龙骨牡蛎汤

歌曰：桂甘龙牡一桂寻，甘草龙牡二两通。

　　　　火逆心悸兼烦躁，补阳宁心法堪宗。

组成：桂枝一两（去皮），甘草二两（炙），牡蛎二两（熬），龙骨二两。

原书指证

火逆下之，因烧针烦躁者，桂枝甘草龙骨牡蛎汤主之。(118)

前贤阐发

魏荔彤：烦躁即救逆汤惊狂卧起不安之渐也。故用四物以扶阳安神为义，不用枣之温补不用蜀漆之辛快，正是病疾轻则药轻也。

22. 桂枝去芍加蜀漆龙骨牡蛎救逆汤

歌曰：桂枝去芍救逆汤，再加蜀漆龙牡藏，

　　　　五牡四龙三两漆，痰水犯心病惊狂。

组成：桂枝三两（去皮），甘草二两（炙），生姜三两（切），大枣十二枚（擘），牡蛎五两（熬），蜀漆三两（去腥），龙骨四两。

原书指证

伤寒，脉浮，医以火迫劫之，亡阳，必惊狂，卧起不安者，桂枝去芍药加蜀漆牡蛎龙骨救逆汤主之。(112)

23. 炙甘草汤（或名复脉汤）

歌曰：炙甘草汤四两甘，枣枚三十桂姜三，

　　　　半升麻麦一斤地，参胶二两结代参。

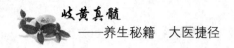

组成：甘草四两（炙），桂枝三两（去皮），生地黄一斤，人参二两，阿胶二两，麦门冬半斤（去心），麻仁半斤，大枣三十枚（擘），生姜三两（切）。

原书指证

伤寒，脉结代，心动悸，炙甘草汤主之。（177）

前贤阐发

成无己：结代之脉，动而中止，能自还者名曰结，不能自还者名曰代，由血气虚衰不能相续也。心中动悸，知真气内虚也。与炙甘草汤益虚补气而复脉。

《古今名医方论》柯琴："仲景于脉弱者，用芍药以滋阴，桂枝以通血，甚则加人参以生脉，未有地黄、麦冬者，岂以伤寒之法，义重护阴乎？抑阴无骤补之法与？以此心虚脉结代，用生地为君，麦冬为臣，峻补真阴，开后学滋阴之路。地黄、麦冬味虽甘而气大寒，非发陈蓄秀之品，必得人参、桂枝以通脉，生姜、大枣以和营，阿胶补血，酸枣安神，甘草之缓不使速下，清酒之猛捷于上行，内外调和，悸可宁而脉可复矣。酒七升、水八升，只取三升者，久煎之则气不峻，此虚家用酒之法，且知地黄、麦冬得酒良。"

笔者习应用于功能性心律不齐，期外收缩气阴两虚者。

第二节　麻黄汤类（方 13 首）

1. 麻黄汤

歌曰：麻黄汤治太阳寒，七十杏仁二桂参，

　　　　三麻一草只温服，用时先把八禁观。

组成：麻黄三两（去皮节），桂枝二两（去皮），甘草一两（炙），杏仁七十个（去皮尖）。

煎服法：上四味，以水九升，煮麻黄，减二升，去白沫，内诸药，煮取二升半，去滓。温服八合，覆取微似汗。

原书指证

太阳病，头痛，发热，身疼，腰痛，骨节疼痛，恶风，无汗而喘者，麻黄汤主之。（35）

太阳与阳明合病，喘而胸满者，不可下，宜麻黄汤。（36）

禁忌证（8 条）

脉浮紧者，法当身痛，宜以汗解之。假令尺中迟者，不可发汗，何以知然？以荣气不足，血少故也。（50）

咽喉干燥者，不可发汗。（83）

淋家，不可发汗，发汗必便血。（84）

疮家，虽身疼痛，不可发汗，汗出则痉。（85）

衄家，不可发汗，汗出必额上陷，脉急紧，直视不能眴，不得眠。（86）

亡血家，不可发汗，发汗则寒栗而振。（87）

汗家，重发汗，必恍惚心乱，小便已阴疼。（88）

病人有寒，复发汗，胃中冷，必吐蛔（一作逆）。（89）

前贤阐发

徐大椿：痛处比桂枝证尤多而重，因营卫俱伤故也。恶风无汗而喘者，乃肺气不舒之故。麻黄治无汗，杏仁治喘，桂枝、甘草治太阳诸症，无一味不紧切，所以谓之经方。

《本草纲目》曰："麻黄乃肺经专药，故治肺病多用之。张仲景治伤寒无汗用麻黄，有汗用桂枝……津液为汗，汗即血也。在营则为血，在卫则为汗。夫寒伤营，营血内涩，不能外通于卫，卫气闭固，津液不行，故无汗发热而憎寒。夫风伤卫，卫气外泄，不能内护于营，营气虚弱，津液不固，故有汗发热而恶风。然风寒之邪，皆由皮毛而入，皮毛者，肺之合也。肺主卫气，包罗一身，天之象也。是证虽属乎太阳，而肺实受邪气。其证时兼面赤怫郁、咳嗽有痰、喘而胸满诸证者，非肺病乎？盖皮毛外闭，则邪热内攻，而肺气膹郁。故用麻黄、甘草同桂枝，引出营分之邪，达之肌表，佐以杏仁泄肺而利气。"

笔者习用本方治疗感冒、流行性感冒，以及急性支气管炎、支气管哮喘属风寒表实证者，还可治疗荨麻疹；本方与四物汤合用加减可治疗儿童银屑病，有效。

2. 大青龙汤

歌曰：大龙无汗烦躁方，二两桂甘三两姜，
　　　　枣十二枚杏五十，膏如鸡子六两黄。

组成：麻黄六两（去节），桂枝二两（去皮），甘草二两（炙），杏仁四十枚（去皮尖），生姜三两（切），大枣十枚（擘），石膏如鸡子大（碎）。

煎服法：上七味，以水九升，先煮麻黄，减二升，去上沫，内诸药，煮取三升，去滓。温服一升，取微似汗。汗出多者，温粉粉之。一服汗者，停后服。若复服，汗多亡阳遂虚，恶风烦躁，不得眠也。

原书指证

太阳中风，脉浮紧，发热恶寒，身疼痛，不汗出而烦躁者，大青龙汤主之。若脉微弱，汗出恶风者，不可服之。服之则厥逆，筋惕肉瞤，此为逆也。（38）

伤寒脉浮缓，身不疼，但重，乍有轻时，无少阴证者，大青龙汤发之。（39）

病溢饮者，当发其汗，大青龙汤主之。（《金匮要略》）

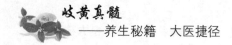

岐黄真髓
——养生秘籍 大医捷径

前贤阐发

柯琴：盖仲景凭脉辨证，只审虚实，故不论中风伤寒、脉之缓紧，但于指下有力者为实，脉弱无力者为虚，不汗出而烦躁者为实，汗出而烦躁者为虚。实者可服大青龙汤，虚者便不可服，此最易知也。仲景但细辨证而施治，何尝拘泥于中风伤寒之别其名乎？

3. 小青龙汤

歌曰：小青龙汤三两均，风寒束表饮停胸，

辛夏甘草和五味，姜桂麻黄芍药同。

组成：麻黄三两（去节），芍药三两，细辛三两，干姜三两，甘草三两（炙），桂枝三两（去皮），五味子半升，半夏半升（洗）。

煎服法：上八味，以水一斗，先煮麻黄，减二升，去上沫，内诸药，煮取三升，去滓。

原书指证

伤寒表不解，心下有水气，干呕，发热而咳，或渴，或利，或噎，或小便不利，少腹满，或喘者，小青龙汤主之。（40）

伤寒，心下有水气，咳而微喘，发热不渴。服汤已，渴者，此寒去欲解也，小青龙汤主之。（41）

前贤阐发

柯琴：此于桂枝汤去大枣之泥，加麻黄以开元府，细辛逐水气，半夏除呕，五味、干姜以除咳也，以干姜易生姜者，生姜之气味不如干姜之猛烈，其大温足以逐心下之水，若辛可解五味之酸，且发表既有麻、细之直锐，更不藉生姜之横散矣。

《重订通俗伤寒论》曰："风寒外搏，痰饮内伏，发为咳嗽气喘者，必须从小青龙加减施治。盖君以麻、桂辛温泄卫，即佐以芍、草酸甘护营。妙在干姜与五味拌捣为臣，一温肺阳而化饮，一收肺气以定喘。又以半夏之辛滑降痰，细辛之辛润行水，则痰饮悉化为水气，自然津津汗出而解。若不开表而徒行水，何以解风寒之搏束？若一味开表，而不用辛以行水，又何以祛其水气？此方开中有合，升中有降，真如神龙之变化不测。设非风寒而为风温，麻桂亦不可擅用，学者宜细心辨证，对证的用也。"

笔者习可用本方治疗多种疾病，常见者有流行性感冒、急性支气管炎、肺炎、胸膜炎、肺气肿、慢性肺心病、支气管哮喘、过敏性鼻炎、急慢性肾炎、肾病综合征、慢性胃炎、幽门不全梗阻、病态窦房结综合征、风湿性关节炎、结肠过敏、老年遗尿、失音、小儿肺炎、麻疹、百日咳等证属外寒内饮者。

4. 葛根汤

歌曰：葛根无汗项背强，四两葛根三两黄，

桂甘芍二姜三两，枣十二枚刚痉尝。

组成：葛根四两，麻黄二两（去节），桂枝二两（去皮），生姜三两（切），甘草二两（炙），芍药二两，大枣十二枚（擘）。

煎服法：上七味，以水一斗，先煮麻黄、葛根，减二升，去上沫，内诸药，煮取三升，去滓。温服一升，覆取微似汗，不须啜粥，余如桂枝法将息及禁忌。

原书指证

太阳病，项背强几几，无汗恶风，葛根汤主之。（31）

太阳阳明合病者，必自下利，葛根汤主之。（32）

太阳病，无汗而小便反少，气上冲胸，口噤不得语，欲作刚痉，葛根汤主之。（《金匮要略》）

5. 葛根加半夏汤

歌曰：葛汤加夏半升宜，二阳但呕不下利。

组成：葛根四两，麻黄三两（去节，《玉函》作二两），甘草二两（炙），芍药二两，桂枝二两（去皮），生姜三两（切），半夏半升（洗），大枣十二枚（擘）。

原书指证

太阳与阳明合病，不下利，但呕者，葛根加半夏汤主之。（33）

前贤阐发

成无己：邪气外盛，阳不主里，里气不和，气上而不下者，但呕而不下利，与葛根汤以散其邪，加半夏以下逆气。

6. 桂枝麻黄各半汤

歌曰：各半如疟热色除，甘芍姜麻一两付，
　　　杏甘四枚枣四枚，桂枝一两十六铢。

组成：桂枝一两十六铢（去皮），芍药一两，生姜一两（切），麻黄一两（去节），大枣四枚（擘），甘草一两（炙），杏仁二十四枚（汤浸，去皮尖乃两仁者）。

煎服法：上七味，以水五升，先煮麻黄一二沸，去上沫，内诸药，煮取一升八合，去滓。温服六合。

原书指证

太阳病，得之八九日，如疟状，发热恶寒，热多寒少，其人不呕，清便欲自可，一日二三度发。脉微缓者，为欲愈也，脉微而恶寒者，此阴阳俱虚，不可更发汗、更下、更吐也；面色反有热色者，未欲解也。以其不能得小汗出，身必痒，宜桂枝麻黄各半汤。（23）

前贤阐发

许宏：桂枝汤去表虚，麻黄汤治表实，二者均曰解表，霄壤之异也。今此二

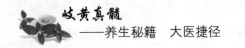

方合而用之，乃解其表不虚不实者也。

7. 桂枝二麻黄一汤

歌曰：桂二麻一形如疟，经证轻剂日再发，

汗出不彻邪仍袭，表后脉洪服之怯。

组成：桂枝一两十七铢（去皮），芍药一两六铢，麻黄十六铢（去皮节），甘草一两二铢（炙），大枣五枚（擘），杏仁十六个（去皮尖），生姜一两六铢（切），大枣五枚（擘）。

原书指证

服桂枝汤，大汗出，脉洪大者，与桂枝汤，如前法。若形似疟，一日再发者，汗出必解，宜桂枝二麻黄一汤。（25）

8. 桂枝二越婢一汤

歌曰：四枣桂二越婢一，热多寒少脉微弱，

膏铢廿四姜两二，十八铢桂麻甘芍。

组成：桂枝十八铢（去皮），芍药十八铢，麻黄十八铢，甘草十八铢（炙），大枣四枚（擘），生姜一两二铢（切），石膏二十四铢（碎绵裹）。

原书指证

太阳病，发热恶寒，热多寒少，脉微弱者，此无阳也，不可发汗，宜桂枝二越婢一汤。（27）

前贤阐发

柯琴：越婢方比大青龙无桂枝、杏仁，与麻黄杏仁石膏汤同为凉解表里之剂。此不用杏仁之苦而用生姜、大枣之辛甘，可以治太阳阳明合病热多寒少而无汗者，犹白虎症背微恶寒之类，而不可以治脉弱无阳之证也。

9. 麻黄杏仁石膏甘草汤

歌曰：麻杏石甘伤寒方，汗出而喘法度良，

四两麻黄八两膏，五十杏仁二甘尝。

组成：麻黄四两（去节），杏仁五十个（去皮尖），甘草二两（炙），石膏半斤（碎、绵裹）。

原书指证

发汗后，不可更行桂枝汤，汗出而喘，无大热者，可与麻黄杏仁石膏甘草汤。（63）

前贤阐发

张璐：冬月咳嗽，寒痰结于咽喉，语声不出者，此寒气客于会厌，故卒然而喑也，麻杏石甘汤。

陈元辈：今日无大热，邪已蕴酿成热，热盛于内，以外热较之而转轻也。读书要得问，不可死于句下。

《医宗金鉴·删补名医方论》柯琴：石膏为清火之重剂，青龙、白虎皆赖以建功，然用之不当，适足以招祸。故青龙以无汗烦躁，得姜桂以宣卫外之阳也；白虎以有汗烦渴，须粳米以存胃中津液也。此但热无寒，故不用姜、桂，喘不在胃而在肺，故于麻黄汤去桂枝之监制，取麻黄之开、杏仁之降、甘草之和，倍石膏之大寒，除内外之实热，斯溱溱汗出，而内外之烦热与喘悉除矣。"

现常用本方治疗感冒、上呼吸道感染、急性气管炎、支气管肺炎、大叶性肺炎、支气管哮喘、麻疹合并肺炎、急性结膜炎、角膜溃疡、鼻炎、风疹等疾病。

10. 文蛤散

歌曰：文蛤散原只一味，变散为汤七物汇，

　　　　麻杏石甘姜枣加，金匮采来诚可贵。

组成：文蛤五两。

原书指证

病在阳，应以汗解之，反以冷水噀之，若灌之，其热被劫不得去，弥更益烦，肉上粟起，意欲饮水，反不渴者，服文蛤散。（141）

前贤阐发

柯琴：文蛤一味为散，以沸汤和方寸匕，服满五合，此等轻剂，恐难散湿热之重邪，弥更益烦者。《金匮要略》云，渴欲饮水而贪饮者，文蛤汤主之。兼治微恶风，脉紧头痛，审证用方，则移彼方而补入于此可也。其方麻黄汤去桂枝，加文蛤、石膏、姜、枣，此亦大青龙之变局也。

11. 麻黄连轺赤小豆汤

歌曰：黄病麻黄连小豆，枣十二枚四十杏，

　　　　姜翘甘麻皆二两，一升赤豆梓皮论。

组成：麻黄二两（去皮），连轺二两（连翘根是），杏仁四十个（去皮尖），赤小豆一升，大枣十二枚（剖），生梓白皮一升（切），生姜二两（切），甘草二两（炙）。

原书指证

伤寒，郁热在里，身必黄，麻黄连轺赤小豆汤主之。（262）

坤按：本方治疮毒内攻，浮肿喘满症有卓效。

12. 麻黄附子甘草汤

歌曰：麻附甘草阳气伤，一枚附子二草黄，

　　　　少阴始病无里证，助阳发汗效力彰。

组成：麻黄二两（去节），附子一枚（炮，去皮，破八片），甘草二两（炙）。

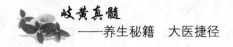
——养生秘籍　大医捷径

原书指证

少阴病，得之二三日，麻黄附子甘草汤微发汗，以二三日无里证，故微发汗也。（302）

水之为病，其脉沉小，属少阴。浮者为风，无水虚胀者为气。水发其汗即已。脉沉者，宜麻黄附子汤。　　　　　　　　　　　　　　　（《金匮要略》）

前贤阐发

柯琴：言无里证，则有表证可知。

李缵文：发阴家汗，必用附子，恐亡阳也。

13. 麻黄附子细辛汤

歌曰：麻黄附子细辛汤，附子一枚二辛黄，

　　　脉沉恶寒反发热，温经解表有专长。

组成：麻黄二两（去节），细辛二两，附子一枚（炮，去皮，破八片）。

原书指证

少阴病，始得之，反发热，脉沉者，麻黄附子细辛汤主之。（301）

前贤阐发

成无己：少阴病当无热恶寒，反发热者，邪在表也。虽脉沉，以始得则邪气未深，亦当温剂发汗以散之。

第三节　柴胡汤类（方7首）

1. 小柴胡汤

歌曰：小柴八两少阳凭，枣十二枚夏半升，

　　　三两姜参芩与草，去渣重煎枢机能。

组成：柴胡半斤，黄芩三两，人参三两，甘草三两（炙），生姜三两（切），大枣十二枚（擘），半夏半斤（洗）。

煎服法：上七味，以水一斗二升，煮取六升，去滓，再煎取三升。温服一升，日三服。

原书指证

伤寒五六日，中风，往来寒热，胸胁苦满，嘿嘿不欲饮食，心烦喜呕，或胸中烦而不呕，或渴，或腹中痛，或胁下痞硬，或心下悸、小便不利，或不渴、身有微热，或咳者，小柴胡汤主之。（96）

妇人中风，七八日续得寒热，发作有时，经水适断者，此为热入血室。其血必结，故使如疟状，发作有时，小柴胡汤主之。（144）

呕而发热者，小柴胡汤主之。（379）

伤寒差以后，更发热，小柴胡汤主之。（394）

血弱气尽，腠理开，邪气因入，与正气相搏，结于胁下。正邪分争，往来寒热，休作有时，嘿嘿不欲饮食，脏腑相连，其痛必下，邪高痛下，故使呕也，小柴胡汤主之。服柴胡汤已，渴者属阳明，以法治之。（97）

伤寒中风，有柴胡证，但见一证便是，不必悉具。凡柴胡汤病证而下之，若柴胡证不罢者，复与柴胡汤，必蒸蒸而振，却发热汗出而解。（101）

前贤阐发

柯琴：此为少阳枢机之剂，和解表里之总方也。少阳之气游行三焦，而司一身腠理之阖。血弱气尽，腠理开发，邪气因入，与正气相搏，邪正分争，故往来寒热。与伤寒头疼发热而脉弦细、中风两无关者，皆是虚火游行于半表，故取柴胡之轻清微苦寒者以解表邪，即以人参之微甘微温者预补其正气，使里气和而外邪勿得入也。其口苦、咽干、目眩、目赤、头汗、心烦等症，皆虚火游行于半里，故用黄芩之苦寒以清之，即用甘、枣之甘以缓之，亦也提防三阴之受也。太阳伤寒则呕逆，中风则干呕，此欲呕者，邪正相搏于半里，故欲呕而不逆。胁居一身之半，为少阳之枢。邪结胁则枢机不利，所以胸胁苦满，默默不欲食也。引用姜、半之辛散，一以佐柴、芩而逐邪，一以行甘、枣之泥滞。可以止呕者即可以泄满矣。

我习用小柴胡汤治疗感冒、流行性感冒、疟疾、慢性肝炎、肝硬化、急慢性胆囊炎、胆结石、急性胰腺炎、流行性腮腺炎、胸膜炎、淋巴结炎、中耳炎、急性乳腺炎、睾丸炎、胆汁反流性胃炎、胃溃疡、反流性食管炎、冠心病、血小板减少性紫癜、肾盂肾炎、肾病综合征、神经性头痛、癔病、神经症、时辰发作性疾病、经前期紧张综合征等多种疾病属少阳证者。

2. 柴胡加芒硝汤

歌曰：呕用小柴加硝汤，原方冲溶二硝尝，

日晡潮热胸胁满，调和胃胆利少阳。

组成：柴胡二两十六铢，黄芩一两，甘草一两（炙），人参一两（切），生姜一两（切），大枣四枚（擘），半夏二十铢（本云五枚，洗），芒硝二两。

原书指证

伤寒十三日不解，胸胁满而呕，日晡所发潮热，已而微利，此本柴胡证，下之以不得利，今反利者，知医以丸药下之，此非其治也。潮热者，实也。宜先服小柴胡汤以解外，后以柴胡加芒硝汤主之。（104）

前贤阐发

柯琴：不加大黄者，以地道原通。不用大柴胡者，以中气已虚也。

徐大椿：大柴胡汤加大黄、枳实，乃合小承气也。此加芒硝，乃合用调胃承

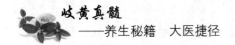

气也。此少阳阳明同治之方。

3. 大柴胡汤

歌曰：大柴枣陈表里行，往来寒热呕吐频，

八柴二军半升夏，五姜四枳三芍芩。

组成：柴胡半斤，黄芩三两，芍药三两，半夏半升（洗），生姜五两（切），枳实四两（炙），大枣十二枚（擘），大黄二两。

煎服法：上八味，以水一斗二升，煮取六升，去滓，再煎。温服一升，日三服。

原书指证

太阳病，过经十余日，反二三下之，后四五日，柴胡证仍在者，先与小柴胡汤；呕不止，心下急，郁郁微烦者，为未解也，与大柴胡汤下之则愈。（103）

伤寒十余日，热结在里，复往来寒热者，与大柴胡汤。（136）

伤寒发热，汗出不解，心中痞硬，呕吐而下利者，大柴胡汤主之。（165）

前贤阐发

汪昂：此乃少阳阳明，故加减小柴胡、小承气而为一方。少阳固不可下，然兼阳明腑证则当下，宜大柴胡汤。

《医方考》：伤寒阳邪入里，表证未除，里证又急者，此方主之。表证未除者，寒热往来，胁痛，口苦尚在也；里证又急者，大便难而燥实也。表证未除，故用柴胡、黄芩以解表；里证燥实，故用大黄、枳实以攻里。芍药能和少阳，半夏能治呕逆，大枣、生姜又所以调中而和荣卫也。

笔者常用本方治疗急性胰腺炎、急性胆囊炎、胆石症、胃及十二指肠溃疡、慢性肝炎以及其他发热性、传染性疾病如感冒、伤寒、猩红热、肺炎、腮腺炎、急性肾盂肾炎、痢疾、阑尾炎等。从"呕吐不止"条文入手，还可以扩展用于眩晕呕吐的治疗。如梅尼埃综合征、妊娠恶阻、幽门不全梗阻之呕吐等。还可以治疗多种神经精神性疾病如神经症、失眠、头痛以及精神分裂症等属少阳阳明合病者。

4. 柴胡桂枝汤

歌曰：柴胡桂枝是合方，柴桂各半合成汤，

太阳邪轻少阳甚，肢节烦疼呕结尝。

组成：桂枝一两半（去皮），黄芩一两半，人参一两半，甘草一两（炙），半夏二合半（洗），芍药一两半，大枣六枚（擘），生姜一两半（切），柴胡四两。

原书指证

伤寒六七日，发热，微恶寒，肢节烦痛，微呕，心下支结，外证未去者，柴

胡桂枝汤主之。（146）

前贤阐发

唐宗海：发热恶寒，四肢骨节疼痛，即桂枝证也。呕而心下支结，即心下满，是柴胡证也。外证未去句以明柴胡证是病将入内，而桂枝证尚在，不得单用柴胡汤，宜合桂枝汤治之，义极明显。

《外台秘要》：疗寒疝，腹中痛者，柴胡桂枝汤。

5. 柴胡桂枝干姜汤

歌曰：柴胡桂枝干姜汤，不呕烦渴头汗尝。

　　　　八柴二草牡干姜，芩桂宜三瓜四详。

组成：柴胡半斤，桂枝三两（去皮），干姜二两，瓜蒌根四两，黄芩三两，牡蛎二两（熬），甘草二两（炙）。

原书指证

伤寒五六日，已发汗而复下之，胸胁满微结，小便不利，渴而不呕，但头汗出，往来寒热，心烦者，此为未解也，柴胡桂枝干姜汤主之。（147）

前贤阐发

《伤寒贯珠集》：胸中烦而不呕者，邪聚于膈而不上逆也，热聚则不得以甘补，不逆则不必以辛散，故去人参、半夏，而加栝楼实之寒，以除热而荡实也。渴者，木火内烦而津虚气燥也，故去半夏之温燥，而加人参之甘润、瓜蒌根之凉苦，以彻热而生津也。腹中痛者，木邪伤土也，黄芩苦寒，不利脾阳，芍药酸寒，能于土中泻木，祛邪气止腹痛也。胁下痞硬者，邪聚少阳之募，大枣甘能增满，牡蛎咸能软坚，好古云：'牡蛎以柴胡引之，能去胁下痞也。心下悸，小便不利者，水饮蓄而不行也。水饮得冷则停，得淡则利，故去黄芩，加茯苓。不渴外有微热者，里和而表未解也，故不取人参之补里，而用桂枝之解外也。咳者，肺寒而气逆也，经曰：'肺苦气上逆，急食酸以收之。'又曰：'形寒饮冷则伤肺。故加五味之酸以收逆气，干姜之温以却肺寒，参、枣甘壅，不利于逆，生姜之辛，亦恶其散耳。

6. 柴胡加龙骨牡蛎汤

歌曰：柴加龙牡二黄添，参苓芩夏桂枝铅，

　　　　枣六姜皆一两半，溺秘烦惊满重痊。

组成：柴胡四两，龙骨一两半，黄芩一两半，生姜一两半，铅丹一两半，桂枝一两半（去皮），人参一两半，茯苓一两半，半夏二合半（洗），大黄二两，牡蛎一两半（熬），大枣六枚（擘）。

煎服法：上十二味，以水八升，煮取四升，内大黄，切如棋子，更煮一两沸，去滓。温服一升。

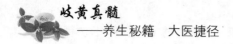

原书指证

伤寒八九日，下之，胸满烦惊，小便不利，谵语，一身尽重，不可转侧者，柴胡加龙骨牡蛎汤主之。（107）

前贤阐发

徐大椿：此方能治肝胆之惊痰，以之治癫病，必效。

7. 四逆散

歌曰：四逆散因热厥行，枳甘柴芍数相均，

　　　　脉沉而弦胸胁满，疏肝诸方此扩充。

组成：甘草（炙）、枳实（破，水渍，炙干）、柴胡、芍药各等分。

煎服法：上四味，各十分，捣筛。白饮和服方寸匕，日三服。

原书指证

少阴病，四逆，其人或咳，或悸，或小便不利，或腹中痛，或泄利下重者，四逆散主之。（318）

前贤阐发

张锡驹：凡少阴病四逆，俱属阳气虚寒，然亦有阳气内郁，不得外达而四逆者，又宜四逆散主之。枳实，胃家之宣品，所以宣通胃络。芍药疏泄经络之血脉。甘草调中，柴胡启达阳气于外行，阳气通而四肢温矣。

魏士千：泄利下重者，里急后重也，其非下利清谷明矣。

《医宗金鉴·订正伤寒论注》李中梓：少阴用药，有阴阳之分。如阴寒而四逆者，非姜、附不能疗。此证虽云四逆，必不甚冷，或指头微温，或脉不沉微，乃阴中涵阳之证，惟气不宣通，是以逆冷。故以柴胡凉表，芍药清中。此本肝胆之剂，而少阴用之者，为水木同源也。以枳实利七冲之门，以甘草和三焦之气，气机宣通，而四逆可痊矣。

笔者习用本方治疗慢性肝炎、胆囊炎、胆道蛔虫病、肋间神经痛、胃溃疡、胃炎、胃肠神经症、附件炎、输卵管阻塞、急性乳腺炎、胃下垂、肠炎、细菌性痢疾、经前期紧张综合征等属于肝胆气郁、肝脾（或胆胃）不和者。

第四节　　栀子豉汤类（方6首）

1. 栀子豉汤

歌曰：栀豉汤治阳明表，虚烦懊恼此方好，

　　　　前证兼呕加生姜，若然少气加甘草。

组成；栀子十四个（擘），香豉四合（绵裹）。

煎服法：上二味，以水四升，先煮栀子，取二升半，内豉，更煮取一升半，去滓。分二服，一服得吐，止后再服。

原书指证

发汗吐下后，虚烦不得眠，若剧者，必反复颠倒，心中懊恢，栀子豉汤主之。(76)

发汗，若下之，而烦热，胸中窒者，栀子豉汤主之。(77)

禁忌证

凡用栀子汤，病人旧微溏者，不可与服之。(81)

前贤阐发

张锡驹：栀子性寒，导心中之烦热以下行。豆豉熟而轻浮，引水液之上升也。阴阳和而水火济，烦自解矣。

丹波元简：本方，成氏而降诸家，率以为吐剂。张志聪、锡驹断为非吐剂，可谓卓见矣。

附方1：栀子生姜汤

组成：栀子十四个（擘），生姜五两（切），香豉四合（绵裹）。

原书指证

发汗吐下后，虚烦不得眠，若剧者，必反复颠倒，心中懊恢，栀子豉汤主之。若少气者，栀子甘草豉汤主之；若呕者，栀子生姜汤主之。(76)

前贤阐发

张志聪：呕者，中气逆也。加生姜以宣通。

附方2：栀子甘草豉汤

组成：栀子十四个（擘），甘草二两（炙），香豉四合（绵裹）。

原书指证

发汗吐下后，虚烦不得眠，若剧者，必反复颠倒，心中懊恢，栀子豉汤主之；若少气者，栀子甘草豉汤主之。(76)

前贤阐发

陈念祖：少气者，中气虚而不能交通于上下，以栀子甘草汤主之，即《内经》所谓交阴阳者必和其中也。

坤按：凡食物中毒见懊恢烦躁者，本方可试用。

2. 栀子枳实豉汤

歌曰：栀子豉枳劳复好，食停再加大黄讨。

组成：枳实三枚，栀子十四个（擘），香豉一升（绵裹）。

原书指证

大病差后，劳复者，栀子枳实豉汤主之。(393)

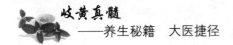

3. 栀子厚朴汤

歌曰：栀子厚朴枳实汤，心烦腹满效力彰。

组成：栀子十四个（擘），厚朴四两（炙，去皮），枳实四枚（水浸，炙令黄）。

原书指证

伤寒下后，心烦腹满，卧起不安者，栀子厚朴汤主之。(79)

前贤阐发

柯琴：栀子以治烦，枳朴以泄满，此两解心腹之妙剂也。热已入胃则不当吐，便未燥硬则不可下，此为小承气之先著。

4. 栀子干姜汤

歌曰：心烦栀子干姜汤，误下阴阳两受伤，

山栀十四姜二两，食少便溏身热尝。

组成：栀子十四个（擘），干姜二两。

原书指证

伤寒，医以丸药大下之，身热不去，微烦者，栀子干姜汤主之。(80)

前贤阐发

柯琴：或以丸药下之，心中微烦，外热不去，是知寒气留于中而上焦留热，故任栀子以除烦，以干姜逐内寒，此甘泻心之化方也。

5. 栀子柏皮汤

歌曰：栀子柏皮湿热郁，身黄发热四言规，

一两甘草二两柏，十五枚栀不去皮。

组成：肥栀子十五个（擘），甘草一两（炙），黄柏二两。

原书指证

伤寒，身黄，发热者，栀子柏皮汤主之。(261)

前贤阐发

尤怡：此热瘀而未实之证。热瘀，故身黄；热未实，故发热而腹不满。栀子撤热于上，柏皮清热于下，而中未及实，故须甘草以和之耳。

6. 茵陈蒿汤

歌曰：茵陈蒿汤治疸黄，黄二茵六栀旧尝，

阳黄大黄栀子入，阴黄附草与干姜。

组成：茵陈蒿六两，栀子十四个（擘），大黄二两（去皮）。

煎服法：上三味，以水一斗二升，先煮茵陈，减六升；内二味，煮取三升，去滓。分三服。小便当利，尿如皂荚汁状，色正赤，一宿腹减，黄从小便去也。

原书指证

伤寒七八日，身黄如橘子色，小便不利，腹微满者，茵陈蒿汤主之。(260)

阳明病，发热，汗出者，此为热越，不能发黄也。但头汗出，身无汗，剂颈而还，小便不利，渴引水浆者，此为瘀热在里，身必发黄，茵陈蒿汤主之。（236）

谷疸之为病，寒热不食，食即头眩，心胸不安，久久发黄，为谷疸，茵陈蒿汤主之。　　　　　　　　　　　　　　　　　　　　　　　　　（《金匮要略》）

前贤阐发

方有执：茵陈逐湿郁之黄，栀子除胃家之热，大黄推壅塞之瘀。三物者，苦以泄热，热泄则黄散也。

吴有性：疫邪传里，遗热下焦，小便不利，邪无输泄，经气郁滞，其传为疸，身目如金者，宜茵陈蒿汤。

柯琴：太阳、阳明俱有发黄证，但头汗而身无汗，则热不外越；小便不利，则热不下泄，故瘀热在里而渴饮水浆。然黄有不同，在太阳之表，当汗而发之，故用麻黄连翘赤小豆汤，为凉散法。症在太阳、阳明之间，当以寒胜之，用栀子柏皮汤，乃清火法。症在阳明之里，当泻之于内，故立本方，是逐秽法。茵陈……能除热邪留结，佐栀子以通水源，大黄以除胃热，令瘀热从小便而泄，腹满自减，肠胃无伤，仍合引而竭之之义，亦阳明利水之奇法也。

（《伤寒来苏集·伤寒附翼·阳明方总论》）

笔者习用本方治疗急性黄疸肝炎、胆石症、胆囊炎、新生儿溶血性黄疸，另外对肝昏迷、门静脉炎等病均有一定疗效。

第五节　泻心汤类（方13首）

1. 半夏泻心汤

歌曰：半夏泻心一连寻，三两姜参炙草芩，
　　　　半夏半升枣十二，主治痞呕肠中鸣。

组成：半夏半升（洗），黄芩、干姜、人参、甘草（炙）各三两，黄连一两，大枣十二枚。

煎服法：上七味，以水一斗，煮取六升，去滓再煮，取三升，温服一升，日三服。

原书指证

伤寒五六日，呕而发热者，柴胡汤证具，而以他药下之，柴胡证仍在者，复与柴胡汤，此虽已下之，不为逆，必蒸蒸而振，却发热汗出而解。若心下满而硬痛者，此为结胸也，大陷胸汤主之。但满而不痛者，此为痞，柴胡不中与之，宜半夏泻心汤。（149）

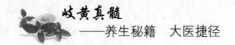

前贤阐发

柯琴：即小柴胡去柴胡加黄连干姜汤也。不往来寒热是无半表证，故不用柴胡。痞因寒热之气互结而成，用黄连干姜之大寒大热者为之两解也。

笔者习用本方治疗急慢性肠炎、慢性结肠炎、神经性腹泻、小儿消化不良腹泻等属于肝旺脾虚者。

2. 生姜泻心汤

歌曰：四两生姜泻心汤，芩草参三夏半量，

　　　一两姜连枣十二，干噫食臭痞利尝。

组成：生姜四两（切），甘草三两（炙），人参三两，干姜一两，黄芩三两，半夏半升（洗），黄连一两，大枣十二枚（擘）。

原书指证

伤寒汗出，解之后，胃中不和，心下痞硬，干噫食臭，胁下有水气，腹中雷鸣，下利者，生姜泻心汤主之。（157）

前贤阐发

《金鉴》：名生姜泻心汤者，其义重在散水气之痞也。生姜、半夏散胁下之水气。人参、大枣补中州之虚。干姜、甘草以温里寒。黄芩、黄连以泄痞热。备乎虚实寒热之治，胃中不和，下利之痞，焉有不愈者乎？

3. 甘草泻心汤

歌曰：甘草泻心腹雷鸣，一日下利数十行，

　　　一连夏半枣十二，甘四姜芩参三平。

组成：甘草四两（炙），黄芩三两，人参三两，黄连一两，半夏半升（洗），大枣十二枚（擘）。

原书指证

伤寒中风，医反下之，其人下利日数十行。谷不化，腹中雷鸣，心下痞硬而满，干呕，心烦不得安。医见心下痞，谓病不尽，复下之，其痞益甚，此非结热，但以胃中虚，客气上逆，故使硬也。甘草泻心汤主之。（158）

狐惑之为病，状如伤寒，默默欲眠，目不得闭，卧起不安，蚀于喉为惑，蚀于阴为狐，不欲饮食，恶闻食臭，其面目乍赤乍黑乍白，蚀于上部则声嘎，甘草泻心汤主之。　　　　　　　　　　　　　　　　　　　（《金匮要略》）

前贤阐发

《金鉴》：方以甘草命名者，取和缓之意也，用甘草、大枣之甘，补中之虚，缓中之急。半夏之辛，降逆止呕。芩、连之寒，泄阳陷之痞热。干姜之热，散阴凝痞寒。缓中降逆，泻痞除烦，寒热并用也。

坤按：此方治走马牙疳、产后口糜泻，有奇验。

4. 附子泻心汤

歌曰：一枚附子泻心汤，一两连芩二大黄，

汗出恶寒心下痞，专煎轻渍要参详。

组成：大黄二两，黄连一两，黄芩一两，附子一枚（炮，去皮破，别煮取汁）。

煎服法：上四味，切三味，以麻沸汤二升渍之，须臾绞去滓，内附子汁。分温再服。

原书指证

心下痞，而复恶寒汗出者，附子泻心汤主之。（155）

坤按：此方治老人饮食过多，致食厥，效佳。

5. 大黄黄连泻心汤

歌曰：大黄黄连泻心汤，热痞烦躁吐衄殃，

大黄二两黄连一，麻沸汤调效力彰。

组成：大黄二两，黄连一两。

煎服法：上二味，以麻沸汤二升渍之，须臾，绞去渣，分温再服。

原书指证

心下痞，按之濡，其脉关上浮者，大黄黄连泻心汤主之。（154）

伤寒大下后，复发汗，心下痞，恶寒者，表未解也。不可攻痞，表解乃可攻痞。解表宜桂枝汤，攻痞宜大黄黄连泻心汤。（164）

6. 干姜黄连黄芩人参汤

歌曰：姜连芩参三两来，芩连苦降借姜开，

济以人参绝妙哉，食入即吐烦热赅。

组成：干姜、黄连、黄芩、人参各三两。

原书指证

伤寒本自寒下，医复吐下之，寒格，更逆吐下，若入食即吐，干姜黄连黄芩人参汤主之。（359）

前贤阐发

陈蔚：方名以干姜冠首者，取干姜温能除寒下；而辛热之气又能开格而纳食也。

柯琴：凡呕家夹热者，不利于香、砂、橘、半，服此方而晏如。

7. 黄连汤

歌曰：黄连汤法妙层层，腹痛呕吐枣如陈，

桂连干姜各三两，参甘二两夏半升。

组成：黄连三两，甘草三两（炙），干姜三两，桂枝三两（去皮），人参二两，半夏半升（洗），大枣十二枚（擘）。

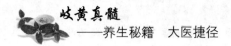

原书指证

伤寒，胸中有热，胃中有邪气，腹中痛，欲呕吐者，黄连汤主之。(173)

前贤阐发

王晋三：黄连汤，和剂也。即柴胡汤变剂。以桂枝易柴胡，以黄连易黄芩，以干姜易生姜。

徐大椿：即半夏泻心法去黄芩加桂枝。诸泻心之法皆治心胃之间寒热不调，全属里证。此方以黄连易桂枝，取泻心之名而曰黄连汤。乃表邪尚有一分未尽，胃中邪气尚当外达，故加桂枝一味以利表里，则意无不到矣。

8. 葛根黄芩黄连汤

歌曰：葛根芩连协热痢，喘而汗出促脉聚，

三两连芩二两甘，八两葛根牢牢记。

组成：葛根半斤，甘草二两（炙），黄芩三两，黄连三两。

煎服法：上右四味，以水八升，先煮葛根，减二升，内诸药，煮取二升，去滓。分温再服。

原书指证

太阳病，桂枝证，医反下之，利遂不止。脉促者，表未解也。喘而汗出者，葛根黄芩黄连汤主之。(34)

前贤阐发

徐大椿：因表未解，故用葛根，因喘汗而痢，故用芩、连之苦以泄之坚之。芩、连、甘草为治痢之主药。

《伤寒贯珠集》：邪陷于里者十之七，而留于表者十之三，其病为表里并受之病，故其治亦宜表里两解法……葛根解肌于表，芩、连清热于里，甘草则合表里而并和之耳。盖风邪初中，病为在表，一入于里，则变为热矣。故治表者，必以葛根之辛凉；治里者，必以芩、连之苦寒也。

笔者习用于治疗肠道感染性疾病，如急性肠炎、细菌性痢疾、肠伤寒、胃肠型感冒等。据报道，本方对小儿多种原因的腹泻疗效较佳，如小儿夏令腹泻、小儿中毒性肠炎等。另外，本方还可用于其他感染性疾病，如肺炎、肺痈、麻疹肺炎、原因不明的高热等。

9. 黄连阿胶汤

歌曰：四两黄连三两胶，二枚鸡子取黄敲，

一芩二芍心烦治，舌红难眠效力高。

组成：黄连四两，黄芩二两，芍药二两，鸡子黄二枚，阿胶三两。

煎服法：以水六升，先煮三物，取二升去渣，内胶烊尽，小冷，内鸡子黄搅令相得，温服七合，日三服。

原书指证

少阴病，得之二三日以上，心中烦，不得卧，黄连阿胶汤主之。（303）

前贤阐发

吴仪洛：此汤本治少阴温热之证。以其阳邪暴虐，伤犯真阴，故二三日以上便见心烦不得卧。所以始病之际，即用芩、连大寒之药，兼芍药、阿胶、鸡子黄以滋养阴血也。

10. 小陷胸汤

歌曰：小陷胸汤痞较轻，正在心下按始痛，

　　　夏取半升连一两，大个瓜蒌方功宏。

组成：黄连一两，半夏半升（洗），瓜蒌实大者一枚。

煎服法：以水六升，先煎煮瓜蒌取三升，去渣，内诸药，煮取二升。去渣，分温三服。

原书指证

小结胸病，正在心下，按之则痛，脉浮滑者，小陷胸汤主之。（138）

前贤阐发

柯琴：结胸有轻重，立方有大小，从心下至少腹按之石硬而痛不可近者，为大结胸。正在心下，未及胁腹，按之则痛，未曾石硬者，为小结胸。大结胸是水结在胸腹，故脉沉紧。小结胸是痰结于心下，故脉浮滑。水结宜下，故用甘遂、葶、杏、硝、黄等下之。痰结宜消，故用黄连、瓜蒌、半夏以消之。水气能结而为痰，其人之阳气重可知矣。

《古今名医方论》程扶生：此热结未深者在心下，不若大结胸之高在心上。按之痛，比手不可近为轻。脉之浮滑，又缓于沉紧。但痰饮素盛，夹热邪而内结，所以脉见浮滑也。以半夏之辛散之，黄连之苦泻之，瓜蒌之苦润涤之，所以除热散结于胸中也。先煮瓜蒌，分温三服，皆以缓治上之法。

笔者习用治疗胃肠道疾病、支气管炎、渗出性胸膜炎、急性胰腺炎、胆囊炎等，疗效肯定。

11. 黄芩汤

歌曰：枣十二枚黄芩汤，身热自利腹痛尝。

　　　二两甘芍三两芩，呕加夏半三两姜。

组成：黄芩三两，芍药二两，甘草二两（炙），大枣十二枚（擘）。

煎服法：以水一斗，煮取三升，去渣，温服一升，日再，夜一服。

原书指证

太阳与少阳合病，自下利者，与黄芩汤。（172）

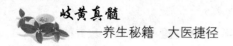

前贤阐发

《金鉴》：太阳与少阳合病，谓太阳发热，头痛，或口苦，咽干，目眩，或胸满，脉或大而弦也。若表邪盛，肢节烦疼，则宜与柴胡桂枝汤两解其表矣。今里热盛而自下利，则当黄芩汤清之以和其里也。

附方：黄芩加半夏生姜汤

组成：黄芩三两，芍药二两，甘草二两（炙），大枣十二枚（擘），半夏半升（洗），生姜一两半（一方三两）（切）。

煎服方法：以水一斗，煮取三升，去渣，温服一升，日再，夜一服。

原书指证

干呕而利者，黄芩加半夏生姜汤主之。　　　　　　　　（《金匮要略》）

太阳与少阳合病，自下利者，用黄芩汤。若呕者，黄芩加半夏生姜汤主之。(172)

前贤阐发

方有执：下夺则利，上逆则吐，半夏逐水散逆，生姜呕家圣药，加所当加，无如二物。

12. 白头翁汤

歌曰：白头翁汤二两翁，三两黄连柏与秦，
　　　　厥阴热痢时思水，下重难通及肠风。

组成：白头翁二两，黄柏三两，黄连三两，秦皮三两。

煎服法：以水七升，煮取二升，去渣，温服一升，不愈者，更服一升。

原书指证

热利下重者，白头翁汤主之。(371)

下利，欲饮水者，以有热故也。白头翁汤主之。(372)

《医方集解》：此足阳明、少阴、厥阴药也。白头翁苦寒，能入阳明血分而凉血止痢；秦皮苦寒性涩，能凉肝益肾而固下焦；黄连凉血清肝，黄柏泻火补水，并能燥湿止痢而厚肠。取寒能胜热，苦能坚肾，涩能断下。

笔者习用本方治疗急性细菌性痢疾和阿米巴痢疾属热毒偏盛者。对其他病原体所致之滞下属热痢者也有良好的效果。

第六节　白虎汤类（方3首）

1. 白虎汤（附白虎加人参汤）

歌曰：阳明白虎辨非难，难在阳邪背恶寒，
　　　　知六膏斤甘二两，米加六合四大安。

服桂烦渴大汗倾，液亡肌腠调阳明，

口干舌燥饮数升，白虎加参三两平。

组成：知母六两，石膏一斤（碎），甘草二两（炙），粳米六合。

煎服法：以水一升，煮米熟，汤成去滓，温服一升日三服。

原书指证

伤寒，脉浮滑，此表里俱热，白虎汤主之。（181）

伤寒，脉滑而厥者，里有热，白虎汤主之。（350）

前贤阐发

柯琴：阳明邪从热化，故不恶寒而恶热；热蒸外越，热汗出；热烁胃中，故渴欲饮水；邪盛而实，故脉滑；然犹在经，故兼浮也。盖阳明属胃，外主肌肉，虽内外大热而实，终非苦寒之味所宜也。石膏辛寒，辛能解肌热，寒能胜胃火，寒能沉内，辛能走外，此两味擅内外之能，故以为君。知母苦润，苦以泻火，润以滋燥，故用为臣。甘草与粳米，调和于中宫，且能土中泻火，稼穑作甘，寒剂得之缓其寒，苦剂得之平其苦，使二味为佐，庶大寒大苦之品，无伤损脾胃之虑也。煮汤入胃，输脾输肺，水精四布，大烦大渴可除也。又说：里热而非里寒，故当用白虎而不当用承气。若妄汗，则津竭而谵语；误下，则亡阳而额汗出手足厥也。此自汗出，为内热甚者言耳。接"遗尿句"来，若自汗而无大烦大渴证，无洪大浮滑脉，当从虚治，不可妄用白虎。若额上汗出，手足冷者，见烦渴谵语等症与洪滑之脉，亦可用白虎汤。

笔者习用本方治疗急性感染性疾病，如流行性出血热、肺炎、流行性脑脊髓膜炎、败血症等，也可用于流行性感冒、肠伤寒、痢疾、原因不明的高热等。另外，白虎加人参汤治疗糖尿病之"三多"症，白虎加桂枝汤治疗活动性风湿性关节炎，也有良好的效果。

附方：白虎加人参汤

组成：知母六两，石膏一斤（碎，绵裹），甘草二两（炙），粳米六合，人参三两。

煎服法：以水一升，煮米熟，汤成去滓，温服一升，日三服。

原书指证

服桂枝汤，大汗出后，大烦渴不解，脉洪大者，白虎加人参汤主之。（26）

伤寒无大热，口燥渴，心烦，背微恶寒者，白虎加人参汤主之。（169）

前贤阐发

成无己：大汗出，脉洪大而不渴，邪气犹在表也。可更与桂枝汤。若大汗出，脉洪大而烦渴不解者，表里有热，不可更与桂枝汤，可与白虎加人参汤生津止渴，和表散热。

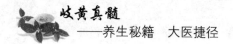

2. 竹叶石膏汤

歌曰：竹叶两把膏一斤，病后虚羸呕逆承，

　　　　粳夏半升参三两，麦冬一升二草斟。

组成：竹叶二把，石膏一斤，半夏两升（洗），麦门冬一升（去心），人参三两，甘草二两（炙），粳米半升。

煎服法：以水一斗，煮取六升，去滓，内粳米，煮米熟，汤成去米，温服一升，日三服。

原书指证

伤寒解后，虚羸少气，气逆欲吐者，竹叶石膏汤主之。（397）

前贤阐发

《医宗金鉴》：是方也，即白虎汤去知母，加人参、麦门冬、半夏、竹叶。以大寒之剂易为清补之方，此仲景白虎汤变方也。

《医方集解》：此手太阴、足阳明药也。竹叶、石膏辛寒以散余热；人参、甘草、麦冬、粳米之甘平以益肺安胃，补虚生津；半夏之辛温以豁痰止呕。故去热而不损其真，导逆而能益其气也。

笔者习用本方治疗急性感染性疾病恢复期低热、原因不明的低热、中暑、夏季热等发热属气津两伤者，也可用于糖尿病之干渴多饮、胃火上炎之口舌糜烂、胆道手术后呕吐。

第七节　承气汤类（方11首）

1. 大承气汤

歌曰：大承黄四朴半斤，枳五硝三急下云，

　　　　枳朴先煎后入黄，烊硝痞满燥实行。

组成：大黄四两（酒洗），厚朴半斤（炙去皮），枳实五枚（炙），芒硝三合。

煎服法：以水一斗，先煎二物，去滓，内大黄，更煮，取二升，去滓，内芒硝，更上微火一二沸，分温再服。得下，余勿服。

原书指证

阳明病，发热，汗多者，急下之，宜大承气汤。（253）

发汗不解，腹满痛者，急下之，宜大承气汤。（254）

伤寒六七日，目中不了了，睛不和，无表里证，大便难，身微热者，此为实也。急下之，宜大承气汤。（252）

少阳病，得之二三日，口燥咽干者，急下之，宜大承气汤。（320）

少阴病，六七日，腹胀不大便者，急下之，宜大承气汤。（322）

下利，三部脉皆平，按之心下坚者，急下之，宜大承气汤。（《金匮要略》）

少阴病，自利清水，色纯青，心下必痛，口干燥者，可下之，宜大承气汤。（321）

痉为病，胸满口噤，卧不著席，脚挛急，必齘齿，可与大承气汤。

下利已差，至其年月时日复发者，以病不尽故也，当下之，宜大承气汤。（《金匮要略》）

前贤阐发

许宏：仲景所用大承气者，二十五证，虽目名异，然即下泄之法也。其法虽多，不出大满大热大实，其脉沉实滑者之所当用也。

《医宗金鉴·订正伤寒论注》：诸积热结里而成痞满燥实者，均以大承气汤下之也。满者，腹胁满急膜胀，故用厚朴以消气壅；痞则心中痞塞硬坚，故用枳实以破气结；燥者，肠中燥粪干结，故用大黄攻积泄热。然必审四证之轻重，四药之多少，适其宜，始可与也。若邪重剂轻，邪气不服；邪轻剂重，则正气转伤，不可不慎也。

笔者习用本方治疗单纯性肠梗阻、粘连性肠梗阻、蛔虫性肠梗阻、急性胆囊炎、胆石症、急性胰腺炎、腹部手术后肠胀气、急性病毒性肝炎、细菌性痢疾、躁狂性精神病、感染性休克、挤压综合征以及一些感染性疾病或心脑血管疾病过程中出现高热、谵语、神昏、惊厥、发狂，而见大便不通、苔黄厚而燥、脉实者。

2. 小承气汤

歌曰：小承气汤朴实黄，朴二枳三四两黄，
胃燥初硬脉滑疾，欲试燥屎用此汤。

组成：大黄四两（酒洗），厚朴二两（炙，去皮），枳实三枚大者（炙）。

煎服法：以水四升，煮取一升二合，去滓，分温服。初服汤当更衣，不尔者尽饮之。若更衣者，勿服之。

原书指证

阳明病，其人多汗，以津液外出，胃中燥，大便必硬，硬则谵语，小承气汤主之。若一服谵语止者，更莫复服。（213）

阳明病，谵语，发潮热，脉滑而疾者，小承气汤主之。因与承气汤一升，腹中转气者，更服一升。若不转气者，勿更与之。明日又不大便，脉反微涩者，里虚也，为难治，不可更与承气汤也。（214）

太阳病，若吐、若下、若发汗后，微烦，小便数，大便因硬者，与小承气汤，和之愈。（250）

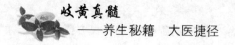

下利谵语者，有燥屎也，宜小承气汤。（374）

前贤阐发

《医垒元戎》：小承气汤，治痞实而微满，状若饥人食饱，腹中无转矢气，即大承气汤只去芒硝。心下痞，大便或通，热甚，宜此方。

3. 麻子仁丸

歌曰：麻子仁丸治脾约，小便频数大便秘，
　　　　黄朴一斤枳芍半，二升麻仁一杏酌。

组成：麻子仁二升，芍药半斤，枳实半斤（炙），大黄一斤（去皮），厚朴一尺（炙，去皮），杏仁一升（去皮尖，熬，别作脂）。

煎服法：蜜和丸如梧桐子大，饮服十丸，日三服，渐加，以知为度。

原书指证

趺阳脉浮而涩，浮则胃气强，涩则小便数，浮涩相搏，大便则硬，其脾为约，麻子仁丸主之。（247）

前贤阐发

吴仪络：此治素惯脾约之人，复感外邪，预防燥结之法。方中以麻杏仁以润肠燥，芍药以养阴血，枳实、大黄以泄实热，厚朴以破滞气也。然必因客邪加热者用之为合辙。后世以此概治老人津枯血燥之闭结，便取一时之通利，不顾虑伤其真气，得不速其咎耶。

《医方考》：伤寒差后，胃强脾弱，约束津液不得四布，但输膀胱，致小便数而大便难者，主此方以通肠润燥。枳实、大黄、厚朴，承气汤也；麻仁、杏仁，润肠物也；芍药之酸，敛津液也。然必胃强者能用之，若非胃强，则承气之物在所禁也。

临床可用于治疗习惯性便秘、老人与产后便秘、痔疮术后便秘等。

4. 调胃承气汤

歌曰：调胃承气炙甘功，硝用半升地道通，
　　　　草二大黄四两足，法中之法妙无穷。

组成：大黄四两（去皮，清酒洗），甘草二两（炙），芒硝半升。

煎服法：以水三升，煮取一升，去滓，内芒硝，更上火微煮令沸，少少温服之。

原书指证

发汗后，恶寒者，虚故也。不恶寒，但热者，实也。当和胃气，与调胃承气汤。（70）

阳明病，不吐，不下，心烦者，可与调胃承气汤。（207）

伤寒吐后，腹胀满者，与调胃承气汤。（249）

前贤阐发

徐彬：仲景用此汤凡七见，或因吐下津干，或因烦满气逆，总为胃中燥热不和，而非大实满者之比。故不欲其速下而去枳、朴，欲其恋膈而生津，特加甘草以调和之，故曰调胃。

柯琴：邪气盛则胃实，故用大黄、芒硝，其自用甘草是和胃之意，此见调胃承气汤是和剂而非下剂也。

5. 桃核承气汤

歌曰：桃核承气四两黄，桂硝二两草同行，

　　　　五十桃仁如狂证，外解方攻用此汤。

组成：桃仁五十个（去皮尖），大黄四两，桂枝二两（去皮），甘草二两（炙），芒硝二两。

煎服法：以水七升，煮取二升半，去滓，内芒硝，更上火微沸，下火，先食温服五合，日三服，当微利。

原书指证

太阳病不解，热结旁流，其人如狂，血自下，下者愈。其外不解者，尚未可攻，当先解其外。外解已，但少腹急结者，乃可攻之，宜桃核承气汤。(106)

前贤阐发

章楠：此即调胃承气汤加桂枝、桃仁，引入血脉以破瘀结也。硝、黄、桃仁咸苦下降，佐桂枝、甘草辛温甘缓载之，使徒行于血脉，导瘀血热邪由肠府而出，故桂枝非为解太阳之余邪也。

6. 抵当汤

歌曰：抵当桃廿三两黄，其人善忘又发狂，

　　　　水蛭虻虫各三十，攻其蓄血定其狂。

组成：水蛭（熬）三十个，虻虫（熬，去翅足）三十个，桃仁二十个（去皮尖），大黄三两（酒洗）。

煎服法：以水五升，煮取三升，去滓，温服一升，不可更服。

原书指证

太阳病，六七日，表证仍在，脉微而沉，反不结胸，其发狂者，以热在下焦，少腹当硬满，小便自利者，下血乃愈。所以然者，以太阳随经，瘀热在里故也。抵当汤主之。(124)

阳明证，其人喜忘者，必有蓄血。所以然者，本有久瘀血，故令喜忘，屎虽硬，大便反易，其色必黑者，宜抵当汤下之。(237)

病人无表里证，发热七八日，虽脉浮数者，可下之。假令已下，脉数不解，合热则消谷善饥，至六七日不大便者，有瘀血，宜抵当汤。(257)

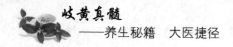

前贤阐发

柯琴：蛭，昆虫之功于饮血者也。虻，飞虫之猛于吮血者也。兹取水陆之善取血者攻之，同气相求耳。更佐桃仁之推陈致新，大黄之苦寒以荡涤邪热。

7. 抵当丸

歌曰：廿五桃仁三两黄，水蛭虻虫卅枚尝，
　　　　捣丸四个煎宜一，有热溺长腹满当。

组成：水蛭二十个（熬），虻虫二十个（去足翅，熬），大黄三两，桃仁二十五个（去皮尖）。

煎服法：捣分四丸，以水一升，煮一丸，取七合服之，晬时当下血，若不下者更服。

原书指证

伤寒有热，少腹满，应小便不利，今反利者，为有血也。当下之，不可余药，宜抵当丸。（126）

前贤阐发

方有执：名虽丸也，犹煮汤焉。夫汤，荡也；丸，缓也。变汤为丸，而犹不离乎汤，其取欲缓不缓，不荡而荡之意欤。

8. 大陷胸汤

歌曰：大陷胸汤一钱遂，六两大黄一升硝，
　　　　日晡热渐腹痛满，结胸热实此方消。

组成：大黄六两（去皮），芒硝一升，甘遂一钱匕。

原书指证

伤寒六七日，结胸热实，脉沉而紧，心下痛，按之石硬者，大陷胸汤主之。（135）

太阳病，重发汗而复下之，不大便五六日，舌上燥而渴，日晡所小潮热（一云：日晡所发胸大烦），从心下至少腹硬满而痛不可近者，大陷胸汤主之。（137）

前贤阐发

《勿误药室方函口诀》：此方为热实结胸之主药，其他胸痛剧者有特效。因留饮而肩背凝者，有速效。小儿龟背可用此方，其轻者宜大陷胸丸。又小儿欲作龟背，早用此方则能收效。

《金镜内台方议·卷之五》：病发于阳，而反下之，热入因作结胸；病发于阴，而反下之，因作痞。所以成结胸者，以下之太早故也。且脉沉者，为病在里，紧为里实；心下结者，邪气上结也，此为大结胸之症。若非大下泄之，其病不去也。故大黄为君，而荡涤邪结，苦以散之；芒硝为臣，以软其坚，咸以软之；甘遂为佐为使，以通其水，而下其邪之峻烈者也。

笔者习用本方治疗急性水肿性胰腺炎、急性肠梗阻、幽门梗阻及胸腔积液、腹腔积液等疾病病情急重而体质强壮者。

9. 大陷胸丸

歌曰：大陷胸丸法最超，半升葶苈杏硝调，

项强如痉君须记，八两大黄取急消。

组成：大黄半斤，葶苈子半升（熬），芒硝半升，杏仁半升（去皮尖，熬黑）。

原书指证

结胸者，项亦强，如柔痉状，下之则和，宜大陷胸丸。（131）

前贤阐发

《伤寒总病论》：虚弱家不耐大陷胸汤，即以大陷胸丸下之。

10. 十枣汤

歌曰：十枣戟芫甘遂平，妙将十枣煮汤行，

表证全尽里未和，漐汗有时短气痛。

组成：芫花（熬）、大戟、甘遂各等分。

原书指证

太阳中风，下利，呕逆，表解者，乃可攻之。其人漐漐汗出，发作有时，头痛，心下痞硬满，引胁下痛，干呕，短气，汗出不恶寒者，此表解里未和也，十枣汤主之。（152）

脉沉而弦者，悬饮内痛，病悬饮者，十枣汤主之。　　　　　　（《金匮要略》）

前贤阐发

黄元御：大枣保其脾精，芫、遂、大戟泄其水饮也。

《医方集解》：芫花、大戟性辛苦以逐水饮；甘遂苦寒，能直达水气所结之处，以攻决为用。三药过峻，故用大枣之甘以缓也，益土所以胜水，使邪从二便而出也。

我临床习用于治疗各种胸腔积液以及渗出性胸膜炎，各种腹水如肝硬化腹水及慢性肾炎、肾病综合征的水肿等属形气俱实者。另外，本方尚可治疗小儿肺炎、胃酸过多症。

11. 三物白散

歌曰：白散巴豆研如脂，只须一份守成规，

更加贝桔均三分，寒热结胸细辨医。

组成：桔梗三分，巴豆一分（去皮心，熬黑，研如脂），贝母三分。

煎服法：上三味为散，内巴豆，更于白中杵之。以白饮和服，强人半钱匕，

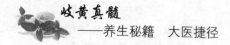

赢者减之。病在膈上必吐，在膈下必利，不利，进热粥一杯，利过不止，进冷粥一杯。身热，皮粟不解，欲引衣自覆，若以水潠之、洗之，益令热劫不得出，当汗而不汗则烦。假令汗出已，腹中痛，与芍药三两如上法。

原书指证

寒热结胸，无热证者，与三物小白散。（141）

前贤阐发

柯琴：贝母善开胸中郁结之气，桔梗能提胸中陷下之气。然微寒之品不足以散结硬之阳邪，非巴豆之辛热，斩关而入，何以使胸中之阳气流行也？故用三分之贝、桔，必得一分巴豆以佐之，则清阳升、浊阴降，结胸斯可得而除也。和以白饮之甘，取其留恋于胃，不使速下以散之，此汤以荡之者，尤为得当也。

第八节　四逆汤类（方6首）

1. 四逆汤

歌曰：三阴厥逆四逆参，脉沉微细主阴寒，

　　　　自利腹痛呕不渴，一附二甘姜两半。

组成：甘草二两（炙），干姜一两半，附子一枚（生用，去皮，破八片）。

煎服法：上三味，以水三升，煮取一升二合，去滓。分温二服。强人可大附子一枚、干姜三两。

原书指证

伤寒……若重发汗，复加烧针者，四逆汤主之。（29）

伤寒，医之下，续得下利，清谷不止，身疼痛者，急当救里；后身疼痛，清便自调者，急当救表。救里宜四逆汤；救表宜桂枝汤。（91）

病发热头痛，脉反沉，若不差，身体疼痛，当救其里，宜四逆汤。（92）

脉浮而迟，表热里寒，下利清谷者，四逆汤主之。（225）

少阴病，脉沉者，急温之，宜四逆汤。（323）

2. 茯苓四逆汤

歌曰：茯苓四逆四逆汤，只加一参苓六两，

　　　　汗伤心液下伤肾，肾燥心烦得媾昌。

组成：茯苓四两，人参一两，附子一枚（生用，去皮，破八片），甘草二两（炙），干姜一两半。

原书指证

发汗，若下之，病仍不解，烦躁者，茯苓四逆汤主之。（69）

前贤阐发

许宏：发汗后，病当解。若不解，发汗外虚阳气。后若下之，内虚阴气。阴阳俱虚，邪独不解，故生烦躁也。与四逆汤以复阳气，加人参、茯苓以复阴气也。

3. 干姜附子汤

歌曰：姜附一枚一两姜，昼间烦躁夜安常，
　　　脉微无表身无热。幸借残阳未尽亡。

组成：干姜一两，附子一枚（生用，去皮，破八片）。

原书指证

下之后，复发汗，昼日烦躁不得眠，夜而安静，不呕、不渴、无表证、脉沉微，身无大热者，干姜附子汤主之。（61）

前贤阐发

柯琴：茯苓四逆固阴以收阳，干姜附子固阳以配阴。二方皆从四逆加减，而有救阴救阳之异。茯苓四逆比四逆为缓，固里宜缓也。姜、附者，阳中之阳也。用生附而去甘草，则势力更猛，比四逆为峻，回阳当急也。一去甘草，一加茯苓，而缓急自别，加减之妙，见用方之神乎。

4. 通脉四逆汤

歌曰：通脉四逆葱倍姜，阴盛格阳抢救方，
　　　外热内寒清谷利，脉微手足厥逆尝。
　　　又有加胆四两方，脉微内竭珠汗淌，
　　　息微干呕筋急转，线系生死用此汤。
　　　面赤加葱茎用九，腹痛去葱真妙手，
　　　葱去换芍二两加，呕者生姜二两偶。
　　　咽痛去芍桔需加，桔梗一两循经走。
　　　脉若不出二两参，桔梗丢开莫掣肘。

组成：甘草二两（炙），附子大者一枚（生用，去皮，破八片），干姜三两（强人可四两）。

原书指证

少阴病，下利清谷，里寒外热，手足厥逆，脉微欲绝，身反不恶寒，其人面色赤，或腹痛，或干呕，或咽痛，或利止脉不出者，通脉四逆汤主之。（317）

下利清谷，里寒外热，汗出而厥者，通脉四逆汤主之。（370）

前贤阐发

成无己：下利清谷，手足厥逆，脉微欲绝，为里寒。身热不恶寒，面色赤，为外热。此阴盛于内，格阳于外，不相通也，与通脉四逆汤散阴通阳。

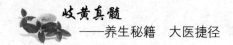

附方：**通脉四逆加猪胆汁汤**

组成：甘草二两（炙），干姜三两（强人可四两），附子大者一枚（生用，去皮，破八片），猪胆汁半合（《玉涵》作四合，《肘后》作一合）。

原书指证

吐已下断，汗出而厥，四肢拘急不解，脉微欲绝者，通脉四逆加猪胆汁汤主之。（390）

前贤阐发

吴仪洛：汗出而厥，脉微欲绝，而四肢拘急全然不解，又兼无血以柔其筋，脉微欲绝，固为阳之欲亡，亦兼阴气亏损，故用通脉四逆以回阳，而加猪胆汁以益阴，庶几将绝之阴不致为阳药所劫夺也。注家认为阳极虚，阴极盛，故用反佐之法以通其格拒，误矣。

5. 白通汤

歌曰：一枚生附白通汤，葱白四茎一两姜，

　　　　脉微下利逆且厥，干呕烦呃胆尿尝。

组成：葱白四茎，干姜一两，附子一枚（生用，去皮，破八片）。

原书指证

少阴病，下利，脉微者，与白通汤。（315）

少阴病，下利，白通汤主之（314）

前贤阐发

《医宗金鉴》：少阴病，但欲寐，脉微细，已属阳为阴困矣。更加以下利，恐阴降极，阳下脱也。故君以葱白大通其阳而上升，佐以姜、附急胜其阴而缓降，则未脱之阳以复矣。

第九节　理中汤类（方3首）

1. 理中丸（汤）（金匮名人参汤）

歌曰：吐利腹痛用理中，汤丸分两各三同，

　　　　术姜参草刚柔剂，霍乱喜唾有奇功。

组成：人参、干姜、甘草（炙）、白术各三两。

煎服法：上四味，捣筛，蜜和为丸，如鸡子黄许大。以沸汤数合，和一丸，研碎，温服之，日三服，夜二服；腹中未热，益至三四丸。然不及汤，汤法，以四物依两数切，用水八升，煮取三升，去滓，温服一升，日三服。

原书指证

霍乱，头痛，发热，身疼痛，热多欲饮水者，五苓散主之；寒多不用水者，

理中丸主之。(386)

大病瘥后，喜唾，久不了了，胸上有寒，当以丸药温之，宜理中丸。(396)

胸痹，心中痞气，气结在胸，胸满，胁下逆抢心，枳实薤白桂枝汤主之；人参汤亦主之。(《金匮要略》)

前贤阐发

方有执：理，治也，料理之谓；中，里也，里阴之谓。参、术之甘，温里也。甘草甘平，和中也。干姜辛热，散寒也。

《医方考》：太阴者，脾也，自利渴者为热，不渴者为寒。脾喜温而恶寒，寒多故令呕。寒者，肃杀之气，故令腹痛。便溏者，后便如鸭之溏，亦是虚寒所致。霍乱者，邪在中焦，令人上吐下泻，手足挥霍而目缭乱也。霍乱有阴阳二证，此则由寒而致故耳。病因寒，故用干姜之温；邪之所凑，其气必虚，故用人参、白术、甘草之补。

我习用于治疗消化系统及血液系统疾病属脾胃虚寒者。如胃炎、胃溃疡、细菌性痢疾、慢性肠炎、幽门痉挛、妊娠恶阻、蛔虫性腹痛、慢性肝炎严重腹胀，以及胃溃疡吐血、便血，功能性子宫出血，血小板减少性紫癜及过敏性紫癜等。

2. 甘草干姜汤

歌曰：甘草干姜理须明，攻表误行厥便成，

　　　炮姜二两甘草四，心烦脚急奏功宏。

组成：甘草四两（炙），干姜二两。

原书指证

伤寒，脉浮，自汗出，小便数，心烦，微恶寒，脚挛急，反与桂枝，欲攻其表，此误也。得之便厥，咽中干，烦躁吐逆者，作甘草干姜汤与之，以复其阳。(29)

前贤阐发

吴仪洛：甘草干姜汤即四逆汤去附子也。辛甘合用，专复胸中之阳气，其夹食夹阴，面赤足冷，发热喘嗽，腹痛便滑，外内合邪，难于发散，或寒药伤胃，合用理中，不便参、术者，并宜服之，真胃虚夹寒之圣剂也。若夫脉沉畏冷，呕吐自利，虽无厥逆，仍属四逆汤。

3. 桂枝人参汤

歌曰：寒性协利桂参汤，加桂后煎痞利尝，

　　　桂草方中皆四两，同行三两术参姜。

组成：桂枝四两（别切），甘草四两（炙），白术三两，人参三两，干姜三两。

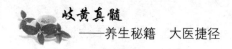

原书指证

太阳病，外证未除，而数下之，遂协热而利，利下不止，心下痞硬，表里不解者，桂枝人参汤主之（163）

前贤阐发

喻昌：此方即理中加桂枝而易其名，亦治虚痞下利之圣法也。

第十节　真武汤类（方4首）

1. 真武汤

歌曰：驱寒镇水真武汤，便短咳频擗地尝，

茯苓术芍附生姜，一附二术余三两。

组成：茯苓三两，芍药三两，生姜三两（切），白术二两，附子一枚（炮，去皮，破八片）。

原书指证

太阳病，发汗，汗出不解，其人仍发热，心下悸，头眩，身润动，振振欲擗地者，真武汤主之。(82)

少阴病，二三日不已，至四五日，腹痛，小便不利，四肢沉重疼痛，自下利者，此为有水气，其人或咳，或小便利，或下利，或呕者，真武汤主之。(316)

前贤阐发

柯琴：为有水气是立真武汤本意。小便不利是病根，腹痛下利，四肢沉重疼痛，皆水气为患，因水气不利所致。然小便不利，实由坎中之元阳。坎中火用不宣，故肾家水体失职，是下焦虚寒不能制水故也。法当壮元阳以消阴翳，逐留垢以清水源，因立此汤。

《古今名医方论》赵羽皇：真武一方，为北方行水而设。用白术者，以其燥能制水，淡能伐肾邪而利水，酸能泄肝木以疏水故也。附子辛温大热，必用为佐者何居？盖水之所制者脾，水之所行者肾也，肾为胃关，聚水而从其类。倘肾中无阳，则脾之枢机虽运，而肾之关门不开，水虽欲行，孰为之主？故脾家得附子，则火能生土，而水有所归矣；肾中得附子，则坎阳鼓动，而水有所摄矣。更得芍药之酸，以收肝而敛阴气，阴平阳秘矣。若生姜者，并用以散四肢之水气而和胃也。

我习用治疗充血性心力衰竭、慢性肾衰竭、肾积水、尿路结石等疾病，疗效显著。

2. 附子汤

歌曰：生附二枚附子汤，术宜四两主斯方，

苓芍三两人参二，背冷脉沉身痛详。

组成：附子二枚（炮，去皮，破八片），茯苓三两，人参二两，白术四两，芍药三两。

原书指证

少阴病．得之一二日，口中和，其背恶寒者，当灸之，附子汤主之。（304）

少阴病，身体痛，手足寒，骨节痛，脉沉者，附子汤主之。（305）

前贤阐发

尤怡：气虚者，补之必以甘。气寒者，温之必以辛，辛甘合用，足以助正气而散阴邪，参、附、苓、术是也。而病属阴经，故须芍药以和阴气，且引附子入阴散寒，所谓向导之兵也。

李缵文：此方扶正达邪，为寒湿风湿身痛百病仙丹。

3. 桂枝附子去桂加白术汤

歌曰：若见溺利大便难，去桂加术四两善，

　　　　二方皆为风湿搏，不呕不渴沉涩按。

组成：附子三枚（炮，去皮，破），白术四两，生姜三两（切），甘草二两（炙），大枣十二枚（擘）。

原书指证

伤寒八九日，风湿相搏，身体疼烦，不能自转侧，不呕，不渴，脉浮虚而涩者，桂枝附子汤主之。若其人大便硬，小便自利者，去桂枝加白术汤主之。（174）

前贤阐发

《医宗金鉴》：去桂枝，以大便硬，小便自利，不欲其发汗再夺津液也。加白术，以身重著，湿在肉分，用以佐附子逐湿气于肌也。

4. 甘草附子汤

歌曰：甘草附子二两平，术二桂四理须明，

　　　　骨节疼痛近则剧，风湿同驱要缓行。

组成：甘草二两（炙），附子二枚（炮，去皮，破），白术二两，桂枝四两（去皮）。

原书指证

风湿相搏，骨节疼烦，掣痛不得屈伸，近之则痛剧，汗出短气，小便不利，恶风不欲去衣，或身微肿者，甘草附子汤主之。（175）

前贤阐发

王晋三：甘草附子汤两表两里之偶药，风淫于表，湿流关节，治宜两顾。白术、附子顾里胜湿，桂枝、甘草顾表胜风，独以甘草冠其名者，病深关节，义在

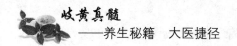

缓而行之。若驱之太急，风去而湿仍留，反遗后患矣。

第十一节 五苓散类（方2首）

1. 五苓散

歌曰：五苓散治太阳腑，猪术茯苓十八铢，

泽宜一两又六铢，桂枝半两暖水服。

组成：猪苓十八铢（去皮），泽泻一两六铢，白术十八铢，茯苓十八铢，桂枝半两（去皮）。

煎服法：上五味，捣为散。以白饮和服方寸匕，日三服。多饮暖水，汗出愈。如法将息。

原书指证

发汗已，脉浮数，烦渴者，五苓散主之。（72）

伤寒汗出而渴者，五苓散主之。（73）

中风发热，六七日不解而烦，有表里证，渴欲饮水，水入则吐者，名曰水逆，五苓散主之。（74）

本以下之，故心下痞，与泻心汤。痞不解，其人渴而口燥，烦，小便不利者，五苓散主之。（156）

前贤阐发

吴仪洛：五苓散，逐内外水饮之首剂。凡太阳表里未解，头痛发热，口燥咽干，烦渴饮水，或水入即吐，或小便不利者，宜服之。又治霍乱吐利，烦渴引饮，及瘦人脐下有动悸，吐涎沫而颠眩者，属水饮停蓄，津液固结，便宜增损取用。

《医宗金鉴·删补名医方论》：是方也，乃太阳邪热入腑。水气不化，膀胱表里药也。一治水逆，水入即吐；一治消渴，水入则消……二证皆小便不利，故均得而主之。然小便利者不可用，恐重伤津液也。由此可知，五苓散非治水热之专剂，乃治水热小便不利之主方也。君泽泻之咸寒，咸走水府，寒胜热邪。佐以二苓之淡渗，通调水道，下输膀胱，并泄水热也。用白术之燥湿，健脾助土，为之堤防以制水也。用桂之辛温，宣通阳气，蒸化三焦以行水也。泽泻得二苓下降，利水之功倍，小便利而水不蓄矣。白术须桂上升，通阳之效捷，气腾津化渴自止也。若发热表不解，以桂易桂枝，服后多饮暖水，令汗出愈，是此方不止治停水小便不利之里，而犹解停水发热之表也。加人参名春泽汤，其意专在助气化以生津。加茵陈名茵陈五苓散，治湿热发黄，表里不实，小便不利者，无不克也。

我习用于治疗脑积水、急性肾小球肾炎、肾功能不全、尿潴留、肝硬化腹水、梅尼埃综合征、急性肠炎、青光眼等，均有较好的疗效。

2. 猪苓汤

歌曰：猪苓汤内二苓全，泽泻阿胶滑石研，

　　　　利水育阴兼泄热，五味各用一两全。

组成：猪苓（去皮）一两，茯苓一两，泽泻一两，阿胶一两，滑石（碎）一两。

原书指证

若脉浮，发热，渴欲饮水，小便不利者，猪苓汤主之。(223)

少阴病，下利六七日，咳而呕渴，心烦不得眠者，此汤主之。(319)

前贤阐发

《勿误方函口诀》：此方为下焦蓄热，利尿之专剂。若邪在上焦，或有表热者，为五苓散证。凡利尿之品皆主泌别津液，故二方俱能治下利，但其病位有异耳。此方专主下焦，故治其病或尿血。其他水肿之属实者及下部有水气而呼吸如常者，用之皆能奏功。

《古今名医方论》赵羽皇曰：仲景制猪苓一汤，以行阳明、少阴二经水热，然其旨全在益阴，不专利水。盖伤寒在表，最忌亡阳，而里虚又患亡阴。亡阴者，亡肾中之阴与胃家之津液也。故阴虚之人，不但大便不可轻动，即小水亦忌下通，倘阴虚过于渗利，津液不致耗竭乎？方中阿胶养阴，生新去瘀，于肾中利水，即于肾中养阴。滑石甘滑而寒，于胃中去热，亦于胃中养阴。佐以二苓之淡渗者行之，既疏浊热，而又不留其瘀壅，亦润真阴，而不苦其枯燥，源清而流有不清者乎？顾太阳利水用五苓者，以太阳职司寒水，故急加桂以温之，是暖肾以行水也。阳明、少阴之用猪苓，以二经两关津液，特用阿胶、滑石以润之。是滋养无形以行有形也。利水虽同，寒温迥别，惟明者知之。

用于乳糜尿、急性膀胱炎、肾积水、肾盂结石等病症的治疗，效果显著。

第十二节　杂方（方 10 首）

1. 旋覆代赭汤

歌曰：旋覆代赭夏半升，草旋三两噫堪平，

　　　　人参二两赭石一，枣十二枚五姜生。

组成：旋覆花三两，人参二两，生姜五两，代赭石一两，甘草三两（炙），半夏半升（洗），大枣十二枚（擘）。

煎服法：上七味，以水一斗，煮取六升，去滓，再煎取三两。温服一升，日三服。

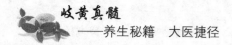

原书指证

伤寒发汗，若吐，若下，解后，心下痞硬，噫气不除者，旋覆代赭汤主之。（161）

前贤阐发

方有执：心下痞硬，噫气不除者，正气未复，胃气尚弱，而伏饮为逆也。旋覆、半夏蠲饮以消痞硬。人参、甘草养正以益新虚，代赭者以镇坠其噫气，姜、枣以调和其脾胃。然此七物者，养正散余邪之要用也。

2. 厚朴生姜半夏甘草人参汤

歌曰：朴姜夏草人参汤，汗后虚烦腹满胀，

朴姜半斤夏半升，二甘一参药力昌。

组成：厚朴半斤（炙，去皮），生姜半斤（切），半夏半升（洗），甘草二两（炙），人参一两。

原书指证

发汗后，腹胀满者，厚朴生姜半夏甘草人参汤主之。（66）

前贤阐发

钱潢：此虽阳气已伤，因未经误下，故虚中有实。以胃气未平，故以厚朴为君。生姜宣通阳气，半夏蠲饮利膈，故以为臣。参、甘补中和胃，所以益汗后之虚耳。

3. 赤石脂禹余粮汤

歌曰：赤脂余粮各一斤，下焦下利此汤雄，

理中不应宜此法，再不取效"分水"征。

组成：赤石脂一斤（碎），太乙禹余粮一斤（碎）。

原书指证

伤寒，服汤药，下利不止，心下痞硬。服泻心汤已。复以他药下之，利不止，医以理中与之，利益甚。理中者，理中焦，此利在下焦，赤石脂禹余粮汤主之。复不止者，当利其小便。（159）［即用分水丹］

前贤阐发

柯琴：凡下焦虚脱者，以二物为末，参汤调服最效。

4. 桃花汤

歌曰：桃花汤中一斤脂，粳米一升一姜施，

下利脓血少阴病，虚寒滑脱当用此。

组成：赤石脂一斤（一半全用，一半筛末），干姜一两，粳米一升。

原书指证

少阴病，下利，便脓血者，桃花汤主之。（306）

前贤阐发

成无己：阳病下利便脓血者，协热也。少阴病下利便脓血者，下焦不约而里寒也，与桃花汤固下散寒。

5. 吴茱萸汤

歌曰：吴萸一升十二枣，六两生姜三参好，

　　　　阳明寒呕少阴利，厥阴头痛皆能保。

组成：吴茱萸一升（洗），人参三两，生姜六两（切），大枣十二枚（擘）。

煎服法：上四味，以水七升，煮取二升，去滓。温服七合，日三服。

原书指证

食谷欲呕，属阳明也，吴茱萸汤主之。得汤反剧者，属上焦也。（243）

少阴病，吐利，手足逆冷，烦躁欲死者，吴茱萸汤主之。（309）

干呕，吐涎沫，头痛者，吴茱萸汤主之。（378）

前贤阐发

汪琥：呕为气逆。气逆者必散之。吴茱萸辛苦，味重下泻，治呕为最。兼以生姜又治呕圣药，非若四逆中之干姜守而不走也。武陵陈氏云：其所以致呕之故，因胃中虚生寒。使温而不补，呕终不愈，故用人参补中，合大枣为和脾之剂焉。

《金镜内台方议》：干呕，吐涎沫，头痛，厥阴之寒气上攻也。吐利，手足逆冷者，寒气内盛也；烦躁欲死者，阳气内争也。食谷欲呕者，胃寒不受也。此以三者之症，共用此方者，以吴茱萸能下三阴之逆气为君，生姜能散气为臣，人参、大枣之甘缓，能调和诸气者也，故用之为佐使，以安其中也。

我习以本方加减治疗急慢性胃炎、胃及十二指肠溃疡、妊娠呕吐、神经性呕吐、神经性头痛、胃肠神经症、梅尼埃综合征、肝炎、心脏病、胃癌等见有呕吐头痛，而属于三阴虚寒，浊阴上逆者。

6. 乌梅丸

歌曰：乌梅十姜连一斤，温脏安蛔厥阴遵。

　　　　归椒四两梅三百，六两柏参桂附辛。

组成：乌梅三百枚，细辛六两，干姜十两，黄连十六两，当归四两，附子六两（炮，去皮），蜀椒四两（出汗），桂枝六两（去皮），人参六两，黄柏六两。

煎服法：上十味，异捣筛，合治之，以苦酒渍乌梅一宿，去核，蒸之五斗米下，饭熟捣成泥，和药令相得，内臼中，与蜜杵二千下，丸如梧桐子大。先食饮服十丸，日三服，稍加至二十丸。禁生冷、滑物、臭食等。

原书指证

蛔厥者，乌梅丸主之。又主久痢。（388）

柯琴：六经惟厥阴为难治，其本阴，其标热，其体木，其用火，必伏其所主而先其所因，或收、或散、或逆、或从，随所利而行之，调其中气，使之和平，是治厥阴之法也。厥阴当两阴交尽，又名阴之绝阳，宜无热矣。第其具合晦朔之理，阴之初尽，即阳之初生，所以一阳为纪，一阴为独使，则厥阴病热，是少阳使然也。火旺则水亏，故消渴；气上撞心，心中疼热，气有余便是火也；木盛则克土，故饥不欲食；虫为风化，饥则胃中空虚，蛔闻食臭出，故吐蛔。仲景立方，皆以辛甘苦味为君，不用酸收之品，而此用之者，以厥阴主风木耳，《洪范》曰：木曰曲直作酸。《内经》曰：木生酸，酸入肝。君乌梅之大酸，是伏其所主也；配黄连泻心而除疼，佐黄柏滋肾以除渴，先其所因也；肾者，肝之母，椒、附以温肾，则火有所归，而肝得所养，是固其本；肝欲散，细辛、干姜辛以散之；肝藏血，桂枝、当归引血归经也；寒热杂用，则气味不和，佐以人参调其中气；以苦酒渍乌梅，同气相求；蒸之米下，资其谷气；加蜜为丸，少与而渐加之，缓则治其本也。蛔，昆虫也，生冷之物与湿热之气相成，故药亦寒热互用，且胸中烦而吐蛔，则连、柏是寒因热用也。蛔得酸则静，得辛则伏，得苦则下，信为化虫佳剂。久利则虚，调其寒热，酸以收之，下利自止。

（《古今名医方论·卷三》）

用于治疗胆道蛔虫症、蛔虫性肠梗阻、溃疡性结肠炎等疾病，效果良好。

7. 甘草汤

歌曰：甘草因热咽痛求，方教二两不多收，

后人只知中焦药，谁识少阴主治优。

组成：甘草二两。

原书指证

少阴病，二三日，咽痛者，可与甘草汤。（311）

前贤阐发

徐彬：甘草一味单行，最能和阴而清冲任之热，每见生便痈者，骤煎四两，顿服立愈，则其能清少阴客热可知，所以为咽痛专方也。

坤按：只宜取生甘草。生则和经脉而流通也。

8. 桔梗汤

歌曰：甘草汤投痛未瘥，桔加一两莫轻过。

组成：桔梗一两，甘草二两。

原书指证

少阴病，二三日，咽痛者，可与甘草汤。不差者，与桔梗汤。（311）

前贤阐发

汪琥：经中客热，故咽痛，用甘草汤者，甘以发其热，缓其痛也。服汤后不差者，与桔梗汤，既于甘草汤内加桔梗以提其邪，邪散则少阴之气自和矣。

9. 猪肤汤

歌曰：猪肤一斤斗水煎，水煎减半渣须捐，

再投蜂蜜熬香服，烦利咽痛胸满痊。

组成：猪肤一斤。

原书指证

少阴病，下利咽痛，胸满，心烦，猪肤汤主之。(310)

前贤阐发

徐火椿：此方能引少阴之虚火下达。

10. 半夏散及汤

歌曰：半夏散及寸匕，半夏桂枝等分施，

若倍其量频徐咽，咽痛客寒饮调之。

组成：半夏（洗）、桂枝（去皮）、甘草（炙）各等分。

煎服法：上三味，等分，各别捣散已，合治之。白饮和服方寸匕，日三服。若不能散服者，以水一升，煎七沸，内散两方寸匕，更煮三沸，下火令小冷，少少咽之。半夏有毒，不当散服。

原书指证

少阴病，咽中痛，半夏散及汤主之。(313)

前贤阐发

尤怡：少阴咽痛，甘不能缓者，必以辛散之，寒不能除者，必以温发之。盖少阴客邪郁聚咽嗌之间，既不得出，复不得入，设以寒治则聚益甚，投以辛温则郁反通，《内经》"微者逆之，甚者从之"之意也。半夏散及汤，甘辛合用而辛胜于甘，其气又温，不特能解客寒之气，亦能却散咽喉怫郁之热也。

第十三节 金匮方选（方 41 首）

1. 瓜蒌桂枝汤

歌曰：治痉瓜蒌桂枝汤，蒌加三两桂原方。

组成：瓜蒌根三两，桂枝三两，生姜（切）三两，芍药三两，甘草二两（炙），大枣十二枚（擘）。

煎服法：以上六味㕮咀，以水九升，微火煮取三升，温分三服，微汗，汗不出，食倾啜热粥发。

原书指证

太阳病，其症备，身体强，几几然，脉反沉迟，此为痉病，此汤主之。

前贤阐发

本条云，太阳症备脉反沉迟者，此沉迟乃血虚所致，非脏寒证也，故以桂枝汤和营卫以祛风。加瓜蒌根，则清气分之热，而大润太阳既耗之液，则经气流通，风邪自解，湿气自行，筋不燥而痉愈矣。

2. 麻黄加术汤

歌曰：湿家烦疼邪著表，麻黄加术四两妙。

组成：麻黄三两（去节），桂枝二两，甘草一两，杏仁七十个（去皮尖），炙白术四两。

煎服法：以上五味，以水九升，先煮麻黄煎二升，去上沫，内诸药，煮取二升半，去滓，温服八合，覆取微汗。

原书指证

湿家身烦疼，发其汗为宜，慎不可以火攻之，宜此汤主之。

前贤阐发

清·陈灵石：方用麻黄汤发肤表之汗，以散表寒，又恐大汗伤阴，寒去而湿反不去，加白术补土生液而助除湿气，此发汗中寓缓汗之法也。又白术补脾驱湿之功甚大，且能助脾之转输而利水。

3. 麻黄杏仁薏苡甘草汤

歌曰：麻杏薏甘风湿方，发热晡剧尽痛尝，

麻薏半两杏十枚，炙草一两是妙方。

组成：麻黄半两，杏仁十个（去皮尖），薏苡仁半两，甘草一两（炙）。

煎服法：以上为麻豆大，每服四钱匕，水一盏半，煎八分，去滓，温服，有微汗避风。

原书指证

病者一身尽疼，发热日晡所剧者，此名风湿。此病伤于汗出当风，或久伤取冷所致也，可与麻黄杏仁薏苡甘草汤。

前贤阐发

陈修园曰：方中麻黄散寒，薏苡除湿，杏仁利气，助麻黄驱寒之力。甘草补中，予薏苡胜湿之权，制方之精密如此。

4. 防己黄芪汤

歌曰：风湿防己黄芪汤，七钱半术五甘当，

防芪一两磨分服，大枣一枚四片姜。

组成：防己一两，甘草半两（炙），白术七钱半，黄芪一两一分（一本用一两）。

煎服法：以上锉麻豆大，每服五钱匕，生姜四片，大枣一枚，水盏半，煎八分，去滓温服。喘者加麻黄半两；胃中不和者，加芍药三分；气上冲，加桂枝三分；下有陈寒者，加细辛三分。服后当如虫行皮中，从腰下如冰，后坐被上，又以一被绕腰下温，令微汗，差。

原书指证

风湿脉浮身重，汗出恶风者防己黄芪汤主之。

前贤阐发

上方治实邪无汗，即桂枝、麻黄二汤倒也，虚汗自出，故不用麻黄以散之，只用防己以驱之，服后如虫行及腰下如冰云云，皆湿气下行之征也，然非芪、术、甘草，焉能使卫阳复振，而驱湿下行哉。

《金匮要略论注》：此言风湿中有脾气不能运，湿不为汗衰者，又不得泥微发汗之例，谓上条之一身尽疼，邪虽遍体，正气犹能自用且发热则势犹外出也。假若身重，则肌肉之气，湿主之，虽脉浮汗出恶风，似邪犹在表，然湿不为汗解，而身重如故，则湿欲搏风而风热盛不受搏，反搏肌肉之正气，明是脾胃素虚，正不胜邪，外风内湿，两不相下。故以术、甘健脾强胃为主，加芪以壮卫气，而以一味防己逐周身之风湿。谓身疼发热之湿邪尚在筋腠，此则正气为湿所痹；故彼用薏苡、炙草靖内，以佐麻、杏所不逮，此反用芪、术、甘为主，协为防己，以搜外之风湿。盖湿既令身重，则虽脉浮汗出恶风，不可从表散也。然姜多而枣少，宣散之意在其中矣。

我习用本方治疗风湿性关节炎、类风湿性关节炎、慢性肾小球肾炎、肾积水、妊娠水肿、单纯性肥胖合并高脂血症、慢性肺原性心脏病并发心力衰竭等病，均有效。

5. 百合知母汤

歌曰：百合病汗每伤阴，百合知母汤可应，
　　　知母当遵三两箴，七枚百合别煎尝。

组成：百合七枚，知母三两。

煎服法：先以水洗百合，渍一宿，当白沫出，去其水，别以泉水二升煎取一升，去滓，别以泉水二升煎知母，取一升，后合煎，取一升五合，分温再服。

原书指证

百合病发汗后者，此方主之。

前贤阐发

元犀按：百脉俱朝于肺，百脉俱病，病形错杂，不能悉治，只于肺治之；肺主气，气之为病，非实而不顺，即虚而不足，百合能治邪气之实，而补正气之虚。知母入肺金，益其水源下通膀胱，使天水之气合，而所伤之阴转，则其邪从小便出矣，若误汗伤阴者，汗为阴液，阴液伤，故以此汤维其阳，维阳即所以救阴也。

201

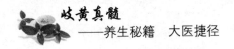

6. 百合滑石代赭石汤

歌曰：百合病若下之后，百合滑石赭石救，

百合七枚赭弹大，滑须三两疗效优。

组成：百合七枚（擘），滑石三两（碎绵裹），代赭石如弹丸大一枚（碎绵裹）。

煎服法：以上先煎百合如前法，别以泉水二升煎滑石、代赭石，取一升，去滓，后合和重煎，取一升五合，分温服五合。

原书指证

百合病下之后者，此汤主之。

前贤阐发

元犀按：误下者，其热必陷，热陷必伤下焦之阴，故以百合清补肺金引动水源，以代赭石镇离火而不使其上腾，以滑石导热气而能通水府，则所陷之邪从小便而出，自无灼阴之患矣，此即见阳救阴法也。

7. 百合地黄汤

歌曰：百合病形但如初，未经汗下吐诸伤，

地汁一升百合七，阴柔最是化阳刚。

组成：百合七枚，生地黄汁一升。

煎服法：以上先煎百合如前法，取一升，去滓，内地黄汁，煎取一升五合，温分再服，中病勿更服，大便当如漆。

原书指证

百合病不经吐下发汗，病形如初者，此汤主之。

前贤阐发

元犀按：病久不经吐下发汗病形如初者，是郁久生热耗伤气血矣，主以百合地黄汤者，以百合苦寒清气分之热，地黄汁甘润泄血分之热，皆取阴柔之品以化阳刚，为泄血热阴法也。中病者，热邪下泄。

8. 白虎加桂枝汤

歌曰：白虎原汤论已详，桂加三两另名方，

无寒但热为温疟，骨节烦疼呕不妨。

组成：知母六两，石膏一斤，甘草二两（炙），粳米六合，桂枝三两。

煎服法：以上五味，以水一斗，煮米熟汤成，去滓，温服一升，日三。

原书指证

温疟者，其脉如平，身无寒但热，骨节烦疼，时呕，此汤主之。

9. 防己地黄汤

歌曰：防己地黄汤止狂，一分己甘三桂防，

杯酒渍来取清汁，二斤蒸地绞和尝。

组成：防己一分，甘草一分，桂枝三分，防风三分。

煎服法：以上四味，以酒一杯渍之，绞取汁，生地黄二斤，㕮咀，蒸之如斗米饭久。以铜器盛药汁，更绞地黄汁和，分再服。

原书指证

中风病如狂状，妄行，独语不休，无热，其脉浮者。

前贤阐发

徐灵胎云：生渍取清汁，归之于阳以散邪热，蒸取浓汁，归之于阴以养血，此皆治风邪归附于心而为癫痫惊狂之病，于中风风痹自当另看。

10. 桂枝芍药知母汤

歌曰：桂芍知母愈肢痛，芍三姜五麻甘同，
　　　知防术桂均顺四，附子两枚效力宏。

组成：桂枝四两，芍药三两，甘草二两，麻黄二两，附子二枚（炮），白术四两，知母四两，防风四两，生姜五两。

原书指证

治诸肢节疼痛，身体尪羸，脚肿如脱，头眩短气，温温欲吐者。

前贤阐发

元犀按：用桂枝汤去枣，加麻黄以助其通阳。加白术、防风以伸其脾气。芍药、附子、知母以调其阴阳。多用生姜以平其呕逆。

11. 乌头汤

歌曰：历节奇效乌头汤，痛不可屈主斯方，
　　　芍芪麻草皆三两，五粒乌头煮蜜尝。

组成：麻黄三两，芍药三两，黄芪三两，甘草三两（炙），乌头五枚，蜜二升。

煎服法：乌头㕮咀，以蜜二升，煎取一升，即出乌头。另四味以水三升，煮取一升，去渣，内蜜煎中更煎之，服七合。不知，尽服之。

原书指证

治历节病不可屈伸疼痛者。又主脚气疼痛不可屈伸。

前贤阐发

尤在泾云：此治寒湿历节之正法也，寒湿之邪，非麻黄乌头不能去，而病在筋节，又非皮毛之邪可一汗而散者，故以黄芪之补、白芍之平、甘草之缓，牵制二物，俾得深入而去留邪。

12. 黄芪桂枝五物汤

歌曰：黄芪桂枝五物汤，血痹不仁是主方，
　　　桂枝三两芍芪等，通阳枣陈六两姜。

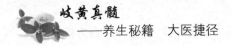
组成：黄芪三两，芍药三两，桂枝三两，生姜六两，大枣十二枚。

原书指证

治血痹阴阳俱微，寸口关上微，尺中小紧，外证身体不仁，如风痹状。

前贤阐发

清·陈修园此即桂枝汤去甘草之缓，加黄芪之强有力者。于气血中调其血，更妙倍用生姜以宣发其气，气行则血不滞而痹除。

13. 黄芪建中汤

歌曰：虚劳里急诸不足，黄芪建中效力确，

小建中加两半芪，甘药调理义要熟。

组成：即小建中汤加黄芪一两五钱，气短胸满者，加生姜。腹中满者，去枣，加茯苓一两半。及疗肺虚损不足，补气，加半夏三两。

原书指证

虚劳里急，诸不足，黄芪建中汤主之。

前贤阐发

经云：阴阳俱不足，补阴则阳脱，泻阳则阴竭。如是者当调以甘药。又云：针药所莫及，调以甘药，故用小建中汤，君以饴糖、甘草。本稼穑作甘之味，以建立中气。即《内经》所谓精不足者补之以味是也。

14. 酸枣仁汤

歌曰：虚烦不眠酸枣汤，枣仁二升先煮汤，

知茯二两芎甘一，服后恬然入梦乡。

组成：酸枣仁二升，甘草一两，知母二两，茯苓二两，川芎一两。

煎服法：以上五味，以水八升，煮酸枣仁得六升，内诸药，煮取三升，分温三服。

原书指证

治虚劳虚烦不得眠。

前贤阐发

尤在泾云：人寤则魂寓于目，寐则魂藏乎肝。虚劳之人，肝气不荣，故以枣仁补敛之。然不眠由于虚烦。必会燥火痰气之扰。故以知母、甘草清热滋燥，茯苓、川芎行气除痰，皆所以求肝之治而宅其魂也。《古今名医方论》：酸枣仁平，应少阳木化，而治肝极者，宜收宜补，用枣仁至二升，以生心血，养肝血，所谓以酸收之，以酸补之是也。故肝郁欲散，散以川芎之辛散，使辅枣仁通肝调营，所谓以辛补之。肝急欲缓，缓以甘草之甘缓，防川芎之疏肝泄气，所谓以土葆之。然终恐劳极，则火发于肾，上行至肺，则卫不和而仍不得眠，故以知母崇水，茯苓通阴，将水壮金清而魂自宁。斯神凝，魂藏则魄且静矣。此治虚劳肝极之神方也。

我习用本方治疗神经衰弱的失眠症、阵发性心动过速、高血压、更年期综合征、精神病等属于肝血不足、虚热内扰、心神不安者。

15. 甘草干姜汤

歌曰：肺痿津涸见虚热，甘草干姜汤可却，

二两干姜四两甘，甘温之剂可除热。

组成：甘草四两（炙），干姜二两（炮）。

以上㕮咀，以水三升，煮取一升五合，去滓，分温再服。

原书指证

治肺痿吐涎沫而不渴者，其人不渴，必遗尿，小便数，所以然者，以上虚不能制下故也。此为肺中冷。必眩，多涎唾，以此方温之。若服已渴者，属消渴。

前贤阐发

蔚按：肺痿皆为热证，然热有虚实之不同。实热宜用寒剂。而此则亡津液而致虚，以虚而生热。若投以苦寒之剂。非苦从火化而增热，则寒为热拒而不纳矣，此方妙在以甘草之大甘为主，佐以炮透之干姜，变其辛温之性而为苦温之用，于甘温除大热成法中，又参以活法，面面周到，神乎神乎！

16. 射干麻黄汤

歌曰：咳逆射干麻黄汤，三两射辛款菀行，

夏味半升枣七粒，姜麻四两上气尝。

组成：射干三两，麻黄四两，生姜四两，细辛三两，紫菀三两，款冬花三两，大枣七枚，半夏半升，五味子半升。

煎服法：以上九味，以水一斗二升，先煮麻黄两沸，去上沫，内诸药，煮取三升，分温三服。

原书指证

咳而上气，喉中水鸡声者主之。

前贤阐发

尤在泾云：咳而上气，肺有邪则气不降而反逆也，肺中寒饮上入喉间，为呼吸之气所激，则作声如水鸡。射干、紫菀、款冬利肺气，麻黄、细辛、生姜发邪气，半夏降逆气而以大枣安中，五味敛肺，恐劫散之药并伤及其正气也。

17. 厚朴麻黄汤

歌曰：厚朴麻黄蛋大膏，升麦杏夏味半升，

四麻五朴姜辛二，脉浮咳喘此方雄。

组成：厚朴五两，麻黄四两，石膏如鸡子大，杏仁半升，半夏半升，干姜二两，细辛二两，小麦一升，五味半升。

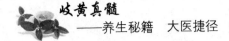

煎服法：以上九味，以水一斗二升，先煮小麦熟，去滓，内诸药，煮取三升。温服一升，日三服。

原书指证

咳而脉浮者主之。

18. 麦门冬汤

歌曰：麦门冬汤七升冬，参甘二两夏一升，

　　　枣十二枚粳三合，火逆上气是正宗。

组成：麦门冬七升，半夏一升，人参二两，甘草二两，粳米三合，大枣十二枚。

煎服法：以上六味，以水一斗二升，煮取六升，温服一升。日三，夜一服。

原书指证

大逆上气，咽喉不利，止逆下气者，此汤主之。

前贤阐发

喻嘉言云：于大建中气大生津液队中，增入半夏之辛温一味，其利咽下气，非半夏之功，实善用半夏之功，擅古今未有之奇矣。

《成方便读》：此手太阴足阳明之方也。夫肺与胃之气，皆以下行为顺，上行为逆，若肺胃阴伤，虚火内动，则气上逆矣。气上逆则痰涎随之，于是咽喉不利所由来也。麦冬甘苦而寒，养肺胃之阴而降火，故以为君。然胃者肺之母气也，为水谷之海，后天之源，凡人有胃则生，无胃则死，故人之生气出胃中，虽阴虚火逆，不可纯用甘寒润降之品，有伤生气。故以参、甘、枣、米等药，甘温润泽，益气生阴，补而不燥，同麦冬即可大补中气，大生津液。而以半夏辛温之品，参赞其间，可以利咽喉，散结气，行痰降逆，以之为臣。然后立方之功，益彰其大耳。

我用本方治疗慢性支气管炎、支气管扩张、慢性咽喉炎、肺结核等属肺胃阴虚、气火上逆者；也用于胃及十二指肠溃疡、慢性萎缩性胃炎、胃黏膜脱垂属胃阴不足者以及妇女倒经阴虚气逆者。

19. 葶苈大枣泻肺汤

歌曰：葶苈大枣泻肺雄，肺痈胸疼喘不宁，

　　　鸡子葶苈枣十二，补泻相兼莫看轻。

组成：葶苈熬令黄色，捣丸如鸡子大，大枣十二枚。

煎服法：以上先以水三升煮枣，取二升，去枣，内葶苈，煮取一升，顿服。

原书指证

治肺痈喘不得卧者。

20. 桔梗汤

歌曰：肺痈毒溃脓如粥，排脓毒须桔梗汤，

　　　　桔梗一两甘草二，脓溃还须缓治方。

组成：桔梗一两，甘草二两。

煎服法：以水三升煮取一升，分温再服，则吐脓血也。

原书指证

咳而胸满，振寒脉数，咽干不渴，时出浊唾腥臭，久久吐脓如米粥者，为肺痈，桔梗汤主之。

21. 奔豚汤

歌曰：奔豚汤主气上冲，四两夏姜五葛根，

　　　　归芍芎芩甘二两，李皮须到一升中。

组成：甘草二两，当归二两，川芎二两，黄芩二两，芍药二两　半夏四两，生姜四两，生葛五两，甘李根白皮一升。

煎服法：九味以水二斗，煮取五升，温服一升，日三夜一服。

原书指证

奔豚，气上冲胸，腹痛，往来寒热者，奔豚汤主之。

前贤阐发

徐忠可云：此方合桂枝、小柴胡二汤，去柴胡，去大枣，去桂枝，以太阳、少阳合病治法，解内外相合之客邪。肝气不调而加辛温之芎、归；热气上冲而加苦泻之生葛、李根，不治奔豚，正所以深于治也。

22. 瓜蒌薤白白酒汤

歌曰：阴乘阳位胸痹痛，瓜蒌薤白向酒通，

　　　　瓜蒌一枚方方同，七升白酒薤半升。

　　　　若云心痛彻背者，薤三夏半斗酒饮，

　　　　枳实薤白桂抢心，四枚枳朴薤半斤。

　　　　若是极虚心痞痛，人参汤投效亦宏。

组成：瓜蒌一枚（捣），薤白半升，白酒七升。

煎服法：三味同煮，取二升，分温再服。

原书指证

胸痹之病，喘息咳唾，胸背痛，短气，寸口脉沉而迟，关上小紧数者，瓜蒌薤白白酒汤主之。

前贤阐发

清·陈心典：方中用瓜蒌开胸结，薤白宣心阳，尤妙在白酒散痹通阳，引气血环转周身使前后之气贯通无疑，则胸中旷若太空，有何胸痹之患哉？

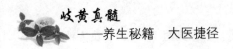
附方 1：瓜蒌薤白半夏汤

瓜蒌实一枚（捣），薤白三两，半夏半斤，白酒一斗。

煎服法：四味同煮，取三升，温服一升，日三服。

原书指证

胸痹不得卧，心痛彻背者，瓜蒌薤白半夏汤主之。

前贤阐发

元犀按：加半夏一味，不止涤饮，且能合胃而通阴阳。

附方 2：枳实薤白桂枝汤

枳实四枚，薤白半升，桂枝一两，厚朴四两，瓜蒌实一枚（捣）。

煎服法：五味以水五升，先煮枳、朴，取二升，去滓入诸药，再煮数沸，分温再服。

原书指证

胸痹，心中痞气，留结在胸，胸满，邪下逆抢心者，枳实薤白桂枝汤主之。人参汤亦主之（即理中汤）。

前贤阐发

元犀按：枳实、厚朴泄其痞满，行其留结，降其抢逆。得桂枝化太阳之气，而胸中之滞塞自开，以此三药与薤白、瓜蒌之方专疗胸痹者用之。亦去疾莫如尽之旨也。

《金匮玉函经二注》：寒浊之邪，滞于上焦，则阻其上下往来之气，塞其前后阴阳之位，遂令为喘息，为咳唾，为痛，为短气也。阴寒凝泣，阳气不复自舒，故沉迟见于寸口，理自然也；乃小紧数复显于关上者何耶？邪之所聚，自见小紧，而阴寒所积，正足以遏抑阳气，故反形数。然阳遏则从而通之，瓜蒌实最足开结豁痰，得薤白白酒佐之，既辛散而复下达，则所痹之阳自通矣。

本方能明显扩张冠状动脉，治疗冠心病心绞痛，有效。

23. 大黄附子汤

歌曰：大黄附子温下方，胁下偏疼脉紧张，

　　　大黄三两附三枚，三两细辛急煎尝。

组成：大黄三两，附子三枚，细辛三两。

煎服法：三味以水五升，煮取二升，分温三服。若强人，煮取二升半，分温三服，服后如人行四五里，进一服。

原书指证

胁下偏痛，发热，其脉紧弦，此寒也，以温药下之，宜大黄附子汤。

前贤阐发

尤在泾云：阴寒成聚，非温不能已其寒，非下不能去其结，宜急以温药下之。

《成方便读》：胁下偏痛，发热，其脉弦紧，此阴寒成聚，偏着一处，虽有发热，亦是阳气被郁所致。是以非温不能散其寒，非下不能去其积，故以附子、细辛之辛热善走者搜散之，而后大黄得以行其积也。

我习用本方治疗胆绞痛、胆囊术后综合征、慢性痢疾、尿毒症等。

24. 旋覆花汤

歌曰：旋覆花汤治肝著，常欲蹈胸饮热舒，
　　　覆花三两葱十四，新绛通行少许煮。

组成：旋覆花三两，葱十四茎，新绛少许。

煎服法：三味以水三升，煮取一升，顿服。

原书指证

肝著，其人常欲蹈其胸上，先未苦时，但欲饮热者旋覆花汤主之。

25. 甘草干姜茯苓白术汤（肾著汤）

歌曰：肾著身重腰中冷，主以草姜苓术汤，
　　　术甘二两苓姜四，寒湿同驱取法良。

组成：甘草二两，白术二两，干姜四两，茯苓四两。

煎服法：四味以水五升，煮取三升，分温三服，腰即温。

原书指证

肾著之病，其人身体重，腰中冷，如坐水中，形如水状。反不渴，小便自利，饮食如故。病属下焦，身劳汗出，衣裹冷湿。久久得之，腰以下冷痛，腰重如带五千钱者，甘姜苓术汤主之。

前贤阐发

尤在泾云：寒湿之邪，不在肾之中脏，而在肾之外府。故其治不在温肾以散寒，而在燠土以胜水。若用桂、附，则反伤肾之阴矣。

汪昂：此足少阴，太阳药也。干姜辛热以燥湿，白术苦温以胜湿，茯苓甘淡以渗浊，甘草甘平和中而补土。此肾病，而皆用脾药，益土正所以制水也。

（《医方集解·利湿之剂》）

我习用于治疗浅表性胃炎、十二指肠溃疡、寒性关节痛、阳痿等病。

26. 甘遂半夏汤

歌曰：留饮欲去利反快，甘遂半夏取之来，
　　　三枚甘遂五枚芍，夏十二枚草一枚。

组成：甘遂大者三枚，半夏十二枚，芍药五枚，甘草如指大一枚（炙）。

煎服法：四味以水二升，煮取半升。去滓，以蜜半斤和药汁，煎取八合，顿服之。

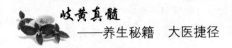

原书指证

病者脉伏，其人欲自利，利反快。虽利，心下续坚满，此为留饮欲去故也，甘遂半夏汤主之。

前贤阐发

尤在泾云：虽利心下续坚满者，未尽之饮复注心下也。然虽未尽而有欲去之势，故以甘遂、半夏因其势而导之。甘遂与甘草相反而同用之者，盖欲其一战而留饮尽去，因其激而相成也。芍药、白蜜，不特安中，抑缓药毒耳。

27. 苓桂术甘汤

歌曰：苓桂术甘气冲胸，起则头眩身振从，

苓四桂三术甘二，温中降逆效从容。

组成：茯苓四两，桂枝三两，白术二两，甘草二两。

煎服法：上四味，以水六升，煮取三升，分温三服，小便则利。

原书指证

病痰饮者，当以温药和之。

心下有痰饮，胸胁支满，目眩，苓桂术甘汤主之。

夫短气有微饮，当从小便去之，苓桂术甘汤主之。肾气丸亦主之。

前贤阐发

赵以德：心包络循胁出胸下，《灵枢》曰：胸络是动，则胸胁支满，此痰饮积其处而为病也，目者心之使，心有痰水，精不上注于目，故眩。本草茯苓能治痰水，伐肾邪，痰，水类也，治水必自小便出之，然其水淡渗手太阴，引入膀胱，故用为君。桂枝乃手少阴经药，能调阳气，开经络，况痰水得温则行，用之为臣。白术除风眩，燥痰水，除胀满，以佐茯苓。然中满勿食甘，用甘草何也？盖桂枝之辛，得甘则佐其发散，和其热而使不僭也，复益土以制水。甘草有茯苓，则不支满而反渗泄。《本草》曰：甘草能下气、除烦满也。（《金匮玉函经二注·痰饮咳嗽病脉证治》）

我习用于治疗慢性支气管炎、支气管哮喘、发作性眩晕症、渗出性胸膜炎、冠心病、慢性肾小球肾炎、小儿脑积水等病，均有较好的疗效。

28. 己椒苈黄丸

歌曰：己椒苈黄治水气，腹满口干水在肠，

椒己苈黄皆一两，蜜丸饮服日三尝。

组成：防己一两，椒目一两，葶苈一两，大黄一两。

煎服法：上四味，末之，蜜丸如梧子大，先食饮服一丸，日三服，稍增，口中有津液。

原书指证

腹满口舌干燥，此肠间有水气。此方主之。

前贤阐发

程氏曰：防己、椒目导引于前，大黄、葶苈推饮于后，前后分消，则腹满减而水饮行，脾气转而津液生矣。与上方互异处，当求其理。

29. 小半夏加茯苓汤

歌曰：小半夏加茯苓汤，呕吐痞膈悸眩尝，

　　　　四苓升夏八姜烹，淡渗涤痰定呕良。

组成：半夏一升，生姜半斤，茯苓四两。

原书指证

卒呕吐，心下痞，膈间有水，眩悸者，小半夏加茯苓汤主之。

前贤阐发

元犀按：水滞于心下则为痞，水凌于心则眩悸，水阻胸膈则阴阳升降之机不利为呕吐，方用半夏降逆，生姜利气，茯苓导水，合之为涤痰定呕之良方。

30. 防己茯苓汤

歌曰：皮水防己茯苓汤，四肢肿胀水为殃，

　　　　己桂芪三草二两，茯苓六两意味长。

组成：防己三两，黄芪三两，桂枝三两，茯苓六两，甘草二两。

原书指证

皮水为病四肢肿，水气在皮肤中，四肢聂聂动者，防己茯苓汤主之。

前贤阐发

徐忠可云：药亦同防己黄芪汤，但去术加桂、苓者，风水之湿在经络，近内。皮水之湿在皮肤，近外。故但以苓协桂渗周身之湿，而不以术燥其中气也，不用姜枣者，湿不在上焦之营卫，无取乎宣之也。

31. 茵陈五苓散

歌曰：茵陈五苓两解方，茵陈末入五苓尝，

　　　　五苓五分专行水，十分茵陈却退黄。

组成：茵陈十分，五苓散五分。

原书指证

黄疸病，茵陈五苓散主之。

前贤阐发

元犀按：五苓散功专发汗利水，助脾转输，茵陈蒿功治湿退黄，合五苓散为解郁利湿之用也。盖黄疸病由湿热瘀郁，熏蒸成黄，非茵陈蒿推陈致新不足以除热退黄，非五苓散转输利湿不足以发汗行水，二者之用，取其表里两解，为治黄

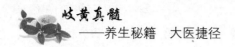

之良剂也。

32. 黄土汤

歌曰：脾虚出血黄土汤，半斤黄土是主张，

术胶附地芩甘草，三两同行远血昌。

组成：甘草三两，干地黄三两，白术三两，附子三两（炮），阿胶三两，黄芩三两，灶中黄土半斤。

原书指证

下血，先便后血，此远血也。黄土汤主之（亦主吐衄）。

此方以灶心黄土易赤石脂一斤，附子易炮干姜二两，或加侧柏叶四两，络热，加鲜竹茹半斤。

《血证论》：血者，脾之所统也。先便后血，乃脾气不摄，故便行气下泄，而血因随之以下。方用灶土、草、术健补脾土，以为摄血之本。气陷则阳陷，故用附子以振其阳；血伤则阴虚火动，故用黄芩以清火；而阿胶、熟地又滋其既虚之血。合计此方，乃滋补气血，而兼用温清之品以和之，为下血崩中之总方。古皆目为圣方，不敢加减。吾谓圣师立法，指示法门，实则变化随宜。故此方热证可去附子再加清药，寒证可去黄芩再加温药。

我常用本方加减治疗慢性胃肠道出血、功能性子宫出血等属脾阴不足，统摄无权者。

33. 茯苓泽泻汤

歌曰：胃反吐而渴欲饮，茯苓泽泻用之殊，

苓八姜四桂甘二，四两泽泻三两术。

组成：茯苓半斤，泽泻四两，甘草二两，桂枝二两，白术三两，生姜四两。

原书指证

胃反，吐而渴欲饮水者，此汤主之。

前贤阐发

徐忠可云：此方子五苓散中去猪苓者，以胃反证水从吐出，中无水气而渴也，加生姜、甘草者，合苓、术等药以解表里之虚邪，更能和中而止呕也。

34. 橘皮竹茹汤

歌曰：橘皮竹茹治哕逆，一参五草八姜决，

橘皮二斤枣三十，二升竹茹胃虚约。

组成：橘皮二斤，竹茹二升，大枣三十枚，生姜半斤，甘草五两，人参一两。

原书指证

哕逆者，此汤主之。

前贤阐发

坤按：后世有严用和的橘皮竹茹汤，即此方加赤茯苓，枇杷叶、麦冬（去心）组成，适合于胃虚有热的干呕呃逆。若是虚寒性和实热性的干呕呃逆，则当禁用。

《医方考》：大病后，呃逆不已，脉来虚大者，此方主之。呃逆者由下达上，气逆作声之名也。大病后则中气皆虚。余邪乘虚入里，邪正相搏，气必上腾，故令呃逆。脉来虚大，虚者正气弱，大者邪热在也。是方也，橘皮平其气，竹茹清其热，甘草和其逆，人参补其虚，生姜正其胃，大枣益其脾。

我们常用本方治疗幽门不全梗阻、神经性呕吐、妊娠呕吐、手术后呃逆不止等属胃虚有热者。

35. 大黄牡丹汤

歌曰：大黄牡丹治肠痈，黄四牡丹一两从，

　　　　瓜子半升桃五十，芒硝三合泄肠脓。

组成：大黄四两，牡丹一两，桃仁五十个，冬瓜仁半升，芒硝三合。

原书指证

肠痈，少腹肿痞，按之即痛如淋，小便自调，时时发热，自汗出，复恶寒，其脉迟紧者脓未成，可下之。脉洪数者脓已成，不可下也，大黄牡丹汤主之。

前贤阐发

王晋三云：肺与大肠相表里，大肠痈者，肺气下结于大肠之头，其道远于上，其位近于下，治在下者因而夺之也。故重用大黄、芒硝开大肠之结，桃仁、丹皮下将败之血，于清肺润肠，不过瓜子一味而已。服之当下血，下未化脓之血也。若脓已成形肉已坏，又当先用排脓散及汤。故原云，脓已成不可下也。

张秉成：夫肠痈之病，曾由湿热瘀聚郁结而成。病既在内，与外痈之治，又自不同。然肠中既结聚不散，为肿为毒，非用下法不能解散。故以大黄之苦寒行血，芒硝之咸寒软坚，荡涤一切湿热瘀结之毒，推之而下。桃仁入肝破血，瓜子润肺行痰，丹皮清散血分之郁热，以除不尽之余气耳。　　　　　　（《成方便读》）

我常用于治疗急性阑尾炎、肠梗阻、胆道蛔虫、急性胆道感染、胰腺炎等多种急腹症及妇科急性盆腔炎、附件炎等证属湿热瘀滞者。

36. 甘草粉蜜汤

歌曰：甘草粉蜜汤主何？蛔虫心痛吐涎多，

　　　　一粉二甘四两蜜，煮分先后取融和。

组成：甘草二两，白粉一两，白蜜四两。

煎服法：上三味，以水三升，先煮甘草取二升，去渣，纳粉、蜜，搅令和，煎如薄粥，温服一升，瘥，即止。

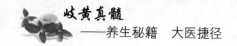

原书指证

蛔虫病，令人吐涎心痛，发作有时，毒药不止者，甘草粉蜜汤主之。

按：白粉，即铅粉。铅粉，性善杀虫，今杂于甘草、白蜜之中。以大甘掩其本性，所谓先诱之而后攻之也。

37. 桂枝茯苓丸

歌曰：癥痼未去恐害胎，癥去胎安悟心裁，

　　　桂苓丹芍桃等分，缓消肿块记心怀。

组成：桂枝、茯苓、丹皮、桃仁（去皮尖熬）、芍药各等分。

煎服法：上五味末之，炼蜜为丸如兔屎大，每日食前服一丸。不知，加至三丸。

原书指证

妇人宿有癥病，经断未及三月，而得漏下不止。胎动在脐上者，此为癥痼害。妊娠六月动者，前三月经水利时胎也。下血者，后断三月衃也，所以血不止者，其癥不去故也，当下其癥，桂枝茯苓丸主之。

《金匮要略论注》：药用桂枝茯苓丸者，桂枝、芍药，一阴一阳，茯苓、丹皮，一气一血，调其寒温，扶其正气。桃仁以之破恶血消癥癖，而不嫌伤胎血者，所谓有病则病当之也。患癖之初必因寒，桂能化气而消其本寒；癖之成必夹湿热为窠囊，苓渗湿气，丹清血热，芍药敛肝血而扶脾，使能统血，则养正即所以去邪耳。

我习惯用于治疗子宫肌瘤、子宫息肉、卵巢囊肿、子宫内膜炎、子宫内膜异位症、附件炎、慢性盆腔炎、慢性输卵管炎、宫颈糜烂、不孕症、妇女经期综合征、月经不调、先兆流产、更年期综合征、子宫癌等妇产科多种疾病。

38. 胶艾汤

歌曰：冲任虚损胶艾汤，二胶芎草腹痛尝，

　　　艾归各三芍四两，止血安胎六地黄。

组成：干地黄六两，川芎二两，阿胶二两，甘草二两，艾叶三两，当归三两，芍药四两，清酒三升。

原书指证

妇人有漏下者，有半产后因续下血都不绝者，有妊娠下血者，假令妊娠腹中痛，为胞阻，胶艾汤主之。

前贤阐发

元犀按：川芎、芍、地，补血之药也，然血不自生，生于阳明水谷，故以甘草补之。阿胶滋血海，为胎产百病之要药，艾叶暖子宫，为调经安胎之专品。合之为厥阴少阴阳明及冲任兼治之神剂也。后人去甘草、阿胶、艾叶，名为四物汤，则板实而不灵也。

《医方集解》：此足太阴厥阴药也。四物以养其血，阿胶以益其阴，艾叶以补其阳，和以甘草，行以酒势。使血能循经养胎，则无漏下之患矣。

现多用胶艾汤加减化裁治疗功能性子宫出血、产后子宫复旧不全、先兆流产、不全流产等妇科出血疾患属冲任虚损者。

按：妇宝丹：即此方加附子，去甘草。治子宫虚冷，月水不调。效很好。

另奇效四物汤：即本方去甘草，加黄芩。治阴血不足，阳邪有余，阴虚阳搏的崩证，效佳。

39. 当归芍药散

歌曰：当归芍药记要熟，调理水血疗效殊，

　　　芍药一斤泽减半，三两归芎四苓术。

组成：当归三两，川芎三两，芍药一斤，茯苓四两，白术四两，泽泻半斤（酒）。

原书指证

妇人怀妊，腹中病痛，当归芍药散主之。

妇人腹中诸疾痛，当归芍药散之。

前贤阐发

元犀按：怀妊腹痛，多属血虚，而血生于中气，中者土也，土过燥不生物，故以归、芎、芍药滋之。土过湿亦不物，故以苓、术、泽泻渗之。燥湿得宜，则中气治而血自生，其痛自止。

40. 甘麦大枣汤

歌曰：妇人脏躁喜悲伤，宜服甘麦大枣汤。

　　　小麦一升草三两，十枚大枣力相当。

组成：甘草三两，小麦一升，大枣十枚。

原书指证

妇人脏躁，喜悲伤欲哭，像如神灵所作，数欠伸，甘麦大枣汤主之。

前贤阐发

魏念庭云：世医竟言滋阴养血，抑知阴盛而津愈枯，阳衰而阴愈燥，此方治脏躁大法也。

《金匮要略论注》：小麦能和肝阴之客热，而养心液，且有消烦利溲止汗之功，故以为君。甘草泻心火而和胃，故以为臣。大枣调胃，而利其上壅之燥，故以为佐。盖病本于血，心为血主，肝之子也，心火泻而土气和，则胃气下达。肺脏润，肝气调，躁止而病自除也。补脾气者，火为土之母，心得所养，则火能生土。

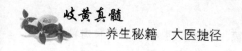

我习以本方或本方加味治疗癔病、神经衰弱、精神分裂症、更年期综合征属心阴不足、肝气不和者。

41. 温经汤

歌曰：温经归芎桂胶芍，人参丹草二两同，

　　　　冬夏一升萸姜三，种子调经及崩中。

组成：吴茱萸三两，当归二两，川芎二两，芍药二两，人参二两，桂枝二两，阿胶二两，丹皮二两，甘草二两，生姜三两（一本二两），半夏半升（一本一升），麦冬一升。

原书指证

妇人年五十所，病下血数十日不止，暮即发热，少腹里急，腹满，手掌烦热，唇口干燥，何也？师曰：此病属带下。何以故？曾经半产，瘀血在少腹不去。何以知之？其证唇口干燥，故知之，当以温经汤主之。

前贤阐发

《金匮要略心典》：妇人年五十所，天癸已断而病下利，似非因经所致矣。不知少腹旧有积血，欲行而未得遽行，欲止而不能竟止，于是下利窘急，至数十日不止，暮即发热者，血结在阳，阳气至暮不得入于阴，而反浮于外也。少腹急腹满者，血积不行，亦阴寒在下也。手掌烦热，病在阴，掌亦阴也。唇口干燥，血内瘀者，不外荣也。此为瘀血作利，不必治利，但去其瘀而利自止。吴茱萸、桂枝、丹皮，入血散寒而行其瘀；芎、归、芍药、麦冬、阿胶以生新血；人参、甘草、姜、夏以正脾气。盖瘀久者荣必衰，下多者脾必伤也。

我习用于治疗功能性子宫出血、慢性盆腔炎、不孕症等属于冲任虚寒，瘀血阻滞者。

第二章　时方类要

第一节　补益之剂（方 12 首）

1. 四君子汤（《太平惠民和剂局方》）

歌曰：四君子汤中和义，参术茯苓甘草比；

　　　　益以夏陈名六君，祛痰补气阳虚饵；

　　　　除却半夏名异功，或加香砂胃寒使。

组成：人参、白术、茯苓各二钱，炙甘草一钱，加生姜三片，大枣二枚，煎服。

主治：气虚诸证。适用于一切阳虚气弱，脾虚肺损，面色萎白，言语轻微，四肢无力，吐泻倦怠，脉来虚弱等。

前贤阐发

《医方集解》：此手足太阴足阳明药也。人参甘温，大补元气，为君。白术苦温，燥脾补气，为臣。茯苓甘淡，渗湿泄热，为佐。甘草甘平，和中益土，为使也。气足脾运，饮食倍进，则余脏受荫，而色泽身强矣。再加陈皮以理气散逆，半夏以燥湿除痰，名曰六君，以其皆中和之品，故曰君子也。

我主要用于治疗消化系统疾病，如慢性腹泻、胃炎、胃及十二指肠溃疡、慢性肝炎、贫血、白细胞减少等，以及手术后、放疗、化疗和一般气虚乏力的调理。

2. 秦艽鳖甲散（罗谦甫）

歌曰：秦艽鳖甲治风劳，地骨柴胡及青蒿，

　　　　当归知母乌梅合，止嗽除蒸敛汗高。

组成：鳖甲一两，地骨皮一两，柴胡一两，秦艽半两，当归半两，知母半两。

煎服法：共六味药研成粗末，每次取五钱，加青蒿五钱、乌梅五个同煎。

主治：风劳。见骨蒸盗汗，肌肉消瘦，唇红颧赤，午后潮热，咳嗽困倦，脉来细数等症状。

煎服法：每日早饭前与临睡时各煎服一次。

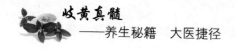

前贤阐发

《医方考》吴昆：风劳骨蒸壮热，肌肉消瘦，此方主之。风，阳气也，故在表则表热，在里则里热，附骨则骨蒸壮热。久蒸则肌肉消瘦。无风不作骨蒸，此昆之立言也。罗谦甫代之立此方，盖有神契者矣。柴胡、秦艽，风药也，能驱肌骨之风；丹皮、知母，寒品也，能疗肌骨之热；鳖，阴类也；甲，骨属也，骨以及骨，则能为诸药之向导；阴以养阴，则能退阴分之骨蒸。乌梅味酸，能引诸药入里而收其热；青蒿苦辛，能从诸药入肌而解其蒸。复有当归，一则养血，一则导诸药入血而除热于阴尔。

用本方治疗活动性结核病的潮热、发热性传染病后期的余热未尽发热以及原因不明的长期低热属于阴虚者。

3. 百合固金汤（赵蕺庵）

歌曰：百合固金二地黄，玄参贝母桔甘藏，

　　　　麦冬芍药当归配，喘咳痰血肺家伤。

组成：生地黄二钱，熟地黄三钱，麦冬一钱半，百合一钱，炒白芍一钱，当归一钱，贝母一钱，生甘草一钱，玄参八分，桔梗八分。

主治：肺伤咳血。肺阴不足，肾水也虚，虚火上炎而致咽干喘嗽，痰中有血。

前贤阐发

《医方集解》：此手太阴足少阴药也（肺肾为子母之脏，故补肺者，多兼滋肾）。金不生水，火炎水干，故以二地助肾滋水退热为君。百合保肺安神，麦冬清热润燥，玄参助二地以生水，贝母散肺郁而除痰，归、芍养血兼以平肝（肝火盛则克金），甘、桔清金，成功上部（载诸药而上浮），皆以甘寒培元清本，不欲以苦寒伤生发之气也。

我常用此方加减治疗咽炎、气管炎、支气管扩张咯血、肺炎、肺结核、肺源性心脏病等属于肺肾阴虚者。

4. 补肺阿胶散（钱仲阳）

歌曰：补肺阿胶马兜铃，鼠粘甘草杏糯停，

　　　　肺虚火盛人当服，顺气生津嗽哽宁。

组成：蛤粉炒阿胶一两半，马兜铃一两（焙），炙甘草一两，炒鼠粘子一两，杏仁七钱，糯米一两。

煎服法：研为细末，大人每次用一两，小儿每次用一二钱。

主治：燥咳证。肺虚有火，咳嗽痰燥，不易咳出，咽中气哽等。

5. 独参汤（《伤寒大全》）

歌曰：独参功擅得嘉名，血脱脉微可返生，

一味人参浓取汁，应知专任力方宏。

组成：人参 10～30g。

煎服法：浓煎取汁，顿服。

主治：大失血和阳气欲脱危证。妇人血崩，或产后血晕，或大吐血，或大汗大下之后，以及一切重危病，症见面色苍白、精神淡漠、自汗息微、脉微细欲绝。

6. 肾气丸类

歌曰：金匮肾气肾阳虚，熟地淮药及山萸，

　　　　丹皮苓泽加附桂，引火归元热下趋，

　　　　济生加入车牛膝，二便通调肿胀除，

　　　　钱氏六味去附桂，专治阴虚火有余，

　　　　六味再加五味麦，八仙都气治相殊，

　　　　更有知柏与杞菊，归芍参麦各分途。

组成：熟地黄八两，山萸肉四两，淮山药四两，丹皮二两，茯苓二两，泽泻二两，熟附子一两，肉桂一两。

煎服法：共研细末，和蜜作丸，如梧桐子大，每服三钱，淡盐汤送下。

主治：肾虚诸证。肾阳不足，腰痛脚弱，下半身常有冷感，少腹拘急，小便不利，或小便反多，以及阳痿精冷、脐痛等腹痛症。本方是治肾阳不足的祖方，余方各有适应证，不赘。

前贤阐发

《医宗金鉴·删补名医方论》柯琴：命门之火，乃水中之阳，夫水体本静，而川流不息者，气之动，火之运也，非指有形者言也。然少火则生气，火壮则食气，故火不可亢，亦不可衰。所云火生土者，即肾家之少火游行其间，以息相吹耳。若命门火衰，少火几于熄矣。欲暖脾胃之阳，必先温命门之火，此肾气丸纳桂、附于滋阴剂中十倍之一，意不在补火，而在微微生火，即生肾气也。故不曰温肾，而名肾气，斯知肾以气为主，肾得气而土自生也。且形不足者，温之以气，则脾胃因虚寒而致病者固瘳，即虚火不归其源也，亦纳之而归封蛰之本矣。

本方对多种老年性疾病有较好疗效，如糖尿病、老年性白内障及前列腺肥大、高血脂、动脉硬化、脑卒中后遗症等。对慢性肾炎、肾病综合征、支气管哮喘、阳痿、女性不孕症以及慢性腰痛、神经病等多种疾病属肾阳虚者有良好疗效。

7. 右归饮（张景岳）

歌曰：右归饮治命门衰，附桂山萸杜仲施，

　　　　地草淮山枸杞子，便溏阳痿服之宜。

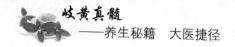

组成：熟地一至二两，山药二钱，山茱萸一钱，肉桂一至二钱，附子一至三钱，枸杞子二钱，炙甘草一至二钱，杜仲二钱。

主治：肾阳虚证。命门火衰，气怯神疲，饮食减少，腹痛腰酸，大便溏薄，阳痿等症。总以舌淡苔白，脉沉细为辨。

8. 左归饮（张景岳）

歌曰：左归饮主熟地黄，茱药杞子草苓襄，

　　　　肝肾阴虚火不甚，纯甘壮水是妙方。

组成：熟地一至二两，山药二钱，枸杞子二钱，炙甘草一钱，茯苓一钱半，山茱萸一至二钱。

主治：真阴不足证。见腰酸遗泄、盗汗、口燥咽干、口渴欲饮、舌光红、脉细数等。

9. 补心丹（《摄生秘剖》）

歌曰：天王补心柏子仁，二冬归地与三参，

　　　　桔苓远志朱砂蜜，枣味酸收血自生。

　　　　或以菖蒲更五味，劳心思虑过耗真。

组成：柏子仁一两，酸枣仁一两，天冬一两，麦冬一两，当归身一两，五味子一两，生地黄四两，人参五钱，元参五钱，丹参五钱，桔梗五钱，远志五钱，茯苓五钱。

煎服法：共研细末，蜜和为丸，弹子大，朱砂为衣，临卧用灯芯枣汤送下一丸。

主治：心悸失眠。思虑过度，耗伤心血，见怔忡健忘、大便不利、心烦不寐、口舌生疮、舌红少苔、脉细而数等。

前贤阐发

《古今名医方论》柯琴：心者主火，而所以主者神也。神衰则火为患，故补心者必清其火而神始安。补心丹用生地黄为君者，取其补足少阴以滋水为主，水盛可以伏火，此非补心之阳，补心之神耳！凡果核之有仁，犹心之有神也。清气无如柏子仁，补血无如酸枣仁，其神存耳！参、苓之甘以补心气，五味之酸以收心气，二冬之寒以清气分之火，心气和而神自归矣；当归之甘以生心血，玄参之咸以补心血，丹参之寒以清血中之火，心血足而神自藏矣；更假桔梗为舟楫，远志为向导，和诸药入心而安神明。以此养生则寿，何有健忘、怔忡、津液干涸、舌上生疮、大便不利之虞哉？

我用本方治疗神经衰弱、精神分裂症、原发性高血压、神经症、甲状腺功能亢进以及复发性口疮、荨麻疹等多种病证属心火旺而心阴不足者。

10. 虎潜丸（朱丹溪）

歌曰：虎潜脚痿是神方，虎胫膝陈地锁阳，
　　　　龟板姜归知柏芍，再加羊肉捣丸尝。

组成：虎胫骨一两，牛膝二两，陈皮二两，白芍二两，熟地黄三两，锁阳一两半，当归一两半，知母三两，黄柏三两，龟板四两，干姜一两。

煎服法：共研细末，用羖羊肉煮烂，捣和药末作丸，如梧桐子大，每服五六十丸，淡盐汤送下。

主治：脚痿。精血不足，脚膝痿弱，不耐步履，舌红、少苔，脉细弱。

11. 一贯煎（《柳州医话》）

歌曰：一贯煎中生地黄，沙参归杞麦冬藏，
　　　　少佐川楝泄肝气，肝肾阴虚胁痛尝。

组成：北沙参三钱，麦冬三钱，当归三钱，生地黄六钱，枸杞子三钱至六钱。川楝子钱半。

主治：阴虚气郁胁痛。症见胸胁脘痛，吞酸吐苦，咽干口燥，舌红无津液，脉细弱或虚弦，及疝气聚瘕。

前贤阐发

《中风斠诠》：胁肋胀痛，脘腹支撑，多是肝气不疏，刚木恣肆为病。治标之法，每用香燥破气，轻病得之，往往有效。然燥必伤阴，液愈虚而气愈滞，势必渐发渐剧，而香药、气药不足恃矣。若脉虚舌燥、津液已伤者，则行气之药，尤为鸩毒。柳洲此方，虽是从固本丸、集灵膏二方脱化而来，独加一味川楝，以调肝气之横逆，顺其条达之性，是为涵养肝阴第一良药。凡血液不充、脉络壅滞、肝胆不驯而变生诸病者，皆可用之。苟无停痰积饮，此方最有奇功……口苦而燥，是上焦之郁火，故以川楝泻火。连本苦燥，而入于大剂养阴队中，所为润燥之用，非神而明之，何能辨此？方下"舌无津液"四字，最宜注意，如其舌苔浊垢，即非所宜。

我多用于迁延型或慢性肝炎、肝硬化、脂肪肝、慢性胃炎、胃溃疡及十二指肠溃疡、贫血、肺结核、糖尿病、神经衰弱等属于肝肾阴虚气滞不舒者。

12. 补中益气汤（李东垣）

歌曰：补中益气芪术陈，升柴参草当归身，
　　　　虚劳内伤功独擅，亦治阳虚外感因。
　　　　木香苍术易归术，调中益气畅脾神。

组成：黄芪五分（虚热者一钱），炙甘草五分，人参三分，白术三分，当归身二分，橘皮、升麻、柴胡各二分或三分。

主治：中气不足，清阳下陷诸证。饮食劳倦所伤的气虚身热，心烦懒言，不贪饮食，肢倦短气，或动即气喘，或口渴多汗，以及气不摄血而致的吐血、便血。或脱肛久泻，或子宫下垂等，本方用途极广，不能尽述。

补中益气汤的临床应用非常广泛，主要用于以下几类疾患：①肌弛缓性疾病：子宫脱垂，内脏下垂，胃下垂，脱肛，重症肌无力，虚性便秘，属中气不足者。②发热性疾病，如：不明原因的发热或功能性低热，虚人外感或慢性感染而呈气虚表现者。③妇科疾病：子宫脱垂，月经不调，痛经，经前期紧张综合征，倒经，崩漏，胎漏，习惯性流产等。④消化系统慢性疾病：慢性腹泻，小儿秋季腹泻，复发性口疮，慢性肝炎等。

第二节　发表之剂（方7首）

1. 九味羌活汤（张元素）

歌曰：九味羌活用防风，细辛苍芷与川芎，
　　　　黄芩生地同甘草，三阳解表益姜葱。
　　　　阳虚气弱人禁用，加减临时在变通。

组成：羌活一钱半，防风一钱半，苍术一钱半，细辛五分，川芎一钱，白芷一钱，黄芩一钱，生地黄一钱，甘草一钱。

主治：表邪夹湿。四时感冒而出现憎寒壮热，头身项脊酸楚疼痛，呕吐口渴，无汗等症。

用本方治疗感冒、急性心肌炎、风湿性关节炎、荨麻疹、偏头痛、炎性牙痛、虹膜睫状体炎、急性鼻窦炎、腱鞘炎、腰肌劳损等。

2. 人参败毒散（朱肱）

歌曰：人参败毒草苓芎，羌独柴前枳桔同，
　　　　瘟疫伤寒并痢疾，驱邪扶正有奇功。
　　　　去参名为败毒散，加入消风治亦同。

组成：人参一两，羌活一两，独活一两，柴胡一两，前胡一两，川芎一两，枳壳一两，桔梗一两，茯苓一两，甘草五钱。

煎服法：共十味药，研成粗末，每服一两，加生姜三片，薄荷少许同煎，温服。

主治：风寒湿热时行及疮痈、毒痢、噤口痢等。善治体质虚弱之人，感受风寒湿热之邪，症见憎寒壮热，无汗，头痛项强，肢体酸痛，胸膈痞满，苔白腻，脉浮，重取欠力。

我习惯用本方治疗气虚感冒、流行性感冒、支气管炎、痢疾、过敏性皮炎、荨麻疹、湿疹、老年皮肤瘙痒症、猩红热、腮腺炎、齿龈炎等。

3. 再造散（陶节庵）

歌曰：再造散用参芪甘，桂附羌防芎芍参，

细辛加枣煨姜煎，阳虚无汗法当谙。

组成：人参一钱，黄芪一钱，甘草一钱，桂枝一钱，羌活八分，防风八分，川芎八分，炮附子五分，细辛五分，煨生姜五片，大枣二枚。

主治：阳虚不能作汗。阳虚的人，感受寒邪，头痛项强，发热恶寒，无汗，服辛温发汗药而不得出汗，表证不解者。

前贤阐发

《成方切用》：经曰：阳之汗，以天地之雨名之。汗之无汗，邪盛而真阳虚也，故以参、芪、草、姜、桂、附大补其阳，而以羌、防、芎、细发其表邪，加芍药者，散中有收，且能滋调营卫，为诸阳药取汗之助也。

用本方治疗老年人感冒、风湿性关节炎等病。

4. 银翘散（吴鞠通）

歌曰：银翘散主上焦疴，竹叶荆牛豉薄荷，

甘桔芦根凉解法，清宣温邪煮无过。

咳加杏贝渴花粉，热甚栀芩次第着。

组成：金银花一两，连翘一两，竹叶四钱，荆芥四钱，牛蒡子六钱，桔梗六钱，薄荷六钱，淡豆豉五钱，甘草五钱。

主治：温邪初起邪在卫分者。风温初起，发热口渴，不恶寒等症。咳嗽加杏仁、贝母。渴甚加天花粉，发热甚加山栀、黄芩。

此方应用很广。对风热感冒、流行性感冒、急性支气管炎、急性咽喉炎、急性扁桃体炎以及流行性脑膜炎、猩红热、腮腺炎等，疗效很好。

5. 桑菊饮（吴鞠通）

歌曰：桑菊饮中桔梗翘，杏仁甘草薄荷绕，

芦根为引轻清剂，热盛阳明入母膏。

组成：桑叶二钱半，菊花一钱，杏仁二钱，桔梗二钱，芦根二钱，连翘一钱半，甘草八分，薄荷八分。

主治：风温咳嗽。风温初起，见身热不甚、咳嗽、口微渴等症。

用本方治疗咳嗽明显而全身中毒症状较轻之感冒、流行性感冒、支气管炎。发热症状较重者，需加清热解毒药方可获良效。

6. 加减葳蕤汤（《通俗伤寒论》）

歌曰：加减葳蕤用白薇，豆豉生葱桔梗随，

草枣薄荷共八味，滋阴发汗最相宜。

组成：生葳蕤二钱，生葱白二枚，桔梗一钱，白薇一钱，淡豆豉四钱，苏薄

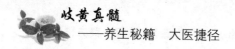

荷一钱半，炙甘草五分，红枣两枚。

主治：阴虚感冒。阴虚之体，感受外邪，症见头痛身热，微恶风寒，咳嗽咽干，痰稠难出，无汗或有汗不多，口渴心烦，舌赤脉数。

7. 参苏饮

歌曰：参苏饮内用陈皮，枳壳前胡半夏宜，

干葛木香甘桔茯，内伤外感此方推。

参前若去芎柴入，饮号芎苏治不差，

香苏饮仅陈皮草，感伤内外亦堪施。

组成：人参七钱，紫苏叶七钱，葛根七钱，前胡七钱，姜半夏七钱，茯苓七钱，陈皮二钱，甘草二钱（炒），枳壳二钱，桔梗二钱，木香二钱。

煎服法：共研成末，每次用五钱，加生姜大枣同煎服。

主治：气虚感冒。内伤体虚，外感风寒。见发热头痛，呕逆咳嗽，痰多，头目眩晕，以及大便泄泻，或者已经发汗而发热不止等。

第三节　攻里之剂（方6首）

1. 三物备急丸（《千金方》）

歌曰：三物备急巴豆研，干姜大黄不需煎，

卒然腹痛因寒积，速投此散救急先。

组成：大黄一两，干姜一两，巴豆一两（去皮心熬，外研如脂）。

煎服法：共为散，每服三至五分，米汤或温开水送下，服后吐下便瘥。

主治：心腹暴痛。凡寒实冷积，升降痞塞致心腹卒然胀痛，痛如锥刺，面青气喘，口噤暴厥，证颇危急者。

2. 温脾汤（《千金方》）

歌曰：温脾附子与干姜，甘草人参及大黄，

寒热并行治寒积，脐腹绞结痛非常。

组成：附子三两，干姜三两，人参二两，甘草二两，大黄五两（一本有芒硝）。

煎服法：共五味药组成，水煎分三次，温服。

主治：脐腹绞痛。里寒与实积相并，而见便秘，脐腹绞痛，难以忍受，热敷稍减者。或下痢连年不止，腹痛属虚寒者。

3. 枳实导滞丸（李东垣）

歌曰：枳实导滞首大黄，芩连曲术茯苓襄，

泽泻蒸饼糊丸服，湿热积滞力能攘。

若还后重兼气滞，木香导滞加槟榔。

组成：大黄一两，炒枳实五钱，炒神曲五钱，茯苓三钱，黄芩三钱，黄连三钱，白术三钱，泽泻二钱。

主治：湿热积滞。脾胃被湿热所伤，饮食不得消化，停积在里，以致出现胸脘痞闷、腹中胀痛、不思饮食、大便不畅、泄泻等症。

前贤阐发

《医方集解》：饮食伤滞，作痛成积，非有以推荡之则不行。积滞不尽，痛终不除，故以大黄、枳实攻而下之，而痛泻反止，经所谓"通因通用"也。伤由湿热，黄芩、黄连佐之以清热；茯苓、泽泻佐之以利湿。积由酒食，神曲蒸窨之物，化食解酒，因其同类，温而消之。芩、连、大黄苦寒太甚，恐其伤胃，故又以白术之甘温，补土而固中也。

我们常用本方加减治疗慢性萎缩性胃炎、胃肠功能紊乱、慢性肠炎、肠麻痹、肝炎、肝硬化腹水、慢性痢疾、泌尿系感染等属于湿热积滞者。

4. 芍药汤（张洁古）

歌曰：芍药芩连与绵纹，桂甘槟木及归身；
　　　别名导气除甘桂，枳壳加之效若神。

组成：芍药三钱，黄连八分，黄芩八分，当归八分，槟榔五分，木香五分，甘草五分，肉桂三分，大黄三钱。

主治：痢下赤白。痢疾初起，白红兼有，里急后重。服后痢下不减，可酌加大黄。

前贤阐发

《成方便读》：夫痢之为病，固有寒热之分，然热者多而寒者少，总不离邪滞蕴结，以致肠胃之气不宣，酿为脓血稠黏之属。虽有赤白之分，寒热之别，而初起治法皆可通因通用。故刘河间有云：行血则便脓自愈，调气则后重自除。二语足为治痢之大法。此方用大黄之荡涤邪滞，木香、槟榔之理气，当归、肉桂行血；病多因湿热而起，故用芩、连之苦寒以燥湿清热；用芍药、甘草者，缓其急而和其脾。

我习用本方治疗细菌性痢疾、过敏性结肠炎、急性肠炎见有泻下不畅、腹痛里急属湿热为患者。

5. 胆道排石汤（经验方）

歌曰：胆道排石用银花，木香芩枳茵陈加，
　　　大黄芒硝金钱草，清疏通利久服佳。

组成：银花15g，黄芩9g，枳壳9g，木香9g，白芍60g，金钱草30g，茵陈30g，大黄9g（后下），芒硝5g（冲服）。

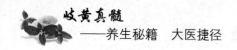
主治：胆石症。胆囊炎与胆石症急性发作，右上腹剧痛拒按，恶心，呕吐，口渴喜饮，高热恶寒，发黄，便秘，舌质红、苔黄腻，脉弦数。

6. 凿石丸（经验方）

歌曰：凿石金沙琥珀随，火硝苓泽地芍葵，

滑石沉香牛膝草，尿道结石此方医。

组成：火硝 15g，琥珀 9g，海金砂 15g，茯苓 9g，泽泻 9g，地龙 9g，白芍 18g，甘草梢 6g，滑石 30g，冬葵子 15g，沉香 6g，牛膝 15g。

煎服法：共研细末，水泛为丸。每次 15g，每日 2~3 次，饭前温开水送服。

主治：尿道结石。

第四节　表里双解之剂（方 3 首）

1. 防风通圣散（刘河间）

歌曰：防风通圣大黄硝，荆芥麻黄栀芍翘，

甘桔芎归膏滑石，薄荷芩术力偏饶，

表里交攻阳热盛，外科疡毒总能消。

组成：防风五钱，荆芥五钱，连翘五钱，麻黄五钱，薄荷五钱，川芎五钱，当归五钱，白芍五钱，黑山栀五钱，大黄五钱（酒蒸），芒硝五钱，石膏一两，黄芩一两，桔梗一两，甘草二两，滑石三两。

煎服法：上药为粗末，每服三钱。

主治：表里实热。凡是外感风寒暑湿而发生的恶寒壮热、头目昏晕、口苦咽干、咳嗽气逆、大便秘结、小便赤涩等表里三焦俱实的热证都可服用，一切疮疡肿毒，目赤睛痛，服用此方也能消退。

前贤阐发

《医方考》：风热壅盛，表里三焦皆实者，此方主之。防风、麻黄解表药也，风热之在皮肤者，得之由汗而泄；荆芥、薄荷，清上药也，风热之在颠顶者，得之由鼻而泄；大黄、芒硝，通利药也，风热之在肠胃者，得之由后而泄；滑石、栀子，水道药也，风热之在决渎者，得之由溺而泄。风淫于膈，肺胃受邪，石膏、桔梗，清肺胃也，而连翘、黄芩，又所以祛诸湿之游火。风为之患，肝木主之，川芎、归、芍，和肝血也，而甘草、白术，又所以和胃气而健脾。刘守真氏长于治火，此方之旨，详且悉哉。

本方治疗感冒、头面部疖肿、急性结膜炎、高血压、肥胖症、荨麻疹等属于风热壅盛、表里俱实者。

2. 五积散

歌曰：五积散治五般积，麻黄苍芷归芍芎，
　　　　枳桔桂姜甘茯朴，陈皮半夏加姜葱，
　　　　除桂枳陈余略炒，熟料尤增温散功，
　　　　温中解表祛寒湿，散痞调经用各充。

组成：白芷三两，川芎三两，炙甘草三两，茯苓三两，当归三两，肉桂三两（表证重改桂枝），白芍三两，半夏三两，陈皮六两，枳壳六两，麻黄六两（去根节），苍术二十四两，干姜四两，桔梗十二两，厚朴四两。

煎服法：上十五味，研成粗末，每服三钱，加生姜三片，葱白三茎煎热服。假使将方中药物除肉桂、枳壳、陈皮外，都炒成黄色而后研为粗末，叫做"熟料五积散"，温散的功用更强。

主治：五积（寒积、食积、气积、血积、痰积）。凡外感风寒，内伤生冷，身热无汗，头身痛疼，项背拘急，胸满恶食，呕吐腹痛，以及妇女血分有寒，月经不调等都可服用。

3. 升降散（《寒温条辨》）

歌曰：升降散中用僵蚕，姜黄大黄蝉衣添，
　　　　升清降浊调气血，表里同病亦可餐。

组成：白僵蚕 6g（酒炒），蝉蜕 3g，广姜黄 9g（去皮），生大黄 12g。

煎服法：共细末，病轻者分 4 次，用黄酒 1 盅，蜂蜜 15g 调匀冷服，中病即止。病重者，分 3 次，黄酒盅半，蜜 24g，调匀冷服。最重者，分两次服，黄酒 2 盅，蜜 30g，调匀冷服，炼蜜名太极丸，服法同前。

主治：表里三焦大热，诸证烽起者。

按：此方用途极广，无论表里同病，上下同病，气血同病，都可应用。

第五节　和解之剂（方 3 首）

1. 逍遥散（《局方》）

歌曰：逍遥散用当归芍，柴苓术草加姜薄，
　　　　解郁除蒸功最奇，调经八味丹栀着。

组成：甘草半两（炙），当归（微炒）、茯苓、芍药、白术、柴胡各一两，薄荷、生姜少许。

主治：肝郁血虚所致的两胁作痛，头痛目眩，口燥舌干，神疲食少，或见往来寒热，或月经不调，乳房作胀，舌淡红，脉弦而虚者。

前贤阐发

《医宗金鉴·删补名医方论》：赵羽皇曰：五脏苦欲补泻云，肝苦急，急食甘以缓之。盖肝性急善怒，其气上行则顺，下行则郁，郁则火动而诸病生矣。故发于上则头眩耳鸣，而或为目赤；发于中则胸满胁痛，而或作吞酸；发于下则少腹疼痛，而或溲溺不利；发于外则寒热往来，似疟非疟。凡此诸症，何莫非肝郁之象乎？而肝木之所以郁，其说有二：一为土虚不能升木也，一为血少不能养肝也。盖肝为木气，全赖土以滋培，水以灌溉。若中土虚，则木不升而郁；阴血少，则肝不滋而枯。方用白术、茯苓者，助土德以升木也；当归、芍药者，益荣血以养肝也；薄荷解热，甘草和中。独柴胡一味，一以为厥阴之报使，一以升发诸阳。经云：木郁则达之。遂其曲直之性，故名曰逍遥。若内热、外热盛者，加丹皮解肌热，炒栀清内热，此加味逍遥散之义也。

将本方应用于慢性肝病及妇女月经病、乳房病的调治。也常用于神经精神疾病、眼科病及皮肤病的治疗。如慢性肝炎、肝硬化、胆石症、胃及十二指肠溃疡、慢性胃炎、胃肠神经症、经前紧张综合征、乳腺增生、更年期综合征、盆腔炎、子宫肌瘤、视神经萎缩、视神经炎、老年性白内障、黄褐斑、痤疮等属肝郁血虚、脾失健运者。

2. 藿香正气散（《太平惠民和剂局方》）

歌曰：藿香正气大腹苏，甘桔陈苓术朴俱，
　　　　夏曲白芷加姜枣，感伤岚障并能驱。

组成：藿香三两，大腹皮三两，紫苏三两，茯苓三两，白芷三两，陈皮二两，白术二两，厚朴二两，半夏曲二两，桔梗二两，甘草一两。

主治：吐泻寒热。外感风寒，内伤饮食，见寒热头痛、胸膈满闷、脘腹胀痛、恶心呕吐、肠鸣泄泻、口淡、苔腻而白，以及山岚障气和水土不服等。

前贤阐发

吴昆：凡受四时不正之气，憎寒壮热者，此方主之。风寒客于皮毛，理宜解表。四时不正之气由鼻而入，不在表而在里，故不用大汗以解表，但用芳香利气之品以主之。白芷、紫苏、藿香、陈皮、腹皮、厚朴、桔梗，皆气胜者，故足以正不正之气；白术、茯苓、半夏、甘草，则甘平之品耳，所以培养中气。而树中营之帜者也。（《医方考·卷之一》）

运用本方治疗夏季流感、急性胃肠炎、恶阻、荨麻疹等病；本方加味也可治疗酒精中毒、术后肠胀气。藿香正气水外用可治疗婴儿湿疹等多种疾病。

3. 痛泻要方（刘草窗）

歌曰：痛泻要方陈皮芍，防风白术煎丸酌，
　　　　补泄并用理肝脾，若作食伤医便错。

组成：白芍四钱，白术三钱，陈皮二钱，防风一钱。水煎服，或作丸剂。

主治：痛泻。腹痛泄泻，泻后疼痛不减，遇情志不快而加重。

前贤阐发

《医方集解》：此足太阴、厥阴药也。白术苦燥湿，甘补脾，温和中；芍药寒泻肝火，酸敛逆气，缓中止痛；防风辛能散肝，香能舒脾，风能胜湿，为理脾引经要药；陈皮辛能利气，炒香尤能燥湿醒脾，使气行则痛止。数者皆以泻木而益土也。

《谦斋医学讲稿》：因为肝旺脾弱，故用白芍敛肝，白术健脾；又因消化不良，腹内多胀气，故佐以陈皮理气和中，并利用防风舒肝理脾，能散气滞。肝旺脾弱的腹泻，多系腹内先胀，继而腹痛，泻下不多，泻后舒畅，反复发作，脉多弦细，右盛于左，表现为木乘土位。

本方治疗急慢性肠炎、慢性结肠炎、神经性腹泻、消化不良性腹泻等属于肝旺脾虚者。

第六节　消补之剂 （方5首）

1. 平胃散（《局方》）

歌曰：平胃散是苍术朴，陈皮甘草四般药，

除湿散满驱瘴岚，调胃诸方从此扩。

或合二陈或五苓，硝黄麦曲均堪着；

若合小柴名柴平，煎加姜枣能除疟；

又不换金正气散，即是此方加夏藿。

组成：苍术五斤，姜制厚朴三斤二两，陈皮三斤二两，炙甘草三十两。

煎服法：四味药共研细末，每次用二钱，加生姜二片、大枣二枚同煎热服。

主治：寒湿积滞。因感受山岚瘴气以及不服水土而致的脾胃不和，不思饮食，胸腹胀满，呕吐泄泻，舌苔白腻而厚者。

前贤阐发

柯琴：《内经》以土运太过曰敦阜，其病腹满；不及曰卑监，其病留满痞塞。张仲景制三承气汤，调胃土之敦阜；李东垣制平胃散，平胃土之卑监也。培其卑者而使其平，非削平之谓，犹温胆汤用凉剂而使之温，非用温之谓，后之注本草者，曰敦阜之土，宜苍术以平之，卑监之土，宜白术以培之。若以湿土为敦阜，将以燥土为卑监耶？不审敦阜、卑监之义，因不知平胃之理矣（可破向来之惑）。二术苦甘，皆燥湿健脾之用，脾燥则不滞，所以能健运而得其平。白术者柔而缓，苍术者猛而悍。此取其长而发汗，迅于除湿，故以苍术为君耳！不得以

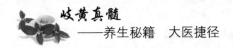

白补、赤泻之说，为二术拘也。厚朴色赤苦温，能助少火以生气，故以为佐；湿因于气之不行，气行则愈，故更以陈皮佐之。甘先入脾，脾得补而健运，故以炙甘草为使。名曰平胃，实调脾承气之剂与！夫洁古取《金匮》之枳术汤以为丸，枳实之峻重于厚朴，且无甘草以和之，虽倍白术，而消伐过于此方。昧者以术为补，为当久服，不思枳实为峻而不宜多，特未之思耳。（《古今名医方论·卷四》）

我经常用本方加减治疗胃炎、肠炎、胃肠功能紊乱、幽门梗阻、男性不育及阳痿、小儿厌食、口臭、急慢性湿疹等病，以及化疗造成的消化障碍、骨髓抑制、急性肝肾损害等。

2. 保和丸（朱丹溪）

歌曰：保和神曲与山楂，苓夏陈翘菔子加，

曲糊为丸麦汤下，方中亦可加麦芽；

大安丸内加白术，消中兼补效堪夸。

组成：山楂三两，炒神曲一两，茯苓一两，半夏一两，陈皮五钱，炒莱菔子五钱，连翘五钱。

用法：将七味药研成细末，用神曲煮糊和成丸药，如梧桐子大，每次服二三钱，用炒麦芽煎汤送下。也可将麦芽一两研末，和在丸药内。

主治：饮食轻伤。伤食伤酒，胸膈痞闷，嗳气有腐酸味，腹痛，大便泄泻。

前贤阐发

《成方便读》：此为食积痰滞，内瘀脾胃，正气未虚者而设也。山楂酸温性紧，善消腥膻油之积，行瘀破滞，为克化之药，故以为君。神曲系蒸窨而成，其辛温之性，能消酒食陈腐之积。莱菔子辛甘下气而化面积；麦芽咸温消谷而行瘀积，二味以之为辅。然痞坚之处，必有伏阳，故以连翘之苦寒，散结而清热。积郁之凝，必多痰滞，故以二陈化痰而行气。此方虽纯用消导，毕竟是平和之剂，故特谓之保和耳。

我常加减治疗急慢性胃炎、急慢性肠炎、幽门不全梗阻、胆道感染以及小儿消化不良症、小儿夏季腹泻、消化道功能紊乱、营养障碍等属食积内停者。

3. 参苓白术散（《局方》）

歌曰：参苓白术扁豆陈，山药甘莲砂薏仁，

桔梗上浮兼保肺，枣汤调服益脾神。

组成：人参二斤，茯苓二斤，土炒白术二斤，陈皮二斤，炙甘草二斤，山药二斤，炒扁豆一斤半，莲子肉半斤，砂仁半斤，炒薏苡仁半斤，桔梗半斤。

用法：共研细末，每服二钱，用大枣煎汤送下，也可以用米汤送下。市售成药"参苓白术丸"，即本方做成的水丸，每服二三钱，每日二次，开水送下。

主治：脾虚吐泻。补益脾肺，适用于脾胃虚弱，肺气不足，导致饮食减少、体倦少力、短气心悸，以及呕吐泄泻等症。

前贤阐发

《医方考》：脾胃虚弱，不思饮食者，此方主之。脾胃者，土也。土为万物之母，诸脏腑百骸受气于脾胃而后能强。若脾胃一亏，则众体皆无以受气，日见羸弱矣，故治杂证者，宜以脾胃为主。然脾胃喜甘而恶苦，喜香而恶秽，喜燥而恶湿，喜利而恶滞。是方也，人参、扁豆、甘草，味之甘者也；白术、茯苓、山药、莲肉、薏苡仁，甘而微燥者也；砂仁辛香而燥，可以开胃醒脾；桔梗甘而微苦，甘则性缓，故为诸药之舟楫，苦则喜降，则能通天气于地道矣。

临床对多种消化吸收功能低下而泻下水分较重的患者有明显疗效。

4. 葛花解酲汤（严用和）

歌曰：葛花解酲香砂仁，二苓参术蔻青陈，

神曲干姜兼泽泻，温中利湿酒伤珍。

组成：葛花五钱，砂仁五钱，蔻仁五钱，青皮三钱，炒神曲二钱，白术二钱，干姜二钱，泽泻二钱，陈皮一钱半，人参一钱半，茯苓一钱半，猪苓一钱半，木香五分。

用法：共十三味药组成，研细末，每次用白开水调服三钱。

主治：酒积。能解饮酒过度，被酒所伤而导致的眩晕呕吐、胸膈痞闷、饮食减少、身体疲倦、小便不利等症。

5. 枳实消痞丸（李东垣）

歌曰：枳实消痞四君全，麦芽夏曲朴姜连，

蒸饼糊丸消积满，清热破结补虚痓。

组成：枳实五钱（炒），黄连五钱，厚朴四钱，半夏曲三钱，人参三钱，白术二钱，炙甘草二钱，麦芽二钱，干姜一钱，茯苓二钱。

主治：心下虚痞，食欲不振，脾胃虚弱，运化不佳。症见心下虚痞，不欲饮食，身体懒倦，右手关脉弦。

前贤阐发

《成方便读》：夫满而不痛者为痞。痞属无形之邪，自外而入，客于胸胃之间，未经有形之痰血饮食互结，仅与正气搏聚一处为患。故以黄连、干姜并用，一辛一苦，一散一降，则无论寒热之邪皆可开泄，二味实为治痞之主药。然痞结于中，则气壅湿聚，必渐至痰食交阻，故以枳实破气，厚朴散湿，麦芽化食，半夏行痰，自无胶固难愈之势。但邪之所凑，其气必虚，故必以四君子坐镇中州，祛邪扶正，并驾齐驱。故此方无论虚实之痞，皆可治之。用法：用蒸饼糊丸者，以谷气助脾胃之蒸化耳。

我多用本方治疗慢性胃炎、慢性支气管炎、胃肠神经症等。

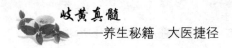

第七节　理气之剂（方3首）

1. 越鞠丸（朱丹溪）

歌曰：越鞠丸治六郁神，气血痰火湿食困，

芎苍香附栀曲用，气畅郁舒痛闷伸，

六郁汤有苍芎附，甘苓橘半栀砂仁。

组成：炒苍术、醋炒香附、川芎、炒神曲、黑山栀等五味药各等分。

用法：研为细末，用水做成丸药如绿豆大，每次服三钱，白开水送下。

主治：六郁。因气郁、血郁、痰郁、火郁、湿郁、食郁而见到胸膈痞闷、吞酸呕吐、饮食不消等症。

前贤阐发

《医宗金鉴·删补名医方论》：夫人以气为本，气和则上下不失其度，运行不停其机，病从何生？若饮食不节，寒温不适，喜怒无常，忧思无度，使冲和之气升降失常，以致胃郁不思饮食，脾郁不消水谷，气郁胸腹胀满，血郁胸膈刺痛，食郁痰饮，火郁为热，及呕吐恶心，吞酸吐酸，嘈杂嗳气，百病丛生。故以香附以开气郁，苍术以除湿郁，抚芎以行血郁，山栀以清火郁，神曲以消食郁。此朱震亨因五郁之法而变通者也。五药相须，共收五郁之效。然当问何郁病甚，便当以何药为主。至若气虚加人参，气痛加木香，郁甚加郁金，懒食加谷蘖，胀加厚朴，痞加枳实，呕痰加姜、夏，火盛加萸、连，则又存乎临证者之详审也。

我常用本方加减治疗胃肠神经症、胃及十二指肠溃疡病、传染性肝炎、胆囊炎、胆石症、妇女痛经、月经不调、精神抑郁等病见六郁证者。

2. 苏子降气汤（《太平惠民和剂局方》）

歌曰：苏子降气橘半归，前胡桂朴草姜依，

下虚上盛痰嗽喘，或加沉香贵合机。

组成：紫苏子二两半，制半夏二两半，炙甘草二两，当归一两半，肉桂一两半，橘红一两半，前胡一两，厚朴一两。

主治：下虚上实之痰喘。虚阳上越，痰涎壅积，气不下降而造成的胸膈痞闷、咳嗽气喘、头目昏眩、身体疲倦、饮食减少等症。

3. 定喘汤（张时彻）

歌曰：定喘白果与麻黄，款冬半夏白皮桑，

苏杏黄芩兼甘草，肺寒膈热喘哮尝。

组成：白果二十一枚（去壳打碎炒黄），麻黄三钱，姜制半夏三钱，款冬花三钱，蜜炙桑白皮二钱，苏子二钱，杏仁一钱半，黄芩一钱半，甘草一钱。

主治：哮喘。平日膈间有痰，气不通利，感受风寒，肺气壅塞，痰不得出，郁结生热，于是气逆而喘，痰随气动而有声。

前贤阐发

《成方便读》：夫肺为娇脏，畏寒畏热，其间毫发不容，其性亦以下行为顺，上行为逆。若为风寒外束，则肺气壅闭，失其下行之令，久则郁热内生。于是肺中之津液，郁而为痰，咳嗽等疾，所由来也。然寒不去则郁不开，郁不开则热不解，热不解则痰亦不能遽除，哮咳等疾，何由而止？故必以麻黄、杏仁、生姜开肺疏邪；半夏、白果、苏子化痰降浊；黄芩、桑皮之苦寒，除郁热而降肺；款冬、甘草之甘润，养肺燥而益金。数者相助为理，以成其功，宜乎哮喘痼疾，皆可愈也。

我常用本方加减治疗慢性支气管炎、支气管哮喘等属痰热内蕴而又因外感而诱发者。

第八节　理血之剂（方 12 首）

1. 四物汤（局方）

歌曰：四物地芍与归芎，血家百病此方通，

　　　　八珍合入四君子，气血双疗功独崇，

　　　　再加黄芪与肉桂，十全大补补方雄，

　　　　十全除却芪地草，加粟煎之名胃风。

组成：酒蒸熟地、酒炒当归、川芎、白芍各等分，研成细末，每次三钱。

主治：月水不调，血虚诸证。因血虚而致的月经不调，脐腹疼痛，以及血结成块，时发疼痛等。

前贤阐发

《成方便读》：夫人之所赖以生者，血与气耳，而医家之所以补偏救弊者，亦惟血与气耳。故一切补气诸方，皆从四君化出；一切补血诸方，又当从此四物而化也。补气者，当求之脾肺；补血者，当求之肝肾。地黄入肾，壮水补阴；白芍入肝，敛阴益血，二味为补血之正药。然血虚多滞，经脉隧道不能滑利通畅，又恐地、芍纯阴之性，无温养流动之机，故必加以当归、川芎，辛香温润，能养血而行血中之气者，以流动之。总之，此方调理一切血证，是其所长，若纯属阴虚血少，宜静不宜动者，则归、芍之走窜行散，又非所宜也。

我常用本方治疗妇产科诸多疾病及血液系统疾病，如缺铁性贫血、再生障碍性贫血、原发性血小板减少性紫癜等；循环系统疾病如动脉硬化、原发性高血压、冠心病等。用于诸多皮肤疾病，如荨麻疹、慢性风疹、慢性湿疹、银屑病等

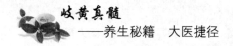

以及神经性头痛和部分眼科疾病。

2. 归脾汤（严用和）

歌曰：归脾汤用术参芪，归草茯神远志随，

酸枣木香龙眼肉，煎加姜枣益心脾，

怔忡健忘俱可却，肠风崩漏总能医。

组成：白术一两，茯神一两，黄芪一两，龙眼肉一两，炒酸枣仁一两，人参（党参）半两，木香半两，当归半两，远志半两，炙甘草二钱。

主治：惊悸不寐，脾不统血诸证。思虑过度，心脾血虚而发生健忘怔忡，惊悸不寐，食少，身倦及脾不统血的诸血症。

前贤阐发

《医方集解》：此手少阴、足太阴药也。血不归脾则妄行，参、术、黄芪、甘草之甘温，所以补脾；茯神、远志、枣仁、龙眼之甘温酸苦，所以补心，心者，脾之母也。当归滋阴而养血，木香行气而舒脾，既以行血中之滞，又以助参、芪而补气，气壮则能摄血，血自归经，而诸症悉除矣。

《成方便读》：夫心为生血之脏而藏神，劳则气散，阳气外张，而神不宁，故用枣仁之酸以收之，茯神之静以宁之，远志泄心热而宁心神。思则脾气结，故用木香行气滞，舒脾郁，疏利上、中二焦，清宫除道。然后参、芪、术、草、龙眼等大队补益心脾之品以成厥功。继之以当归，引诸血各归其所当归之经也。

我习惯用于治疗神经精神性疾病，如神经衰弱、脑震荡、脑挫伤等闭合性颅脑损伤所致脑外伤后综合征；贫血、营养不良、血小板减少性紫癜；多种妇科疾病导致的出血症；心脏病如冠心病、心律失常等，属心脾两虚者。

3. 犀角地黄汤（孙思邈）

歌曰：犀角地黄芍药丹，血升胃热火邪干，

斑黄阳毒皆堪治，或益柴芩总伐肝。

组成：犀角三分（研粉冲服），生地黄一两，芍药三钱，牡丹皮二钱。

主治：血热妄行的各种失血症。伤寒温病，而见吐血、鼻衄、嗽血、便血及昏谵舌绛，脉细数等。

前贤阐发

《医宗金鉴·删补名医方论》：吐血之因有三：曰劳伤，曰努伤，曰热伤。劳伤以理损为主；努伤以去瘀为主；热伤以清热为主。热伤阳络则吐衄，热伤阴络则下血。是汤治热伤也，故用犀角清心去火之本，生地凉血以生新血，白芍敛血止血妄行，丹皮破血以逐其瘀。此方虽曰清火，而实滋阴；虽曰止血，而实去瘀，瘀去新生，阴滋火熄，可为探本穷源之法也。

我习用本方治疗肝昏迷、弥漫性血管内凝血、尿毒症等属血分热盛者，也可用于各种出血性疾病。

4. 小蓟饮子（严用和）

歌曰：小蓟饮子藕蒲黄，木通滑石生地裹，

　　　　归草黑栀淡竹叶，血淋热结服之良。

组成：小蓟根、蒲黄（炒黑）、藕节、滑石、木通、生地黄、当归、栀子（炒黑）、淡竹叶各等分。

主治：血淋、尿血而见舌尖红，脉数有力者。

前贤阐发

《成方便读》：大抵血淋一证，无不皆自心与小肠积热而来，心为生血之脏，小肠为传导之腑，或心移热于小肠，小肠移热于膀胱，有不搏血下渗而为淋者乎？山栀、木通、竹叶，清心火下达小肠，所谓清其源也。滑石利窍，分消湿热从膀胱而出，所谓疏其流也。但所瘀之血，决不能复返本原，瘀不去则病终不能瘳，故以小蓟、藕节，退热散瘀。然恐瘀去则新血益伤，故以炒黑蒲黄止之，生地养之，当归能使瘀者去而新者生，引诸血各归其所当归之经。用甘草者，甘以缓其急，且以泻其火也。

我常用于治疗急性泌尿系感染、泌尿系结石等属下焦瘀热蓄聚膀胱者。

5. 血府逐瘀汤（王清任）

歌曰：血府逐瘀归地桃，红花枳壳芎膝饶，

　　　　柴胡赤芍甘桔梗，血化下行不作劳。

组成：桃仁四钱，当归三钱，红花三钱，生地三钱，牛膝三钱，枳壳二钱，赤芍二钱，川芎一钱半，桔梗一钱半，柴胡一钱，甘草一钱。

主治：瘀血诸证。胸中血瘀引起的头痛、胸痛、心烦急躁、失眠多梦、心慌心跳、呃逆干呕及傍晚发热和眼底出血、前房出血等症。

前贤阐发

《血证论》：王清任著《医林改错》，论多粗舛，惟治瘀血最长。所立三方，乃治瘀活套方也。一书中惟此汤歌诀"血化下行不作痨"句颇有见识。凡痨所由成，多是瘀血为害，吾于血症诸门，言之綦详，并采此语以为印证。

我常以本方加减治疗冠心病心绞痛、风湿性心脏病、胸部挫伤与肋软骨炎之胸痛，以及脑震荡后遗症之头痛头晕，精神抑郁等病属于血瘀气滞者。

6. 补阳还五汤（王清任）

歌曰：补阳还五赤芍芎，归尾通经佐地龙，

　　　　四两黄芪为主药，血中瘀滞用桃红。

组成：生黄芪四两，当归尾二钱，赤芍一钱半，地龙一钱，川芎一钱，桃仁一钱，红花一钱。

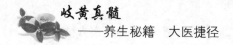

主治：偏瘫。中风后半身不遂、口眼歪斜、口角流涎、语言不利、大便干燥、小便频数，或遗尿不禁等症。

前贤阐发

《世补斋医书》：观其方用黄芪四两，归尾二钱，赤芍钱半，川芎、桃仁、红花各一钱，加地龙亦一钱，主治半身不遂。方以黄芪为君，当归为臣，若例以古法当归补血汤，黄芪五倍于当归，则二钱之归宜君以一两之芪，若四两之芪即当臣以八钱之归。今则芪且二十倍于归矣。大约欲以还五成之亏，有必需乎四两之多者。

我习用于脑血管意外后遗症、小儿麻痹后遗症等见有本方证治要点者。

7. 十灰散（《十药神书》）

歌曰：十灰散用十般灰，柏茜茅荷丹棕随，

　　　　二蓟栀黄皆炒黑，热盛失血最相宜。

组成：大蓟、小蓟、荷叶、侧柏叶、茅根、茜根、山栀、大黄、牡丹皮、棕榈皮各等分。

用法：炒存性，研极细末，每服五钱。以藕汁或萝卜汁调服，尤佳。

主治：血热妄行所致之呕血、咯血，来势暴急者。

前贤阐发

《成方便读》：治一切吐血、咯血不止，先用此遏之。夫吐血、咯血，固有阳虚、阴虚之分，虚火、实火之别，学者固当予为体察。而适遇卒然起之证，又不得不用急则治标之法，以遏其势。然血之所以暴涌者，姑无论其属虚属实，莫不皆由气火上升所致。丹溪所谓气有余即是火。即不足之证，亦成上实下虚之势。火者南方之色，凡火之胜者，必以水济之，水之色黑。故本方汇集诸凉血、涩血、散血、行血之品，各烧灰存性，使之凉者凉，涩者涩，散者散，行者行。将各木质而化为北方之色，即寓以水胜火之意。用童便调服者，取其咸寒下行，降火甚速，血之上逆者，以下行为顺耳。

我多用此方加减治疗消化道出血、支气管扩张及肺结核咯血等属气火上冲者。

8. 治崩证极验方（《女科辑要》）

歌曰：崩证验方地榆多，地芍丹栀甘草和，

　　　　芩连牡蛎莲须配，清热止血出女科。

组成：焦栀三钱，黄芩四钱，川连三钱，丹皮三钱，炒地榆八钱，莲须三钱，牡蛎五钱，白芍八钱，甘草二钱，地黄一两。

用法：水煎服，连服数剂。

主治：妇女血崩。肝经有热，迫血妄行致见妇女血崩，量多色红，口燥唇焦，苔黄，脉数有力。

9. 生蒲黄汤（《中医眼科六经法要》）

歌曰：生蒲黄汤旱莲草，丹参丹皮郁金好，

芥炭生地川芎配，眼底出血此方讨。

组成：生蒲黄 24g，旱莲草 24g，丹参 12g，丹皮 12g，荆芥炭 12g，郁金 15g，生地 12g，川芎 6g。

主治：视力模糊，甚至失明者。血分有热，眼底出血，突然眼前觉有红色或暗红色，视力随之模糊，甚至失明者。

10. 冠心苏合丸（验方）

歌曰：冠心苏合檀木香，冰片乳香痰浊尝

组成：檀香、青木香、冰片、乳香、苏合香。

主治：冠心病心绞痛、心肌梗死属痰浊气滞者。

11. 宫外孕方（经验方）

歌曰：宫外孕方赤芍桃，更入丹参乳没熬，

活血祛瘀消肿块，异位妊娠疗效高。

组成：丹参 15g，赤芍 l5g，桃仁 9g。此为宫外孕Ⅰ号方。若再加三棱、莪术各 1.5～6g 为宫外孕Ⅱ号方。

主治：子宫外孕。

12. 冠心Ⅱ号方（经验方）

歌曰：赤川红降丹。

组成：川芎 15g，赤芍 15g，红花 15g，丹参 30g，降香 10g。

主治：冠心病心绞痛证属血瘀者。

第九节　祛风之剂（方7首）

1. 大秦艽汤（朱丹溪）

歌曰：大秦艽汤羌独防，芎芷辛芩二地黄，

石膏归芍苓甘术，风邪散见可通尝。

组成：秦艽三两，石膏三两，羌活一两，独活一两，防风一两，川芎一两，白芷一两，黄芩一两，生地黄一两，熟地黄一两，当归一两（酒炒），白芍一两，茯苓一两，炙甘草一两，土炒白术一两，细辛五钱。

主治：风中经络。中风手足不能运动，舌强不能言语及口眼歪斜等症。

237

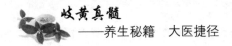

前贤阐发

《医方集解》：此六经中风之通剂也。以秦艽为君药，祛一身之风也；以石膏为臣药，散胸中之火也。羌活散太阳之风，白芷散阳明之风，川芎散厥阴之风，细辛、独活散少阴之风，防风为风药卒徒，随所引而无所不至者也。大抵内伤必因外感而发，诸药虽云搜风，亦兼发表，风药多燥，表药多散，故疏风必先养血，而解表亦必固里，当归养血，生地滋血，川芎活血，芍药敛阴和血，血活则风散而舌本柔矣。又气能生血，故用白术、茯苓、甘草补气以壮中枢，脾运湿除，则手足健矣。又风能生热，故用黄芩清上，石膏泻中，生地凉下，以共平逆之上火也。

现多用本方治疗颜面神经麻痹，以及脑血管痉挛、脑血栓形成所致的语言謇涩、半身不遂等。

2. 地黄饮子（刘河间）

歌曰：地黄饮子山茱斛，麦味菖蒲远志茯，

苁蓉桂附巴戟天，少入薄荷姜枣服，

喑厥风痱能治之，火归水中水生木。

组成：熟地黄、山茱萸、石斛、麦冬、五味子、石菖蒲、远志、茯苓、肉苁蓉、肉桂、炮附子、巴戟天各等分。

用法：研成粗末，每次用五钱，加入少许薄荷和生姜大枣同煎温服。

主治：喑厥风痱。肾阴虚弱，虚阳暴越，突然发生口噤舌强不能言语、足废不能行走等症。

前贤阐发

《成方便读》：夫中风一证，有真中，有类中。真中者，真为风邪所中也。类中者，不离阴虚、阳虚两条。如肾中真阳虚者，多痰多湿；真阴虚者，多火多热。阳虚者，多暴脱之证；阴虚者，多火盛之证。其神昏不语、击仆偏枯等证，是与真中风似是而实非，学者不得不详审而施治也。此方所云少阴气厥不至，气者，阳也，其为肾脏阳虚无疑矣。故方中以熟地、巴戟、山茱萸、苁蓉之类，大补肾脏之不足，而以桂、附之辛热，协四味以温养真阳。但真阳下虚，必有浮阳上僭，故以石斛、麦冬清之。火载痰升，故以茯苓渗之。然痰火上浮，必多堵塞窍道，菖蒲、远志能交通上下而宣窍避邪。五味以收其耗散之气，使正有所归。薄荷以搜其不尽之邪，使风无留着。用姜、枣者，和其营卫，匡正除邪耳。

现代常用本方治疗脊髓痨、脊髓炎，中风后遗症及晚期高血压、脑动脉硬化、慢性肾炎、不孕症、贫血等属于肾中阴阳两虚者。

3. 独活寄生汤（孙思邈）

歌曰：独活寄生艽防辛，芎归地芍桂苓均，

　　杜仲牛膝人参草，冷风顽痹屈难伸，

　　　若去寄生加耆续，汤名三痹古方珍。

　　组成：独活二钱，桑寄生四钱，秦艽二钱，防风二钱，细辛一钱，川芎一钱，当归三钱，熟地三钱，白芍三钱，肉桂一钱，茯苓三钱，杜仲三钱，牛膝三钱，人参一钱，甘草一钱。

　　用法：水煎，分三次服。

　　主治：风寒湿痹。症见腰膝重痛，腿足无力，畏寒喜热，苔白脉迟者。本方若去桑寄生加黄芪、续断，也能治疗风寒温痹，所以叫"三痹汤"。

前贤阐发

　　吴昆：肾气虚弱，肝脾之气袭之，令人腰膝作痛，屈伸不便，冷痹无力者，此方主之。肾，水脏也，虚则肝脾之气凑之，故令腰膝实而作痛，屈伸不便者，筋骨俱病也。《灵枢》曰：能屈而不能伸者，病在筋；能伸而不能屈者，病在骨。故知屈伸不便，为筋骨俱病也。冷痹者，阴邪实也。无力者，气血虚也。是方也，独活、寄生、细辛、秦艽、防风、桂心，辛温之品也，可以升举肝脾之气，肝脾之气升，则腰膝弗痛矣。当归、熟地、白芍、川芎、杜仲、牛膝者，养阴之品也，可以滋补肝肾之阴，肝肾之阴补，则足得血而能步矣。人参、茯苓、甘草者，益气之品也，可以长养诸脏之阳，诸脏之阳生，则冷痹去而有力矣。（《医方考·腰痛门》）

　　用本方治疗骨关节炎、风湿性关节炎、坐骨神经痛、骨质增生、颈椎病等疾病。

4. 消风散（《太平惠民和剂局方》）

　　歌曰：消风散内羌防荆，芎朴参苓陈草并，

　　　僵蚕蝉蜕藿香入，为末茶调或酒行，

　　　头痛目昏项背急，顽麻隐疹服之清。

　　组成：羌活二两，防风二两，川芎二两，人参二两，茯苓二两，炙甘草二两，僵蚕二两，蝉蜕二两，藿香叶二两，厚朴半两，荆芥穗半两，陈皮半两。

　　用法：共研细末，每次服二钱，用茶调或者酒调都行。

　　主治：风疹、湿疹。风热上攻而致的头痛目昏、项背拘急、鼻塞多喷嚏，以及皮肤顽麻或者瘙痒隐疹等症。

　　现常加减用于治疗荨麻疹、过敏性皮炎、神经性皮炎、药物性皮炎、头癣等。

5. 资寿解语汤（经验方）

　　歌曰：资寿解语汤用羌，专需竹沥佐生姜，

　　　防风桂附羚羊角，酸枣麻甘十味详。

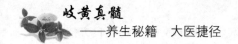

组成：防风一钱，附子一钱，天麻一钱，酸枣仁一钱，羚羊角八分，肉桂八分，羌活五分，甘草五分，加竹沥二匙，生姜汁二滴同煎。

主治：中风不语。中风脾缓，舌强不语，半身不遂的证候。若是肾虚中风的舌强不语，可用本方去羌活、防风，加熟地黄、何首乌、甘菊花、天门冬补肾阴而平虚风，石菖蒲开窍除痰，火麻仁益气滋脾，是古人临床用之有效的验方。

6. 镇肝息风汤（张锡纯）

歌曰：张氏镇肝息风汤，龙牡龟牛制亢阳，
　　　代赭天冬元芍草，茵陈川楝麦芽襄，
　　　痰多加用胆星好，尺脉虚浮萸地匡，
　　　加入石膏清里热，便溏龟赭易脂良。

组成：怀牛膝一两，生赭石一两，生龙骨五钱，生牡蛎五钱，生龟板五钱，生白芍五钱，元参五钱，天冬五钱，川楝子三钱，生麦芽二钱，茵陈二钱，生甘草一钱半。

主治：头目眩晕之实肝风。阴虚阳亢，肝风内动，而致头目时常眩晕，或脑中时常作疼发热，或目胀耳鸣，或心中烦热，或时常噫气，或肢体渐觉不利，或时常面赤如醉，或口眼渐形歪斜，甚或眩晕至于颠仆、不知人事，过时自醒，或醒后不能复原，或肢体瘫痪，或半身不遂等症，脉弦长有力者。

前贤阐发

《医学衷中参西录》：风名内中，言风自内生，非风自外来也。《内经》谓：诸风掉眩，皆属于肝。盖肝为木脏，木火炽盛，亦自有风。此因肝木失和，风自肝起。又加以肺气不降，肾气不摄，冲气胃气有复上逆，于斯，脏腑之气化皆上升太过，而血之上注于脑者，亦因之太过，致充塞其血管而累及神经。其甚者，至令神经失其所司，至昏厥不省人事。西医名为脑充血证，诚由剖解实验而得也。是以方中重用牛膝以引血下行，此为治标之主药。而复深究病之本源，用龙骨、牡蛎、龟板、白芍以镇肝息风，赭石以降胃降冲，玄参、天冬以清肺气，肺中清肃之气下行，自能镇制肝木。至其脉之两尺虚者，当系肾脏真阴虚损，不能与真阳相维系。当真阳脱而上奔，并夹气血以上冲脑部，故又加熟地、萸肉以补肾敛肾。从前所拟方原只此数味。后因用此方效者固多，间有初次将药服下，转觉气血上攻而病加剧者，于斯加生麦芽、茵陈、川楝子即无斯弊。盖肝为将军之官，其性刚果，若但用药强制，或转激发其反动之力。茵陈为青蒿之嫩者，得初春少阳升发之气，与肝木同气相求，泄肝热兼舒肝郁，实能将顺肝木之性。麦芽为谷之萌芽，生用之亦善将顺肝木之性使不抑郁。川楝子善引肝气下达，又能折其反动之力。方中加此三味，而后用此方者，自无他虞也。心中热甚者当有外感，伏气化热，故加石膏。有痰者，恐痰阻气化之升降，故加胆星也。

镇肝息风汤是滋阴潜阳、镇肝息风的代表方剂，我临床多用于治疗高血压、脑动脉硬化、脑卒中，以及颅脑肿瘤、多发性抽动综合征等。

7. 大定风珠（吴鞠通）

歌曰：大定风珠鸡子黄，再合加减复脉汤，

　　　　三甲连同五味子，滋液息风是妙方。

组成：生白芍六钱，阿胶三钱，生龟板四钱，干地黄六钱，麻仁二钱，五味子二钱，生牡蛎四钱，麦冬六钱，炙甘草四钱，生鸡子黄二枚，鳖甲四钱。

主治：虚热肝风。温病热邪久羁，热灼真阴，虚火内动。症见神倦弛纵、脉气虚弱、舌绛苔少、时时欲脱者。

前贤阐发

《医方概要》：方中阿胶补肺阴，五味子收肺气，白芍和脾，鳖甲育肝阴，龟板潜肾阴，牡蛎敛阳和阴，麦冬、熟地养金壮水，麻仁润肠，甘草立中，鸡子黄取其混元之意，酸甘化阴，咸降其火，庶几水火有既济之效，心神宁而得安寐也。若转虚喘汗，则加人参以补气、龙骨扶阳和卫、小麦敛阴止汗。

我加减化裁应用于流行性脑脊髓膜炎、大叶性肺炎等发热性疾病后期。

第十节　祛寒之剂（方4首）

1. 回阳急救汤（俞根初）

歌曰：回阳急救用六君，桂附干姜五味冬，

　　　　加麝三厘或胆汁，三阴寒厥见奇勋。

组成：人参五分、白术、茯苓各一钱，炙甘草三分，麦冬三钱，陈皮、姜半夏各七分，肉桂、炮附子、干姜各五分，五味子九粒。

用法：加生姜三片同煎。麝香三厘，冲。若无脉，加猪胆汁一匙。

主治：三阴寒厥。寒邪直中三阴经而出现四肢厥冷、恶寒战栗、身体蜷卧、吐泻腹痛、口不渴、指甲口唇发青等阴盛阳微之危重症。

前贤阐发

何秀山：少阴病，下利脉微，甚则利不止，肢厥无脉，干呕心烦者，经方用白通加猪胆汁汤主之，然不及此方面面顾到，故俞氏每用之以奏功。揣其方义，虽仍以四逆汤加桂温补回阳为君，而以《千金》生脉散为臣者，以参能益气生脉，麦冬能续胃络脉绝，五味子能引阳归根也。佐以白术、二陈，健脾和胃，上止于呕，下止泻利。妙在更使以些许麝香，斩关直入，助参、附、姜、桂以速奏殊功。浅学者每畏其散气而不敢用，岂知麝香同冰片及诸香药用，固属散气；同参、术、附、桂、麦、味等温补收敛药用，但显其助气之功，而无散气之弊矣。

241

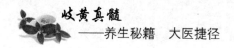

此为回阳固脱、益气生脉之第一良方也。（《重订通俗伤寒论·六经方药》）

我常用本方救治急性心肌梗死、心源性休克等。

2. 四神丸（王肯堂）

歌曰：四神故纸吴茱萸，肉蔻除油五味须，

　　　　大枣百枚姜八两，五更肾泻火衰扶。

组成：破故纸四两，吴茱萸一两，肉豆蔻三两，五味子三两。

用法：共研细末，用大枣百枚和生姜八两同煮。

主治：五更泻。

前贤阐发

《医方集解》：此足少阴药也。破故纸辛苦大温，能补相火以通君火，火旺乃能生土，故以为君。肉蔻辛温，能行气消食，暖胃固肠。五味咸能补肾，酸能涩精；吴茱萸辛热除湿燥脾，能入少阴、厥阴气分而补火；生姜暖胃，大枣补土，所以防水。盖久泻皆由肾命火衰，不能专责脾、胃，故大补下焦元阳，使火旺土强，则能制水而不复妄行矣。

我临床多用于慢性结肠炎、过敏性结肠炎。

3. 橘核丸（严用和）

歌曰：橘核丸中川楝桂，朴实延胡藻带昆，

　　　　桃仁二木酒糊合，㿗疝痛顽盐酒吞。

组成：炒橘核二两，炒川楝子二两，海藻二两，海带二两，昆布二两，桃仁二两，肉桂五钱，厚朴五钱，炒枳实五钱，炒延胡索五钱，木香五钱，木通五钱。

主治：㿗疝。睾丸肿胀，偏有大小，或阴囊肿胀，睾丸坚硬如石，或上引脐腹绞痛等症。

前贤阐发

《医方集解》：此足厥阴药也。疝病由于寒湿，或在气，或在血。证虽见乎肾，病实本乎肝。橘核、木香能入厥阴气分而行气；桃仁、延胡能入厥阴血分而活血；川楝、木通能导小肠、膀胱之热，由小便下行，所以祛湿；官桂能平肝暖肾，补肾命之火，所以祛寒；厚朴、枳实并能行结水而破宿血；昆布、海藻、海带咸润下而软坚，寒行水以泄热，同为散肿消坚之剂也。"

我常用本方治疗睾丸鞘膜积液、急慢性睾丸炎、附睾炎等属寒湿侵犯厥阴，肝经气血不和者。

4. 参附汤（《妇人良方》）

歌曰：参附汤疗汗自流，肾阳脱汗此方求，

　　　　卫阳不同须芪附，郁遏脾阳术附投。

组成：人参一两，附子五钱。

用法：加生姜、大枣，水煎服。

主治：阳气欲脱。补元气、壮肾阳，所以当正气大亏，肾中真阳外越，而见自汗肢冷、上气喘急等阳气欲脱的危象时，急用本方，有回阳救脱之效果。

若卫阳不固，汗出不止而欲脱的，用黄芪一两，附子（炮）五钱，水煎服，名芪附汤。若是脾阳被寒湿郁遏，自汗肢冷，脉微欲脱的，可用白术一两，附子（炮）五钱，水煎服，名术附汤。

第十一节　祛暑之剂（方3首）

1. 清暑益气汤（李东垣）

歌曰：清暑益气参草芪，当归麦味青陈皮，

曲柏葛根苍白术，升麻泽泻姜枣随。

组成：黄芪一钱，苍术一钱，升麻一钱，人参五分，泽泻五分，炒神曲五分，陈皮五分，白术五分，当归三分，麦冬三分，炙甘草三分，青皮二分半，黄柏二分，葛根二分，五味子九粒。

主治：暑热湿所伤气。有补益中气、生津液、清解暑湿热邪的作用。治疗四肢倦怠、精神萎靡，身热心烦，自汗口渴，不欲饮食，身体酸重，小便色赤不畅，大便色黄溏薄等症。

前贤阐发

《温热经纬·卷四》雄按：此脉此证，自宜清暑益气汤以为治。但东垣之方，虽有清暑之名，而无清暑之实，观江南仲治孙子华之案、程杏轩治汪木工之案可知，故临证时须斟酌去取也。余每治此等证，辄用西洋参、石斛、麦冬、黄连、竹叶、荷梗、知母、甘草、粳米、西瓜翠衣等，以清暑热而益元气，无不应手而效也。

我习惯用本方治疗夏日感冒、急性发热性疾病恢复期，以及小儿夏季热，久热不退属气阴不足者。

2. 生脉散（孙思邈）

歌曰：生脉麦味与人参，保肺清心治暑淫，

气少汗多兼口渴，病危脉绝急煎斟。

组成：麦冬三钱，五味子二钱，人参五钱。

主治：暑淫。暑淫伤损元气，而致气少神疲、多汗口渴、脉微细欲绝的危险病证。

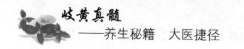
前贤阐发

《成方便读》：夫肺主一身之气，为百脉所朝宗，肺气旺则脏腑之气皆旺，精自生而形自盛，脉自不绝矣。一受暑热之气，金受火刑，肺气被灼，则以上诸症迭出矣。然暑为夏月之正邪，人之元气充实者，原可不病，故邪之所凑，其气必虚。方中但以人参保肺气，麦冬保肺阴，五味子以敛其耗散，不治暑而单治其正，以暑为无形之邪，若暑中无湿，则不致留恋之患，毕竟又无大热，则清之又无可清，故保肺一法，即所以却暑耳。此又治邪少虚多，热伤元气之一法也，在夏月肺虚者，可以服之。

本方用于治疗急性心肌梗死、中毒性休克、失血性休克及冠心病、内分泌失调病属气阴两虚者。

3. 六一散（刘河间）

歌曰：六一滑石同甘草，解肌行水兼清燥，
统治表里及三焦，热渴暑烦泻痢保，
益元碧玉与鸡苏，砂黛薄荷加之好。

组成：滑石六两，甘草一两。

主治：暑湿。因暑湿引起的发热口渴、烦躁、小便不利、大便泻痢等症。

前贤阐发

《成方便读》：六一散……治伤暑感冒，表里俱热，烦躁口渴，小便不通，一切泻痢、淋浊等证属于热者，此解肌行水而为祛暑之剂也。滑石气轻能解肌，质重能清降，寒能胜热，滑能利窍，淡能行水。加甘草者，和其中以缓滑石之寒滑，庶滑石之功，得以彻表彻里，使邪去而正不伤，故能治如上诸症耳。

本方治疗中暑症、膀胱炎、尿道炎、婴幼儿腹泻、消化不良等。本方加减治疗小儿百日咳痉咳期疗效也很好。

第十二节　利湿之剂（方6首）

1. 实脾饮（严用和）

歌曰：实脾苓术与木瓜，甘草木香大腹加，
草蔻姜附兼厚朴，虚寒阴水效堪夸。

组成：茯苓一两，白术一两，木瓜一两，木香一两，大腹皮一两，草豆蔻一两，炮附子一两，炮干姜一两，厚朴一两，炙甘草五钱。

主治：阴水。脾虚有寒而不能行水造成的身体四肢浮肿，腰以下尤甚，饮食不香，脘腹胀满，口不渴，大小便都通利的虚寒性水肿。

前贤阐发

《医方考》：脾胃虚寒，不能制水，则水妄行，故肢体浮肿。以无郁热，故口不渴，而大小便皆利。是方也，用白术、茯苓、甘草之甘温者，补其虚；用干姜、附子之辛热者，温其寒；用木香、草果之辛温者，行其滞；用厚朴、腹子之下气者，攻其邪；用木瓜之酸温者，抑其所不胜。名曰实脾者，实土以防水也。虽其药味不皆实土，然能去其邪，乃所以使脾气之自实也。

我习用于治疗慢性肾小球肾炎、慢性肾衰竭、肝硬化腹水等病症。

2. 五皮饮（释济洪）

歌曰：五皮饮用五般皮，陈茯姜桑大腹奇，

　　　　或用五加易桑白，脾虚肤胀此方宜。

组成：陈皮、茯苓皮、生姜皮、桑白皮、大腹皮各等分。

主治：脾虚肤肿。脾虚不能行水，以致周身肌肤肿胀的证候。

前贤阐发

《成方便读》：治水病肿满，上气喘急，或腰以下肿，此亦肺之治节不行，以致水溢皮肤，而为以上诸症。故以桑皮之泻肺降气，肺气清肃，则水自下趋。而以茯苓之从上导下，大腹皮之宣胸行水，姜皮辛凉解散，陈皮理气行痰。皆用皮者，因病在皮，以皮行皮之意。然肺脾为子母之脏，子病未有不累及其母也。故肿满一证，脾实相关。否则，脾有健运之能，土旺则自可制水，虽肺之治节不行，决无肿满之患。是以陈皮、茯苓两味，本为脾药，其功用皆能行中带补，匡正除邪，一举而两治之，则上下之邪，悉皆涣散耳。

我习于治疗肾小球肾炎、慢性肾衰竭，经行浮肿、妊娠水肿等病，均有一定疗效。

3. 八正散（《局方》）

歌曰：八正木通与车前，萹蓄大黄滑石研，

　　　　草梢瞿麦兼栀子，煎加灯草痛淋蠲。

组成：木通、车前子、萹蓄草、大黄（面裹煨）、滑石（研、水飞）、甘草梢、瞿麦、栀子各一斤。

用法：共研粗末，每次用二钱，加灯草同煎服。

主治：淋痛尿血。湿热郁结下焦所致的小便淋涩不通、小腹胀急、溺时有血而痛、口渴咽干等症。

前贤阐发

汪昂：此手足太阳、手少阳药也。木通、灯草，清肺热而降心火，肺为气化之源，心为小肠之合也。车前清肝热而通膀胱，肝脉络于阴器，膀胱津液之府也。瞿麦、萹蓄降火通淋，此皆利湿而兼泄热者也。滑石利窍散结，栀子、大黄

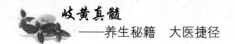

苦寒下行，此皆泄热而兼利湿者也。甘草合滑石为六一散，用梢者，取其径达茎中，甘能缓痛也。虽治下焦而不专于治下，必三焦通利，水乃下行也。（《医方集解·利湿之剂》）

多用于治疗急慢性淋病、肾盂肾炎、肾小球肾炎、泌尿系结石、急慢性前列腺炎、痛风等。

4. 萆薢分清饮（杨士瀛）

歌曰：萆薢分清石菖蒲，草梢乌药益智俱，

或益茯苓盐煎服，通心固肾浊精驱，

缩泉益智同乌药，山药糊丸便数需。

组成：川萆薢一两，石菖蒲一两，乌药一两，益智仁一两，甘草梢五钱。

主治：膏淋白浊。肾虚而膀胱有热，下元不固，败精渗入尿道而致的小便频数，尿白如油脂的膏淋，以及时常由小便下纯白色的糊状浊物。

前贤阐发

《张氏医通》：精通尾膂，溲出膀胱，泾渭攸分，源流各异。详溲便之不禁，乃下焦阳气失职，故用益智之辛温以约制之，得盐之润下，并乌药亦不至于上窜也。独是胃中浊湿下渗，非萆薢无以清之，兼菖蒲以通九窍，利小便，略不及于收摄肾精之味，厥有旨哉！

我习惯用于治疗慢性前列腺炎、乳糜尿、淋病等。

5. 三仁汤（吴鞠通）

歌曰：三仁杏蔻薏苡仁，朴夏白通滑竹伦，

水用甘澜扬百遍，湿温初起法堪遵。

组成：杏仁五钱，白蔻仁二钱，生薏苡仁六钱，厚朴二钱，竹叶二钱，白通草二钱，半夏五钱，飞滑石六钱。

主治：湿温。湿温初起，邪在气分，尚未化热，见胸闷不饥，肢体酸重，面色淡黄，午后身热，有汗不解，口渴不欲饮水，舌上苔白等症。

前贤阐发

《温病条辨》：湿为阴邪，自长夏而来，其来有渐，且其性氤氲黏腻，非若寒邪之一汗而解，温热之一凉而退，故难速已。世医不知其为湿温，见其头痛恶寒，身重疼痛也，以为伤寒而汗之，汗伤心阳，湿随辛温发表之剂蒸腾上逆，内蒙心窍则神昏，上蒙清窍则耳聋、目瞑、不言。见其中满不饥，以为停滞而大下之，误下伤阴，而重抑脾阳之升，脾气转陷，湿邪乘势内溃，故洞泄。见其午后身热，以为阴虚而用柔药润之，湿为胶滞阴邪，再加柔润阴药，二阴相合，同气相求，遂有锢结而不可解之势。惟以三仁汤轻开上焦肺气，盖肺主一身之气，气化则湿亦化也。

习用以治疗湿温、肾盂肾炎、布氏杆菌病、肝炎、关节炎、小儿急性湿疹等病。

6. 甘露消毒丹（吴鞠通）

歌曰：甘露消毒蔻藿香，茵陈滑石木通菖，

　　　芩翘贝母射干薄，暑温时疫是主方。

组成：飞滑石十五两，绵茵陈十一两，淡黄芩十两，石菖蒲六两，木通五两，川贝母五两，射干四两，连翘四两，薄荷四两，蔻仁四两，藿香四两。

用法：共研细末，调服三钱，日服二次。

主治：湿温、暑温、时疫之邪留连气分证。湿温、时疫初起，身热倦怠，胸闷腹胀，小便赤涩，以及颐肿、咽痛、身黄、吐泻、疟疾、痢疾等症，而见舌苔色白，或厚腻，或干黄，邪在气分者，故又名普济消毒丹。本方临床应用很广，凡湿热并重者皆可用，不限暑温。

前贤阐发

王士雄：此治湿温时疫之主方也。六元正纪，五运分步，每年春分后十三日交二运，徵，火旺，天乃渐温，芒种后十日交三运，宫，土旺，地乃渐湿。温湿蒸腾，更加烈日之暑，烁石流金，人在气交之中，口鼻吸受其气，留而不去，乃成湿温疫疠之病，而为发热倦怠、胸闷腹满、肢酸咽肿、斑疹身黄、颐肿口渴、溺赤便秘、吐泻疟痢、淋浊疮疡等症。但看病人舌苔淡白，或厚腻或干黄者，是暑湿热疫之邪尚在气分，悉以此丹治之立效。并主水土不服诸病。（《温热经纬·卷五》）

经常用于治疗感染性发热、急性黄疸肝炎、胆囊炎、急性胃肠炎等。

第十三节　泻火之剂（方 12 首）

1. 凉膈散（《局方》）

歌曰：凉膈硝黄栀子翘，黄芩甘草薄荷饶，

　　　竹叶蜜煎疗膈上，中焦燥实服之消。

组成：芒硝二十两，大黄二十两，炙甘草二十两，黄芩十两，薄荷十两，栀子仁十两、连翘四十两。

主治：膈上实热。膈间有实热，中焦燥实，见烦躁口渴、目赤头眩、大小便秘、吐血衄血等症。

前贤阐发

《成方便读》：若火之散漫者，或在里，或在表，皆可清之、散之而愈。如夹有形之物，结而不散者，非去其结，则病终不瘳。故以大黄、芒硝之荡涤下行

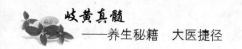

者，去其结而逐其热。然恐结邪虽去，尚有浮游之火，散漫上、中，故以黄芩、薄荷、竹叶清彻上中之火；连翘解散经络中之余火；栀子自上而下，引火邪屈曲下行，如是则有形、无形、上下、表里诸邪，悉从解散。用甘草、生蜜者，病在膈，甘以缓之也。

习用本方治疗咽炎、口腔炎、急性扁桃体炎、急性黄疸型肝炎、结膜炎、多发性疖肿等属中上二焦邪郁生热者。

2. 清胃散 （李东垣）

歌曰：清胃散用升麻连，当归生地牡丹全，

或益石膏平胃热，口疮吐衄及牙宣。

组成：升麻一钱，黄连、当归身、生地黄各三分，牡丹皮五分。

用法：研为细末后用水煎冷服。

主治：胃火牙痛。胃火上冲，牙痛不可忍受，喜冷恶热，牵连头脑，满面发热，或唇口颊腮肿痛生疮，或吐血衄血，或牙宣出血，或牙龈溃烂等症。

前贤阐发

《医宗金鉴·删补名医方论》罗东逸：阳明胃多气多血，又两阳合明为热盛，是以邪入而为病常实。若大渴，舌干，烦躁，此伤气分，热聚胃腑，燥其津液，白虎汤主之。若醇饮肥厚炙煿过用，以致湿热壅于胃腑，逆于经络，而为是病，此伤血分，治宜清胃。方中以生地益阴凉血为君，佐之以丹皮，去蒸而疏其滞。以黄连清热燥湿为臣，佐之以当归，入血而循其经。仍用升麻之辛凉，为本经捷使，引诸药直达病所。则咽喉不清、齿龈肿痛等证，廓然俱清矣。

习用本方治疗口腔炎、牙周炎、三叉神经痛、舌炎、齿槽脓肿等属胃火上攻者。

3. 清营汤 （吴鞠通）

歌曰：清营汤是鞠通方，热入心包营血伤，

犀角丹元连地麦，银翘竹叶卷心藏。

组成：犀角三钱，生地五钱，元参三钱，竹叶心一钱，银花三钱，连翘二钱，黄连二钱五分，丹参三钱，麦冬三钱。

主治：营分热盛。

温热入营，身热烦渴，或反不渴，时有谵语，或斑疹隐隐，舌绛而干，脉数或大而虚者。

前贤阐发

《历代名医良方注释》：本方为温邪入营而设，温邪乍入营分，虽烦躁不眠、时有谵语、舌绛而干、脉数、斑疹隐隐，但仍可以透营泄热、转气分而解，本方立意，即在于此。方中水牛角、丹参清营解毒，伍增液汤（玄参、生地、麦冬）

养阴清热，再用竹叶、黄连、银花、连翘清泄气分之邪，使在营之热透营转气，仍从外解，合奏清营解毒、泄热护阴之效。

我用本方治疗流行性脑脊髓膜炎、败血症或其他热性病，具有高热烦躁、舌绛而干等营分见症者。

4. 泻白散（钱乙）

歌曰：泻白桑皮地骨皮，甘草粳米四般宜，

　　　　参茯知芩皆可入，肺热喘嗽此方去。

组成：桑白皮三钱，地骨皮三钱，甘草一钱，粳米三钱。

主治：肺火喘咳。肺火蒸热，喘嗽气急。

前贤阐发

《医宗金鉴·删补名医方论》：君以桑白皮，质液而味辛，液以润燥，辛以泻肺。臣以地骨皮，质轻而性寒，轻以去实，寒以胜热。甘草生用泻火，佐桑皮、地骨皮泻诸肺实，使金清气肃而喘咳可平，较黄芩、知母苦寒伤胃远矣。夫火热伤气，救肺之治有三：实热伤肺，用白虎汤以治其标；虚火刑金，用生脉散以治其本；若夫正气不伤，郁火又甚，则泻白散之清肺调中，标本兼治，又补二方之不及也。

我习惯用于结核病、支气管炎、百日咳、小儿肺炎或麻疹并发肺炎之恢复期。也常和麻杏甘石汤、千金苇茎汤等合用治疗各种肺炎热盛期。

5. 泻青丸（钱乙）

歌曰：泻青丸用龙胆栀，下行泻火大黄资，

　　　　羌防升上芎归润，火郁肝经当用此。

组成：龙胆草、黑山栀、大黄、羌活、防风、当归、川芎各等分。

用法：蜜丸、竹叶汤下。

主治：肝经实火。肝经实火郁结，见不能安眠、易惊多怒，甚至抽搐等症。

6. 龙胆泻肝汤（《太平惠民和剂局方》）

歌曰：龙胆泻肝栀芩柴，生地车前泽泻偕，

　　　　木通甘草当归合，肝经湿热力能排。

组成：龙胆草三钱（酒炒），栀子三钱（酒炒），炒黄芩三钱，柴胡三钱，泽泻二钱，木通二钱，甘草二钱，当归二钱。

主治：肝胆实火湿热。肝胆经有实火、湿热而致的胁痛口苦，耳聋耳肿，小便色赤不畅，尿道疼痛，以及阴肿阴痒等症。

前贤阐发

《医宗金鉴·删补名医方论》：胁痛口苦，耳聋耳肿，乃胆经为病也。筋痿阴湿，热痒阴肿，白浊溲血，乃肝经之为病也。故用龙胆草泻肝胆之火，以柴胡为肝使，以甘草缓肝急，佐以芩、栀、通、泽、车前辈大利前阴，使诸湿热有所从出也。然皆泻肝之品，若使病尽去，恐肝亦伤矣，故又加当归、生地补血以养肝。盖肝为藏血之脏，补血即所以补肝也。而妙在泻肝之剂，反作补肝之药。寓有战胜抚绥之义矣。

此方临床应用十分广泛，以肝胆经为主线，辨病与辨证相结合，主治各科疾病达60余种之多，在辨证上多以烦急易怒、舌边尖红、苔黄厚腻为主要依据。主要疾病有：①急性感染性肝炎、胆囊炎、肝脓疡，急性泌尿系感染、急性盆腔炎、急性阑尾炎等；②皮肤病，如带状疱疹、湿疹、药疹等；③眼科疾病，如急性结膜炎、眼底出血、出血性青光眼等；④各种出血症，如鼻衄、耳衄、咯血、呕血、便血，湿热下注之血淋等；⑤多种内分泌紊乱，特别是功能亢进或腺体增生者，如甲状腺功能亢进、肾上腺皮质增生症、多囊卵巢综合征等病症；⑥前阴疾病，如女阴白色病损、外阴溃疡、宫颈糜烂，急性睾丸炎、急性附睾炎、阴茎冠状沟炎、糜烂性龟头炎等；⑦耳鼻喉科疾患，如急慢性化脓性中耳炎，突发性耳聋、耳鸣、眩晕等；⑧其他疾病，如急性白血病、红细胞增多症、白塞病、精神病等。近年反响不良反应较多，其实不是方不好，而主要是没有辨证施治。

7. 导赤散（钱乙）

歌曰：导赤生地与木通，草梢竹叶四般攻。

　　　　口糜淋痛小肠火，引热同归小便中。

组成：生地黄、木通、甘草梢各等分。

用法：共研，每次用三钱，竹叶同煎温服。

主治：心火小肠火。心和小肠有火，小便色赤而淋沥疼痛、口糜舌疮、烦热口渴等症。

前贤阐发

《医宗金鉴·删补名医方论》：心与小肠为表里也，然所见口糜舌疮、小便黄赤、茎中作痛、热淋不利等症，皆心移热于小肠之证。故不用黄连直泻其心，而用生地滋肾凉心，木通通利小肠，佐以甘草梢，取易泻最下之热，茎中之痛可除，心经之热可导也。此则水虚火不实者宜之，以利水而不伤阴，泻火而不伐胃也。若心经实热，须加黄连、竹叶，甚者加大黄，亦釜底抽薪之法也。

习用本方治疗口腔炎、鹅口疮、小儿夜啼等心经有热者，或肾盂肾炎、膀胱炎、泌尿系结石等心热移于小肠的病证。

8. 普济消毒饮（李东垣）

歌曰：普济消毒芩连鼠，玄参甘桔蓝根侣，

　　　　升柴马勃连翘陈，僵蚕薄荷为末咀，

　　　　或加人参及大黄，大头天行力能御。

组成：黄芩五钱（酒炒），黄连五钱（酒炒），鼠粘子（即牛蒡子）一钱，玄参三钱，甘草三钱，陈皮（去白，即薄橘红）三钱，板蓝根一钱，马勃一钱，连翘一钱，薄荷一钱，升麻七分，僵蚕七分，柴胡二钱，桔梗二钱。

主治：大头瘟。症见恶寒发热，头面红肿掀痛。

前贤阐发

《医方集解》：此手太阴、少阴、足少阳、阳明药也。芩、连苦寒，泻心肺之热为君；玄参苦寒，橘红苦辛，甘草甘寒，泻火补气为臣；连翘、薄荷、鼠粘辛苦而平，板蓝根甘寒，马勃、僵蚕苦平，散肿消毒定喘为佐；升麻、柴胡苦平，行少阳、阳明二经之阳气，桔梗辛温为舟楫，不令下行，为载也。

习用本方治疗头面痈疮肿毒、流行性腮腺炎、急性扁桃体炎、淋巴结炎伴淋巴回流障碍等。

9. 玉女煎（张景岳）

歌曰：玉女煎中地膝兼，石膏知母麦冬全，
　　　　阴虚胃火牙疼效，去膝地生温热痊。

组成：熟地黄五钱，生石膏各五钱，麦冬二钱，知母一钱五分，怀牛膝一钱五分。

主治：牙痛头痛。肾阴不足，胃火旺盛，牙疼、头痛等症。

前贤阐发

《成方便读》：夫人之真阴充足，水火均平，决不致有火盛之病。若肺肾真阴不足，不能濡润于胃，胃汁干枯，一受火邪，则燎原之势而为白虎之证矣。方中熟地、牛膝以滋肾水；麦冬以保肺金；知母上益肺阴，下滋肾水，能制阳明独胜之火；石膏甘寒质重，独入阳明，清胃中有余之热。理虽如此，而其中熟地一味，若胃火炽盛者，尤宜酌用之。即虚火一证，亦改用生地为是。

10. 清瘟败毒饮（余师愚）

歌曰：清瘟败毒地连芩，丹石栀甘竹叶寻，
　　　　犀角玄翘知芍桔，气血两燔用之灵。

组成：石膏八钱至四两（大剂用至八两），小生地三钱至一两，犀角二至八钱，黄连一至六钱，黄芩一至三钱，丹皮一至三钱，知母一至三钱，桔梗一至三钱。

主治：时行瘟疫。时行瘟疫，表里热盛，见狂躁烦心、口干咽痛、大热干呕、错语不眠、吐血衄血以及发斑等症。

前贤阐发

《疫疹一得》：疫症初起，发热恶寒，头痛如劈，烦躁谵妄，身热肢冷，舌刺唇焦，上呕下泄，六脉沉细而数，即用大剂；沉数而用中剂；虚大而数者用小剂……此十二经泻火之药也。斑疹出于胃，亦诸经之火有以助之。重用石膏，直入胃经，使其敷布于十二经，退其淫热。佐以黄连、犀角、黄芩泄心肺之火于上焦。丹皮、栀子、赤芍泄肝经之火。连翘、元参解散浮游之火。生地、知母抑阳扶阴，泻其亢甚之火，而救欲绝之水。桔梗、竹叶载药上行，使以甘草和胃也。

我用本方加减治疗流行性脑脊髓膜炎、败血症等疾病，疗效显著。

11. 青蒿鳖甲汤（吴鞠通）

歌曰：青蒿鳖甲知地丹，阴分伏热此方攀，
　　　　夜热早凉无汗者，从里达表服之安。

组成：青蒿二钱，知母二钱，鳖甲五钱，细生地四钱，丹皮三钱。

主治：虚热。热性病后期，邪伏阴分，夜热早凉，热退无汗，至夜又热的症候。

前贤阐发

《温病条辨》：邪气深伏阴分，混处于气血之中，不能纯用养阴，又非壮火，更不得任用苦燥。故以鳖甲蠕动之物，入肝经至阴之分，既能养阴，又能入络搜邪；以青蒿芳香透络，入少阳领邪外出；细生地清阴络之热，丹皮泻血中之伏火；知母者，知病之母也，佐鳖甲、青蒿而搜剔之功焉。

本方用于急性发热性疾病后期，以及原因不明的低热、小儿夏季热、慢性肾盂肾炎、肾结核、肺结核等属阴虚内热、低热不退者。以及手术后低热、麻疹后肺炎、疱疹性结膜炎等。

12. 黄连解毒汤（孙思邈）

歌曰：黄连解毒汤四味，黄柏黄芩栀子备，
　　　　躁狂大热呕不眠，吐衄斑黄均可贵。

组成：黄连四两，黄柏二两，黄芩二两，栀子十四枚。

主治：三焦实热。凡是三焦实火引起的烦躁昏狂、大热干呕、乱语发斑等症均可。

前贤阐发

《成方便读》：治一切火邪，表里俱盛，狂躁烦心，口燥咽干，大热干呕，错语不眠，吐血，衄血，热盛发斑等证。汪切庵（昂）曰：毒者，即火邪之盛也。邪入于阳则狂，心为热所扰则烦，躁则烦之盛也；口燥咽干，火盛津枯；干呕者，热毒上冲也；错语者，热毒伤其神也；不眠者，热盛而阴不静也。至于吐衄、发斑等症，热攻于胃，逼血妄行也。此皆六淫火邪，充斥上下表里，有实无虚之证，故治法非缓剂可以了事者。黄芩清上焦之火，黄连清中焦之火，黄柏清下焦之火，栀子泻三焦之火，从心肺之分，屈曲下行，小肠、膀胱而出。盖四味皆大苦大寒之药，清其亢甚之火，而救其欲绝之水，然非实热，不可轻投耳。

我应用本方治疗各种感染性疾病，如流脑、败血症、痢疾、肺炎、泌尿系感染、急性黄疸型肝炎、急性胃肠炎、急性胆囊炎等。

第十四节　祛痰之剂（方9首）

1. 二陈汤（《局方》）

歌曰：二陈汤用半夏陈，益以茯苓甘草成，
　　　利气调中兼去湿，一切痰饮此为珍，
　　　导痰汤内加星枳，顽痰胶固力能驯，
　　　若加竹茹与枳实，汤名温胆可宁神，
　　　润下丸仅陈皮草，利气祛痰妙绝伦。

组成：半夏五两，陈皮五两，茯苓三两，炙甘草一两半，生姜七片，乌梅一个。

主治：中阳不运，湿痰为患。症见咳嗽痰多、胸膈胀满、呕吐恶心、头眩心悸等。

前贤阐发

吴昆：湿痰者，痰之原生于湿也。水饮入胃，无非湿化，脾弱不能制，停于膈间，中、下二焦之气熏蒸稠黏，稀则曰饮，稠则曰痰，痰生于湿，故曰湿痰也。是方也，半夏辛热能燥湿，茯苓甘淡能渗湿，湿去则痰无由以生，所谓治病必求其本也；陈皮辛温能利气，甘草甘平能益脾，益脾则土足以制湿，利气则痰无能留滞，益脾治其本，利气治其标也。又曰：有痰而渴，半夏非宜，宜去半夏之燥，而易贝母、瓜蒌之润。余曰：尤为诀焉，渴而喜饮水者，宜易之；渴而不能饮水者，虽渴犹宜半夏也。此湿为本，热为标，故见口渴，所谓湿极而兼胜己之化，实非真象也，惟明者知之。气弱加人参、白术、名六君子汤。（《医方考·痰门条第十五》）

习惯用本方治疗慢性支气管炎、肺部感染、肺气肿、慢性萎缩性胃炎、呕吐等疾病。

2. 清气化痰丸（《医方集解》）

歌曰：清气化痰星夏橘，杏仁枳实瓜蒌实，
　　　芩苓姜汁为糊丸，气顺火消痰自失。

组成：胆星一两半，姜制半夏一两半，橘红一两，杏仁一两（去皮尖）、炒枳实一两，瓜蒌仁一两（去油），黄芩一两（酒炒），茯苓一两。

主治：痰热内结。痰热内结，咳嗽、痰黄稠而黏，不易咯出，甚至气急呕恶，胸膈痞闷，小便短赤，或发热，或惊悸、睡眠不安，舌质红、苔黄腻，脉滑

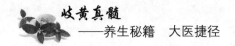

数等症。

前贤阐发

《成方便读》：治热痰。汪昂曰：热痰者，痰因火而成也，痰即有形之火，火即无形之痰。痰随火而升降，火引痰而横行，变生诸证，不可纪极。火借气于五脏，痰借液于五味，气有余则为火，液有余则为痰，故治痰者必降其火，治火者必顺其气，此方所由设也。方中半夏、胆南星，为治痰之君药。痰由于火，故以黄芩之苦寒降之，瓜蒌之甘寒润之。火因于气，即以陈皮顺之，枳实破之。然脾为生痰之源，肺为贮痰之器，故以杏仁之苦温疏肺而降气，茯苓之甘淡渗湿而宣脾，肺脾肃清，则痰不存留矣。以姜汁糊丸者，用为开痰之先导耳。

习用本方治疗慢性支气管炎急性发作、肺炎、支气管扩张伴感染等疾病，均有良好疗效。

3. 半夏天麻白术汤（李东垣）

歌曰：半夏天麻天术汤，参芪橘柏及干姜，

苓泻麦芽苍术曲，太阴痰厥头痛良。

组成：半夏一钱半，麦芽一钱半，陈皮一钱半，白术一钱，炒神曲一钱，天麻五分，苍术五分，人参五分，黄芪五分，白茯苓五分，泽泻五分，黄柏二分，干姜二分。

主治：痰厥头痛。见头痛欲裂、眼黑头眩、恶心烦闷、身重如山、四肢厥冷。

4. 截疟七宝饮（王贶）

歌曰：截疟七宝常山果，槟榔朴草青陈伙，

水酒合煎露一宵，阳经实疟服之妥。

组成：常山（酒炒）一钱，草果五分（煨），槟榔五分，厚朴五分，炙甘草五分，青皮五分，陈皮五分。

用法：加水和酒各半煎取药汁，在外露一宿，当发日的早晨空心服下。

主治：疟疾实证。劫痰截疟，是治疗三阳经久发不已的疟疾实证良方。

5. 三子养亲汤（韩懋）

歌曰：三子养亲痰火方，芥苏莱菔共煎汤，

外台别有茯苓饮，参术陈姜枳实尝。

组成：白芥子一钱，紫苏子一钱，莱菔子一钱。

主治：老人喘咳。老年人咳嗽气逆、痰多胸痞、饮食不香而属痰浊壅滞的实证者。

前贤阐发

张秉成：夫痰之生也，或因津液所化，或由水饮所成，然亦有因食而化者，皆由脾运失常，以致所食之物，不化精微而化为痰。然痰壅则气滞，气滞则肺气失下行之令，于是为咳嗽为喘逆等症矣。病因食积而起，故方中以莱菔子消食行痰；痰壅则气滞，故以苏子降气行痰；气滞则膈塞，白芥子畅膈行痰。三者皆治痰要药，而又能于治痰之中各逞其长。食消气顺，喘咳自宁，而诸症自愈矣，又在用者之得宜耳。(《成方便读·卷之三》)

我习用于治疗支气管哮喘、支气管炎、喘息性肺炎、消化不良等疾病。

6. 千金苇茎汤（孙思邈）

歌曰：千金苇茎生薏仁，瓜瓣桃仁四味邻，

　　　　肺痈咳吐痰黄浊，凉营清气自生津。

组成：苇茎二两（切），薏苡仁一两，瓜瓣一两，桃仁三钱。

主治：肺痈。咳吐臭痰，痰质稠浊，有微热，心烦胸满，胸中隐隐作痛。

前贤阐发

张秉成："肺痈之证，皆由痰血火邪互结胸中，久而成脓所致。桃仁、甜瓜子皆润降之品，一则行其瘀，一则化其浊。苇茎退热而清上；薏苡除湿而下行。方虽平淡，其通瘀化痰之力，无所遗，所以病在上焦，不欲以重浊之药重伤其下也。(《成方便读》)

习用于治疗大叶性肺炎、百日咳、肺脓疡、胸腔积液等疾病。

7. 止嗽散（程钟龄）

歌曰：止嗽散中用白前，陈皮桔梗草荆添，

　　　　紫菀百部同煎用，感冒咳嗽此方先。

组成：炒桔梗二斤，荆芥二斤，炙紫菀二斤，蒸百部二斤，炙白前二斤，炙甘草十二两，陈皮（去白，即薄橘红）一斤。

主治：风邪咳嗽。风邪犯肺，咳嗽咽痒，咯痰不爽。

前贤阐发

程钟龄：此方系予苦心揣摩而得也。盖肺体属金，畏火者也，过热则咳。金性刚燥，恶冷者也，过寒亦咳。且肺为娇脏，攻击之剂，既不任受，而外主皮毛，最易受邪，不行表散则邪气留连而不解。经曰：微寒微咳，寒之感也，若小寇然，启门逐之即去矣。医者不审，妄用清凉酸涩之剂，未免闭门留寇，寇欲出而无门，必至穿逾而走，则咳且见红。肺有二窍，一在鼻，一在喉，鼻窍贵开而不闭，喉窍宜闭而不开。今鼻窍不通，则喉窍将启，能无虑乎？本方温润和平，不寒不热，既无攻击过当之虞，大有启门驱贼之势，是以客邪易散，肺气安宁，宜其投之有效。(《医学心悟·卷三》)

习用于治疗呼吸道感染、百日咳及其他类型的咳嗽。

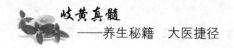

8. 黑锡丹（《局方》）

歌曰：黑锡丹能镇肾寒，硫黄入锡结成团，

胡芦故纸茴沉木，桂附金铃肉蔻丸。

组成：黑锡二两，硫黄二两，胡芦巴一两，破故纸一两，茴香一两，沉香一两，木香一两，附子一两（炮），金铃子一两，肉豆蔻一两，肉桂半两。

用法：酒糊丸，成人每服二钱，盐开水送下，急救可用至三钱。

主治：上实下虚之喘证。脾元久冷，上实下虚，胸中痰饮，或上攻头目，及奔豚上冲胸腹，两胁膨胀刺痛欲绝。若系阴火冲逆，真阳暴脱，痰鸣气喘者用人参煎汤送服更好。

前贤阐发

张秉成：如真阳虚乏者，不特寒从外来，且寒自内生，盛则逼阳于上，或遗脱于下，种种变证，莫可枚举。然欲补真阳之火，必先固护真阴。故硫黄、黑铅两味，皆能入肾，一补火而一补水，以之同炒，使之水火交恋，阴阳互根之意。而后一派补肾壮阳之药，暖下焦逐寒湿，真阳返本，阴液无伤。寒则气滞，故以木香理气；虚则气泄，故以肉果固之。用川楝子者，以肝肾同居下焦，肝有相火内寄，虽寒盛于下，恐肝家内郁之火不净耳。故此方治寒疝一证，亦甚得宜。（《成方便读》）

9. 治暴喘欲死方（《中藏经》）

大黄一两，牵牛二两（炒），为细末，每服二钱，蜜水调下，治上热痰喘危症极效。又名夺命散。若虚人、肺虚胃冷者，不可用。

第十五节　固涩之剂（方2首）

1. 金锁固精丸（《医方集解》）

歌曰：金锁固精芡莲须，龙骨蒺藜牡蛎需，

莲粉糊丸盐酒下，涩精秘气滑遗去。

组成：蒸芡实二两，莲须二两，炒沙苑蒺藜二两，龙骨一两（炙酥），牡蛎（盐水煮一日一夜、煅粉）一两。

主治：梦遗滑精。见梦遗滑精、盗汗虚烦、腰痛耳鸣、四肢无力等症。

前贤阐发

《成方便读》：夫遗精一证，不过分其有火、无火，虚实两端而已。其有梦者，责相火之强，当清心肝之火，病自可已；无梦者，全属肾虚不固，又当专用补涩，以固其脱。既属虚滑之证，则无火可清，无瘀可导。故以潼沙苑补摄肾精，益其不足。牡蛎固下潜阳；龙骨安魂平木，二味皆有涩可固脱之能。芡实益脾而止浊，莲肉入肾以交心，复用其须者，专赖其止涩之功，而为治虚滑遗精者设也。

现常用本方加减治疗遗精、阳痿、早泄、乳糜尿、重症肌无力属肾虚精气不足，下元不固者。

2. 真人养脏汤（罗谦甫）

歌曰：真人养脏诃粟壳，肉蔻当归桂木香，

术参甘芍为涩剂，脱肛久痢早煎尝。

组成：诃子一两二钱（煨），罂粟壳三两六钱（蜜炙），肉豆蔻五钱（煨），木香一两四钱，肉桂八钱，炙甘草八钱，当归六钱，炒白术六钱，人参六钱，白芍一两六钱。

主治：虚寒脱肛久痢。见久痢不止，脱肛坠下，脾胃虚弱，不思饮食。

前贤阐发

《成方便读》：夫脱肛一证，皆大肠之病，寒热虚实皆可致之。虚而夹热者，如前之河间诃子散；虚而有寒者，即用此方。然脱肛虽属大肠，推其致此之由，皆多由脾虚而致。故以人参、白术、甘草大补其脾。但泻痢日久，赤白虽无，其气分与血分，不无虚而留滞，故以木香理气，归、芍和血，肉桂温其下而散其寒，肉蔻、罂粟、诃子三味，皆可固肠止脱，而为收涩之剂耳。

常用本方加减治疗慢性结肠炎、慢性痢疾、过敏性肠炎、肠结核、小儿泄泻等属于脾肾虚寒者，缓图有效。

第十六节　痈疡之剂（方7首）

1. 真人活命饮（陈自明）

歌曰：真人活命用银花，防芷归陈草芍加，

贝母天花兼乳没，山甲皂刺酒煎嘉，

一切痈疽能溃散，溃后无功用则差。

大黄便实可加使，铁器酸物勿沾牙。

组成：金银花三钱，陈皮三钱，防风一钱，白芷一钱，当归一钱，甘草节一钱，贝母一钱，天花粉一钱，乳香一钱（研末），没药一钱（研末），穿山甲一钱（炙），赤芍药一钱，皂角刺一钱（炒）。

主治：一切痈疽。痈疽初起，赤肿掀痛，属于阳证者。

前贤阐发

罗美：此疡门开关攻毒之第一方也。经云：营气不从，逆于肉理。故痈疽之发，未有不从营气之郁滞，因而血结痰滞蕴崇热毒为患。治之之法，妙在通经之结，行血之滞，佐以豁痰理气解毒。是方穿山甲以攻坚，皂刺以达毒所，白芷、

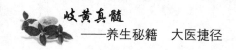
防风、陈皮通经理气而疏其滞，乳香定痛和血，没药破血散结，赤芍、归尾以驱血热而行之，以破其结，佐以贝母、金银花、甘草，一以豁痰解郁，一以散毒和血，其为溃坚止痛宜矣。然是方为营卫尚强、中气不亏者设。若脾胃素弱，营卫不调，则有托里消毒散结之法，必须斟酌而用。（《名医方论》）

习用于治疗消化道溃疡、乳腺炎、化脓性扁桃体炎、脓疱疮、骨髓炎等疾病，均有很好的疗效。

2. 阳和汤（《外科全生集》）

歌曰：阳和汤法解寒凝，外症虚寒色属阴，

熟地鹿胶姜炭桂，麻黄白芥草相承。

组成：熟地一两，鹿角胶三钱（炖化、冲服），炒白芥子二钱（研），肉桂一钱（研），生甘草一钱，炮姜炭五分，麻黄五分。

主治：一切阴疽。阴疽色白或青暗，不肿或漫肿，酸痛或不痛，舌苔白，口不渴，脉沉细或细迟。

前贤阐发

张秉成：夫痈疽流注之属于阴寒者，人皆知用温散之法；然痰凝血滞之证，若正气充足者，自可运行无阻，所谓邪之所凑，其气必虚，故其所虚之处，即受邪之处。疡因于血分者，仍必从血而求之。故以熟地大补阴血之药为君；恐草木无情，力难充足，又以鹿角胶有形精血之属以赞助之；但既虚且寒，又非平补之性可收速效，再以炮姜之温中散寒，能入血分者，引领熟地、鹿角胶直入其地，以成其功；白芥子能祛皮里膜外之痰，桂枝入营，麻黄达卫，共成解散之助，以宣熟地、鹿角胶之滞；甘草不特协和诸药，且赖其为九土之精英，百毒遇土则化耳。（《成方便读·卷四》）

习用于治疗骨结核、腹膜结核、慢性骨髓炎、慢性淋巴结炎、类风湿性关节炎、血栓闭塞性脉管炎等属于血虚寒凝之阴疽范畴者。

3. 醒消丸（《太平惠民和剂局方》）

歌曰：醒消乳没麝雄黄，专为大痈红肿尝，

每服三钱陈酒化，醉眠取汗是良方。

组成：乳香一两，没药一两，麝香一钱五分，雄黄五钱。

主治：痈毒。一切阳性痈肿初起，脓尚未成，红肿刺痛者。

4. 保安万灵丹（陈实功）

歌曰：万灵归术与三乌，辛草荆防芷活俱，

天斛雄麻全蝎共，阴疽鹤膝湿痹须。

组成：苍术八两，当归一两，何首乌一两，川乌一两（烫去皮），草乌一两（烫去皮），细辛一两，甘草一两（炙），荆芥穗一两，防风一两，川芎一两，羌活一两，天麻一两，金钗石斛一两，麻黄一两，全蝎一两（酒洗），雄黄六钱（水飞），朱砂六钱（为衣）。

主治：阴疽鹤膝风。阴疽未成脓者可消，已成脓者可托毒溃脓。

5. 六神丸（雷氏）

歌曰：六神丸治烂喉痧，每服十丸效可夸，
　　　　珠粉腰黄冰片麝，牛黄还与蟾酥加。

组成：珍珠粉一钱五分，犀牛黄一钱五分，麝香一钱五分，腰黄一钱，冰片一钱，蟾酥一钱。

主治：疫喉。瘟毒所致的烂喉痧、乳蛾、疔毒、痈疖及一切无名肿毒。

6. 五味消毒饮（《医宗金鉴》）

歌曰：五味消毒治诸疔，野菊银花蒲公英，
　　　　紫花地丁天葵子，痈疮肿痛亦堪灵。

组成：金银花三钱，野菊花一钱二分，蒲公英一钱二分，紫花地丁一钱二分，紫背天葵子一钱二分。

主治：各种疔毒，痈疮疖肿。症见局部红肿热痛，疮形如粟，坚硬根深如钉子之状，舌红，脉数。

我用本方治疗皮肤化脓性疾病、骨髓炎、脉管炎、扁桃体炎等疾病，均取得了很好的疗效。

7. 四妙勇安汤（《验方新编》）

歌曰：验方四妙勇安汤，治疗脱疽效力彰，
　　　　重用银花解热毒，玄参归草共煎尝。

组成：金银花三两，玄参三两，当归二两，甘草一两。

主治：脱疽。症见患处黯红，微热微肿，痛甚、烦热口渴，或则溃烂，脓水淋漓，舌红，脉数。

该方不仅用于治疗血栓闭塞性脉管炎，且对血栓性静脉炎、丹毒及痈疽疖肿、坐骨神经痛、类风湿性关节炎、臁疮等也有一定的疗效。

第十七节　经产之剂（方7首）

1. 羚羊角散（许叔微）

歌曰：羚羊角散杏薏仁，防独芎归又茯神，
　　　　酸枣木香和甘草，子痫风中可回春。

组成：羚羊角屑一钱，杏仁五分，薏苡仁五分，防风五分，独活五分，川芎

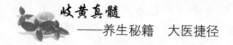

五分，当归五分，茯神五分，枣仁五分（炒），木香二分半，甘草二分半，加姜煎。

主治：子痫。治妊娠中风，涎盛僵仆、口噤搐搦，名子痫。

2. 失笑散（《太平惠民和剂局方》）

歌曰：失笑蒲黄及五灵，晕平痛止积无停，

山楂二两溺糖入，独圣功同更守经。

组成：蒲黄、五灵脂等分

用法：生研，每服三钱，酒或醋煎服。

主治：血瘀疼痛。治产后恶露不行，瘀血上冲包络，下阻腹中，闷而作痛难忍。

前贤阐发

《医宗金鉴》：经云：心主血，脾统血，肝藏血。故产后瘀血停滞，三经皆受其病。以致心腹瘀痛，恶寒发热，神迷眩运，胸膈满闷。凡兹者，由寒凝不消散，气滞不流行，恶露停留，小腹结痛，迷闷欲绝，非纯用甘温破血行血之剂，不能攻逐荡平也。是方用灵脂之甘温走肝，生用则行血，蒲黄辛平入肝，生用则破血。佐酒煎以行其力，庶可直抉厥阴之滞，而有推陈致新之功。甘不伤脾，辛能散瘀，不觉诸症悉除，直可以一笑而置之矣。

3. 生化汤（傅青主）

歌曰：产后偏宜生化汤，腹留恶露痛难当，

炮姜归草芎桃等，童便还需和酒尝。

组成：当归八钱，川芎三钱，桃仁十四粒，炮姜五分，炙甘草五分，黄酒、童便各半煎服。

主治：产后瘀阻。此方能通滞和荣，补虚消瘀，治产后儿枕骨痛，及恶露不行，血块腹痛等症。

前贤阐发

《成方便读》："治产后恶露不行，腹中疼痛等证。夫产后血气大虚，固当培补，然有败血不去，则新血亦无由而生，故见腹中疼痛等证，又不可不以祛瘀为首务也。方中当归养血，甘草补中，川芎理血中之气，桃仁行血中之瘀，炮姜色黑入营，助归、草以生新，佐芎、桃而化旧生化之妙，神乎其神。"

我用于胎盘残留、产后子宫收缩痛、子宫复旧不全、子宫肌瘤及宫外孕等，疗效非常满意。

4. 保产无忧方（又名宫中十二味方）

歌曰：保产无忧芎芍归，荆羌芪朴菟丝依，

枳甘贝母姜蕲艾，功效称奇莫浪讥。

组成：制川朴七分，醋炒蕲艾七分，酒炒当归一钱半，炒川芎一钱半、生黄芪八分，荆芥八分，川贝母一钱（去心研冲），酒炮菟丝一钱，羌活五分，甘草五分，炒枳壳六分，酒白芍二钱（冬月一钱），生姜三片。

主治：此方安胎保产催生，治胎动不安，腰酸腹痛，势欲小产者。临产时用作催生用。

5. 泰山磐石散（《景岳全书》）

歌曰：泰山磐石八珍全，去茯加芪芩断联，

　　　　再益砂仁及糯米，妇人胎动可安痊。

组成：人参一钱，炙黄芪一钱，当归一钱，川断一钱，黄芩一钱，熟地八分，川芎八分，酒炒白芍八分，土炒白术二钱，炙甘草五分，砂仁五分，糯米一撮，有热者倍黄芩减砂仁，肾弱者加砂仁减黄芩。

主治：堕胎流产。主治妇人气血两虚，倦怠少食，有堕胎先兆者。或屡有流产之患者。若于怀孕后每隔三五日服一剂，服四至五个月后，便可保无流产之忧。

前贤阐发

《景岳全书》：徐东皋：妇人凡怀胎二三个月，惯要堕胎，名曰小产。此由体弱，气血两虚，脏腑火多，血分受热，以致然也。医家又谓安胎多用艾、附、砂仁，热补尤增祸患，而速其堕矣。殊不知，血气清和，无火煎烁则胎自安而固，气虚则提不住，血热则溢妄行。欲其不堕得乎？香附虽云快气开郁，多用则损正气；砂仁快脾气，多用亦耗真气。况香燥之性，气血两伤，求以安胎，适又损胎而反堕也。今惟以泰山磐石散、千金保孕丸二方，能夺化工之妙，百发百效，万无一失，甫故表而出之，以为好生君子共知也。

6. 固冲汤（张锡纯）

歌曰：固冲汤中用术芪，龙牡芍萸茜草施，

　　　　倍子海蛸棕固涩，崩中漏下总能医。

组成：白术一两（炒），生黄芪六钱，龙骨八钱（煅，捣细），牡蛎八钱（煅，捣细），山萸肉八钱（去净核），生杭芍四钱，海螵蛸四钱（捣细），茜草三钱，棕边炭二钱，五倍子（轧细，药汁送服）五分。

主治：崩漏、月经过多。冲脉不固，症见血崩或月经过多、色淡质稀，心悸气短，舌质淡，脉细弱或虚大者。

前贤阐发

《医学衷中参西录》：一妇人，年三十余。陡然下血，两日不止。及愚诊视，已昏聩不语，周身皆凉，其脉微弱而迟。知其气血将脱，而元阳亦脱也。遂急用此汤，去白芍，加野台参八钱，乌附子三钱。一剂血止，周身皆热，精神亦复，

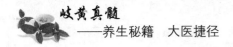

仍将白芍加入，再服一剂，以善其后。

或问血崩之证，多有因其人暴怒，肝气郁结，不能上达，而转下冲肾关，致经血随之下注者，故其病俗亦名之曰气冲。兹方中多用涩补之品，独不虑于肝气郁者，有妨碍乎？答曰，此证虽有因暴怒气冲而得者，然当其血大下之后，血脱气亦随之下脱，则肝气之郁者，转可因之而开。且病急则治其标，此证诚至危急之病也。若其证初得，且不甚剧，又实系肝气下冲者，亦可用升肝理气之药为主，而以收补下元之药辅之也。

习用本方治疗功能性子宫出血、产后出血过多、溃疡病出血等属于脾气虚弱、冲任不固者。

7. 完带汤（傅青主）

歌曰：完带汤中二术陈，参甘车前与苡仁，

柴芍淮山黑芥穗，湿滞脾虚白带珍。

组成：白术一两（土炒），山药一两（炒），人参二钱，白芍五钱（酒炒），车前子三钱（酒炒），苍术三钱（制），陈皮五分，黑芥穗五分，柴胡六分。

主治：白带。症见带下色白或淡黄，清稀无臭，面色㿠白，倦怠便溏，舌淡苔白，脉缓或濡弱。

前贤阐发

《傅青主女科》：夫带下俱是湿证。而以"带"名者，因带脉不能约束而有此病，故以名之。盖带脉通于任、督，任、督病而带脉始病。带脉者，所以约束胞胎之系也。带脉无力，则难以提系，必然胞胎不固，故曰带弱则胎易坠，带伤则胎不牢。然而带脉之伤，非独跌闪挫气已也，或行房而放纵，或饮酒而癫狂。虽无疼痛之苦，而有暗耗之害。则气不能化经水，而反变为带病矣。故病带者，惟尼僧、寡妇、出嫁之女多有之，而在室女则少也。况加以脾气之虚，肝气之郁，湿气之侵，热气之逼，安得不成带下之病哉！故妇人有终年累月下流白物，如涕如唾，不能禁止，甚则臭秽者，所谓白带也。夫白带乃湿盛而火衰，肝郁而气弱，则脾土受伤，湿土之气下陷，是以脾精不守，不能化荣血以为经水，反变成白滑之物，由阴门直下，欲自禁而不可得也。治法宜大补脾胃之气，稍佐以舒肝之品，使风木不闭塞于地中，则地气自升腾于天上，脾气健而湿气消，自无白带之患矣。方用完带汤。

第十八节　儿科之剂（方5首）

1. 小儿万病回春丹（验方）

歌曰：回春丹用附雄黄，冰麝羌防蛇蝎囊，

朱贝竺黄天胆共，犀黄蚕草钩藤良。

组成：白附子三钱（制），雄黄三钱，羌活三钱，防风三钱，全蝎三钱（酒洗），朱砂三钱（水飞），天麻三钱，僵蚕三钱（炒），冰片一钱五分，麝香一钱五分，川贝母一两，天竹黄一两，胆星二两，犀黄一钱。

主治：急慢惊风。抽搐，伤寒邪热，斑疹、烦躁、痰喘气急、痰厥等症。

2. 抱龙丸（罗谦甫）

歌曰：抱龙星麝竺雄黄，加入辰砂痰热尝，

朱砂为衣薄荷汤，一丸送下效亦彰。

组成：胆南星四两，麝香一钱，天竺黄一两，雄黄五钱（水飞），辰砂五钱（水飞）。

用法：制丸如黄豆大，金泊为衣，薄荷汤下。

主治：小儿急惊，风动痉厥，痰厥，以及高热发搐。

3. 肥儿丸（《医宗金鉴》）

歌曰：肥儿丸内术参甘，麦曲荟苓楂二连，

更合使君研细末，为丸儿服自安然。

组成：人参二钱五分，芦荟二钱五分，白术五钱（土炒），胡黄连五钱，黄连二钱，茯苓三钱，麦芽三钱五分（炒），神曲三钱五分（炒），山楂肉三钱五分，甘草一钱五分（炙），使君子肉四钱。

主治：疳积。小儿脾疳，症见面黄肌瘦，身热神疲，腹部膨大，大便不实，乳食不贪，腹中时痛等。

前贤阐发

《医林纂要探源》：谷以养人，而过食成积，神曲、麦芽以变化之；食积则气郁，木香、槟榔以升降之；气郁则生湿热，黄连、川楝子以燥之、泄之；湿热则生虫，使君子、黄连、川楝子杀之。其肠胃薄而太阴未足也，君黄连以健之、厚之；要其本元火不足，而脾胃不能化食也，肉豆蔻以壮命门火而温之。此方本末条理，非他攻伐之方所可易也。

我主要用本方治疗小儿肠道蛔虫症、小儿慢性消化不良等属于脾虚食停虫积者。

4. 保赤丹（王绵之家藏方）

歌曰：保赤丸中巴豆霜，朱砂神曲胆星尝，

小儿急慢惊风发，每服三丸自不妨。

组成：巴豆霜三钱，朱砂一两（水飞），胆南星一两，神曲一两五钱。

用法：以上研细末，神曲糊丸如绿豆大，朱砂为衣，每服二三粒，开水调化送下。

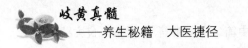

主治：小儿急慢惊风。小儿急慢惊风，疳积，痰厥，以及腹痛食减，大便酸臭，或寒热下痢等，尤宜于急惊、痰厥，有拨乱反正的捷效。

5. 杀虫汤（自拟验方）

歌曰：杀虫汤内楝使君，榧子槟榔雷丸同。

组成：川楝子、使君子仁、榧子、槟榔、雷丸各等分。

用法：水煎前四味，冲服雷丸粉，每晨空腹服一次。

主治：各种寄生虫。

第十九节　涌吐之剂（方2首）

1. 瓜蒂散（张仲景）

歌曰：瓜蒂散用赤豆研，散和豉汁不需煎，

　　　　宿食痰涎填上脘，逐邪宣壅服之先。

组成：瓜蒂一分（熬黄），赤小豆一分，豆豉汁少许

主治：痰涎宿食。症见填塞膈上，胸中痞硬，烦懊不安，气上冲咽喉不得息，或胸脘胀满等。

前贤阐发

《医宗金鉴·删补名医方论》柯琴：凡胸中寒热，与气与饮郁结为病，谅非汗下之法所能治，必得酸苦涌吐之法以越之，上焦得通，阳气得复，痞硬可消，胸中可和也。瓜蒂极苦，赤豆苦酸，相须相益，能疏胸中实邪，为吐剂中第一品也，而使香豉汁合服者，借谷气以保胃气也。服之不吐，少少加服。得快吐即止者，恐伤胸中之气也，此方奏功之捷胜于汗下，所谓汗吐下三大法也。今人不知仲景子和之精义，置之不用，可胜惜矣。然诸亡血虚家，胸中气液已亏。不可轻与，特与申禁。

现代多用于毒（药）物中毒、痰食停留，狂证、黄疸等病的治疗，疗效满意。

2. 烧盐方（孙思邈）

歌曰：烧盐探吐千金方，干霍乱兮宜急尝，

　　　　食停中脘气机阻，运用及时效亦彰。

组成及服法：食盐适量，锅内炒赤，热汤调服，每服二至三碗，服后用净翎毛或手指探喉助吐宿食使尽。

主治：干霍乱、中毒、宿食。致脘腹胀痛不舒，欲吐不得吐欲泻不得泻，亦治误食毒物，尚停留在胃中者。

前贤阐发

《医方集解》：本方单用烧盐，熟水调饮，以指探吐，名烧盐探吐法。治伤食，痛连胸膈，痞闷不通……咸润下而软坚，能破积聚，又能宣泄，使不化之食，从上而出，则塞者通矣……方极简易，而有回生之功，不可忽视。

第二十节　安神之剂（方2首）

1. 朱砂安神丸（《医学发明》）

歌曰：安神丸剂不寻常，归草朱连生地黄，
　　　烦乱怔忡时不寐，镇心安神病自康。

组成：朱砂半两，黄连六钱（去须酒洗），甘草五钱半（炙），生地黄二钱半，当归二钱半。

主治：烦乱不眠。心火上炎，灼伤阴血，心神烦乱、怔忡，兀兀欲吐，胸中气乱血热，失眠多梦，舌红，脉细数。

前贤阐发

《医宗金鉴·删补名医方论》叶仲坚：朱砂具光明之体，色赤通心，重能镇怯，寒能胜热，甘以生津，抑阴火之浮游，以养上焦之元气，为安神之第一品。心苦热，配黄连之苦寒，泄心热也，更佐甘草之甘以泻之。心主血，用当归之甘温，归心血也，更佐地黄之寒以补之。心血足则肝得所藏而魂自安；心热解则肺得其职而魄自宁也。

习用本方治疗神经衰弱所致的心悸、健忘、失眠或情志不遂引起的神志恍惚等属心火上亢、阴血不足者。

2. 生铁落饮（程钟龄）

歌曰：生铁落饮天麦冬，贝胆菖橘远翘临，
　　　二茯钩玄丹朱落，镇心除痰神志宁。

组成：天冬、麦冬、贝母、胆南星、石菖蒲、橘红、远志、连翘、茯苓、茯神、玄参、钩藤、丹参、朱砂、生铁落。

主治：痰火上扰所致的癫狂证。症见口出狂言，登高而歌，弃衣而走，面赤便秘，舌红、苔黄厚腻。

第二十一节　开窍之剂（方6首）

1. 安宫牛黄丸（《温病条辨》）

歌曰：安宫牛黄开窍方，芩连栀郁朱珠裹，

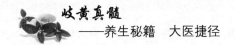

犀角雄黄珠冰麝，热闭心包细参详。

组成：牛黄一两，郁金一两，犀角一两，黄芩一两，黄连一两，雄黄一两，山栀子一两，朱砂一两，梅片二钱五分，麝香二钱五分，珍珠五钱。

用法：金箔衣共为极细末，炼老蜜为丸，每丸三克，每服一丸。

主治：神昏谵语。温热病，热邪内陷心包，痰热壅闭心窍，高热烦躁，神昏谵语或舌强肢厥；以及中风窍闭，小儿惊厥属痰热内闭者。

前贤阐发

《温病条辨》：此芳香化秽浊而利诸窍，咸寒保肾水而安心体，苦寒通火腑而泻心用之方也。牛黄得日月之精华，通心主之神。犀角主治百毒，邪鬼瘴气。真珠得太阴之精，而通神明，合犀角补水救火。郁金草之香，梅片木之香，雄黄石之香，麝香乃精血之香，合四香以为用，使闭固之邪热温毒深在厥阴之分者，一齐从内透出；而邪秽自消，神明可复也。黄连泻心火，栀子泻心与三焦之火，黄芩泻胆、肺之火，使邪火随诸香一齐俱散也。朱砂补心体，泻心用，合金箔坠痰而镇固，再合真珠、犀角为督战之主帅也。

现在用安宫牛黄丸治疗：①各种原因引起的昏迷，如流行性乙型脑炎、流行性脑脊髓膜炎、中毒性痢疾、肝性脑病、肺性脑病、急性脑血管疾病、心肌梗死、尿毒症等。②各种原因引起的高热，如流行性脑脊髓膜炎、流行性乙型脑炎、重症肝病、中毒性肺炎、中毒性痢疾、有机磷农药中毒、中暑所致高热。

2. 紫雪丹（《太平惠民和剂局方》）

歌曰：紫雪犀羚朱朴硝，硝磁寒水滑膏邀，

　　　丁沉木麝升玄草，热陷昏痉服之消。

组成：石膏三斤，寒水石三斤，磁石三斤，滑石三斤，犀角屑一斤，羚羊角屑一斤，青木香一斤，沉香一斤，玄参一斤，升麻一斤，甘草八两（炒），朴硝十斤，硝石四斤，麝香一两二钱半，朱砂三两，黄金一百两，丁香一两。

主治：神昏痉厥。温热病，邪热内陷心包，高热烦躁，神昏谵语，痉厥，口渴唇焦，尿赤便闭，以及小儿热盛惊厥。

前贤阐发

《外台秘要·卷十八》原书主治：疗脚气毒遍内外，烦热，口中生疮，狂易叫走，及解诸石草热药毒火，邪热卒黄等。瘴疫毒疫，卒死温疟，五尸五注，心腹诸疾，绞刺切痛，蛊毒鬼魅，野道热毒，小儿惊痫，百病最良方。

《温病条辨》：诸石利水火而通下窍，磁石、元参补肝肾之阴，而上济君火，犀角、羚羊泻心胆之火，甘草和诸药而败毒，且缓肝急。诸药皆降，独用一味升麻，盖欲降先升也。诸香化秽浊，或开上窍，或开下窍，使神明不致坐困于浊邪而终不克复其明也。丹砂色赤补心，而通心火，内含汞而补心体，为坐镇之用。

诸药用气硝独用质者，以其水卤结成，性峻而易消，泻火而散结也。

我常用本方治疗各种发热性感染性疾病，如流行性脑脊髓膜炎，暴发性传染型肝炎的急性肝坏死、肝昏迷，重症肺炎，中毒性细菌性痢疾，猩红热，麻疹并发肺炎等致高热神昏抽搐。此外也用于口舌生疮、急性扁桃体炎、白喉等，疗效甚好。

3. 至宝丹（《太平惠民和剂局方》）

歌曰：至宝朱砂麝息香，雄黄犀角与牛黄，

　　　　金银二箔兼龙脑，琥珀玳瑁用之良。

组成：生乌犀屑一两（研），生玳瑁屑一两（研），琥珀一两（研），朱砂一两（研，飞），雄黄一两（研，飞）一两，龙脑一分（研），麝香一分，牛黄半两（研），安息香一两半（研，熬膏），金箔五十片，银箔五十片。

主治：开窍化浊。中暑、中恶、中风及温病因于痰浊内闭所致神昏不语、痰盛气粗、身热烦躁、舌红、苔黄垢腻、脉滑数，以及小儿惊厥属于痰浊内闭者。

前贤阐发

《绛雪园古方选注》：至宝丹，治心脏神昏，从表透里之方也。犀角、牛黄、玳瑁、琥珀，以有灵之品内通心窍；朱砂、雄黄、金银箔，以重坠之药安镇心神；佐以龙脑、麝香、安息香，搜剔幽隐诸窍……故热入心包络，舌绛神昏者，以此丹入寒凉汤药中用之，能祛阴起阳，立展神明，有非他药之可及。若病起头痛而后神昏不语者，此肝虚魂升于顶，当以牡蛎救逆以降之，又非至宝丹之所能苏也。

我多用于治疗流行性脑脊髓膜炎、中毒性痢疾、尿毒症、中暑、癫痫等属于痰热内闭者。

按语：以上三方，有"温病三宝"之称。较之，牛黄丸清心泻火的作用较强，紫雪丹解毒镇痉的作用较强，至宝丹化浊开窍的作用较优，临证选用时须加注意。必要时亦可合并使用。

4. 苏合香丸（《太平惠民和剂局方》）

歌曰：苏合香丸麝息香，木丁沉附荜檀香，

　　　　犀冰白术朱诃乳，寒实气闭急须尝。

组成：白术二两，青木香二两，乌犀屑二两，番附子二两（炒去毛，朱砂研，水飞），诃子二两（煨去皮），白檀香二两，安息香二两，沉香二两，麝香二两，丁香二两，荜茇二两，龙脑一两，苏合香油一两，熏陆香一两（别研）。

主治：寒邪痰湿气闭之证。中风而致突然昏倒、牙关紧闭、不省人事；中恶而致胸腹胀满冷痛，痰壅气闭，或突然昏迷；时疫霍乱而致腹痛胸痞，欲吐泻不得，甚则昏迷。

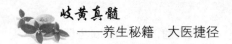

5. 稀涎散（严用和）

歌曰：稀涎皂角白矾班，或益藜芦微吐间，

　　　风中痰升人眩仆，当先服此通其关。

组成：皂角四梃（去皮弦，炙黄），白矾一两。

服法：以上共研细末，每次五分，开水调服；或可加入藜芦。

主治：中风昏仆。风痰壅塞，骤然昏仆，不省人事，喉中痰声辘辘。

6. 通关散（《丹溪心法附余》）

歌曰：通关散用皂细辛，风痰壅闭用之灵，

　　　宣气利机开窍道，吹鼻取嚏有奇勋。

组成：猪牙皂、细辛各等分。

服法：以上研极细末，和匀，吹少许入鼻中取嚏。

主治：中风闭证之昏厥。

中恶或痰厥所致猝然口噤气塞、人事不省，牙关紧闭，痰涎壅盛，属闭证、实证者。

第二十二节　润燥之剂（方4首）

1. 清燥救肺汤（喻嘉言）

歌曰：清燥救肺参草杷，石膏胶杏麦芝麻，

　　　经霜收下干桑叶，解郁滋下效可夸。

组成：冬桑叶三钱，石膏二钱五分，阿胶八分，人参一钱，杏仁一钱，麦冬一钱二分，甘草一钱，黑芝麻一钱，枇杷叶一片。

主治：温燥。燥邪伤肺，头痛身热，干咳无痰，气逆而喘，咽干鼻燥，口渴心烦，舌边尖俱红、苔薄白。

前贤阐发

《医宗金鉴》：经云，损其肺者益其气。肺主诸气故也。然火与元气不两立，故用人参、甘草甘温而补气，气壮火自消，是用少火生气之法也。若夫火燥膹郁于肺，非佐甘寒多液之品，不足以滋肺燥，而肺气反为壮火所食，益助其燥矣。故佐以石膏、麦冬、桑叶、阿胶、胡麻仁辈，使清肃令行，而壮火亦从气化也。经曰：肺苦气上逆，急食苦以降之。故又佐以杏仁、枇杷叶之苦以降气。气降火亦降，而制节有权；气行则不郁，诸痿、喘、呕自除矣。要知诸气膹郁，则肺气必大虚，若泥于肺热伤肺之说而不用人参，郁必不开，而火愈炽，皮聚毛落，喘咳不休而死矣。此名之救肺，凉而能补之谓也。若谓实火可泻，而久服芩、连，苦从火化，亡可立待耳。

　　我常用该方加减治疗支气管哮喘、急慢性支气管炎、肺气肿、肺结核、肺癌等辨证属燥热壅肺、气阴两伤者。

2. 增液承气汤（《温病条辨》）

　　歌曰：增液承气用硝黄，玄参生地麦冬尝，

　　　　　热结阴亏肠燥实，滋阴通便效非常。

　　组成：玄参30g，麦冬24g，细生地24g，大黄9g，芒硝4.5g。

　　主治：热结阴亏之便秘证。阳明温病，热结阴亏，燥实不行，下之不通者。

前贤阐发

　　《历代名医良方注释》：温病热结阴亏，燥屎不行者，下法宜慎。此乃津液不足，无水舟停，间服增液汤（生地、玄参、麦冬），即有增水行舟之效；再不下者，然后再与增液承气汤缓缓服之，增液通便，邪正兼顾。方中生地、玄参、麦冬甘寒、咸寒，滋阴增液；配伍大黄、芒硝苦寒、咸寒，泄热通便，合为滋阴增液，泄热通便之剂。

3. 搜风顺气丸（《太平圣惠方》）

　　歌曰：搜风顺气大黄蒸，郁李麻仁山药增，

　　　　　防独车前及槟枳，菟丝牛膝山萸仍，

　　　　　中风风秘及气秘，肠风下血总堪凭。

　　组成：大黄五两（九蒸九晒），郁李仁二两，大麻仁二两，山药二两，车前子二两，怀牛膝二两（酒蒸），山茱萸二两，防风一两，独活一两，槟榔一两，炒枳壳一两，菟丝子一两。

　　主治：风秘肠风。中风所致的风秘、气秘、大小便不畅、周身虚痒及肠风下血等。

4. 养阴清肺汤（《重楼玉钥》）

　　歌曰：郑氏养阴清肺汤，元参冬地芍甘襄，

　　　　　薄荷贝母丹皮入，时疫白喉是妙方。

　　组成：大生地二钱，麦冬一钱二分，生甘草五分，玄参一钱半，贝母八分，丹皮八分，薄荷五分，炒白芍八分。

　　主治：白喉。症见喉间起白斑点如腐，不易拭去，咽喉肿痛发热，鼻干唇燥，或咳不出，呼吸有声，似喘非喘，脉数。

前贤阐发

　　《重楼玉钥》：喉间起白如腐一症，其害甚速……惟小儿尤甚，日多传染。一经误治，遂至不救。虽属疫气为患，究医者之过也。按白腐一证，即所谓白缠喉是也。诸书皆未论及，惟《医学心悟》言之，至于论治之法，亦未详备。缘此证发于肺、肾，凡本质不足者，或遇燥气流行，或多食辛热之物，感触而发。

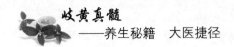

初起者发热，或不发热，鼻干唇燥，或咳或不咳，鼻通者轻，鼻塞者重，音声清亮气息调匀易治，若音哑气急即属不治。近有好奇之辈，一遇此证，即用象牙片动手于喉中，妄刮其白，益伤其喉，更速其死，岂不哀哉……经治之法，不外肺、肾。总要养阴清肺，兼辛凉而散为主。

养阴清肺汤原为白喉而设，现多用于治疗急性扁桃体炎、急性咽喉炎、鼻咽癌、口腔溃疡等属阴虚燥热者。

第二十三节　理伤之剂（方3首）

1. 七厘散（《良方集腋》）

歌曰：七厘血竭与儿茶，脑麝乳没红朱砂，
　　　　跌打损伤瘀作痛，活血行气止痛佳。

组成：血竭30g，乳香5g，没药5g，红花5g，麝香0.4g，冰片0.4g，朱砂4g，儿茶8g。

用法：为末。每次服2g，酒调服；外用可用酒调适量药末敷伤处。

主治：跌打损伤，骨断筋伤，瘀滞作痛等。

按：本方是伤科名方。对跌打损伤，瘀滞作痛，内服和外敷同时并举，效果较好。配制时尚可加入三七、土鳖、自然铜、制马钱子等以增强活血、止血、接骨、止痛作用。

近年来多以本方加减治疗中毒性心肌炎、肝炎胁痛、胸痛、带状疱疹等属于瘀血阻滞者。

2. 跌打丸（《全国中药成药处方集》）

歌曰：跌打血竭与归芎，乳没土鳖自然铜，
　　　　麻黄二两开腠理，麝钱加入效力宏。

组成：血竭30g，川芎30g，没药30g，土鳖30g，自然铜30g，当归30g，麻黄60g，乳香60g。

用法：共研末，蜜丸，每丸重3g，每次服1～2丸。

主治：跌打损伤，或扭挫之后，瘀血阻于受伤部位，于是肿胀疼痛，痛有定处。

按：若加镇痛的马钱子、香窜的麝香，则消肿止痛力量更好。

3. 接骨丸（经验方）

歌曰：接骨丸用木丁香，血竭儿茶归芎黄，
　　　　莲苓红花丹皮草，然铜土鳖是良方。

组成：丁香30g，木香30g，血竭30g，儿茶30g，熟大黄30g，红花30g，自然铜 30g，土鳖 30g，当归 60g，白芍 60g，莲肉 60g，茯苓 60g，丹皮 15g，甘草 9g。

用法：共研末，炼蜜为丸。每日 2~3 次，每次服 2 丸。

主治：筋骨损伤后，肿痛减轻，筋骨已为手法理顺或接正者。

按：本方去自然铜、土鳖，即为正骨紫金丹，治证同，但接骨续筋力量逊于此方。

第二十四节　霸药方选

1. 开锁喉神丹（王梦兰）

组成：巴豆七粒（三生四熟，生者去壳研，熟者去壳炒，去油存性，研），明雄黄（研），郁金一个（蝉肚者，研）。

用法：共研极细末，每服末半匙，茶调下。如口噤咽塞，用小竹管纳药吹喉中，须臾吐利，即醒。

主治：急锁喉风。其症先二日，胸膈气紧，呼吸短促，蓦然咽喉肿痛，手足厥冷，气闭不通者。此方兼治单蛾、双蛾。

2. 定吐至神丹（陈士铎）

组成：附子 1 个，白术 120g，肉桂 3g，干姜 9g，人参 90g。

用法：水煎分服。下喉便觉吐定，再进则安然如故。

主治：大吐，手足厥逆，少腹痛不可忍。

3. 止泻定痛丹（陈士铎）

组成：大黄 30g，人参 60g，黄连 15g，车前子 15g，甘草 3g。

主治：火邪炽甚，尽驱而出，故大泻。腹大痛拒按，完谷不化，饮食下喉即出，口渴舌燥，苔必黄黑焦裂，脉数有力。

4. 七宝如意仙丹（许真君）

组成：川乌（炮，刮去皮尖）、川黄连、人参、茯苓、干姜、桔梗、肉桂、石菖蒲、厚朴、吴茱萸、柴胡、紫菀、川椒（去子，炒去汗）、猪牙皂角、当归、木香、大附子、巴豆（去壳，用纸压去油，务尽）、玉片，以上 19 味，各 30g。

用法：选用道地，拣净称准。如法炮制。共为极细末，炼蜜或面糊为丸，梧桐子大，上好辰砂为衣，洁诚收贮。遇病，照引五更时吞服立效。禁荤腥生冷一二日。药引各异，略。或白开水送服。

主治：百疾。

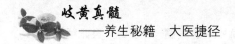

5. 玉枢丹(紫金锭)(万密斋)

组成：山慈菇90g，五倍子90g，大戟45g，续随子肉30g，麝香9g，雄黄30g，生姜30g。

用法：上药研为细末，糯米糊作锭子，磨水搽。目前用法：每次0.3～0.6g，化服；外用磨敷。

主治：解毒、辟秽、开窍。治温病湿浊中阻，呕吐泄泻，神昏不语，及小儿痰壅惊厥。外敷治痈疽、疔疮、蛇虫咬伤等。

笔者体会：本方药力平和，疗效卓著。既可内服，又可外敷，用之得当，应手取效。常用于急性胃肠炎、湿温证、皮肤及软组织的化脓性感染及流脑、食管癌及贲门癌、癫痫、顽癣等。

6. 牛黄散(龙绘堂)

歌曰：热在气分牛黄散，青黛朱砂礞石选。

半夏南星白附子，灵脂僵蚕蝎子面。

大黄寒石共为末，惟有巴豆须精炼。

组成：牛黄3g，青黛石30g，朱砂30g，礞石30g，半夏30g，南星30g，白附子30g，灵脂30g，僵蚕30g，全蝎30g，大黄30g，寒水石30g，巴豆霜30g。

用法：上药共为极细粉。每日服0.3g，红糖为引。不知，渐加量。

主治：本方有清热化痰、祛风定痉之功效。主治风、痰、火结在气分，症见头痛、头懵、发颐、耳聋、喉痹、目赤肿痛及小儿热极抽搐等。

7. 紫金丹(龙绘堂)

歌曰：热在血分紫金丹，蜈蚣蝎子郁金全，

三棱莪术穿山甲，巴豆为霜明雄研。

组成：蜈蚣10条，蝎子30g，郁金30g，三棱30g，莪术30g，穿山甲土30g(炒)，巴豆霜30g(真细白如霜)，雄黄30g，赤金泊10张。

用法：上共细末，做成0.3g重小丸，用时量病情服用。

主治：本方有宣通气血、消积化滞之功。凡久病入络之各种顽固性疼痛，如腿痛、头痛以及风寒束表，头痛、身懒、骨节酸等，皆可使用。效若仙丹。

8. 吕祖一枝梅(王梦兰)

歌曰：一枝梅中有麝香，朱砂银朱明雄黄，

巴豆去油蓖灵脂，预测生死贴迎堂。

组成：朱砂9g，银朱4.5g，五灵脂9g，麝香0.9g，蓖麻仁1.5g，雄黄15g，巴豆仁15g(不去油)。

用法：各研细，加油胭脂为膏，磁盒收藏。临用豆大一丸作饼，贴迎堂之中，点官香一枝，香尽去药。

主治：①小儿急慢惊风，老幼痫疾。俱贴之。②用于预测生死。香尽后，一时许，药处有红斑晕色，肿起飞散，谓红霞捧日，病垂危笃，其人不死。加贴药处，一时后，无肿无红，皮肉照常不变，谓白云漫野，病虽轻浅，终归冥路。

9. 止吐神丹(自制方)

组成：制旱半夏30g，鲜姜15g，代赭石15g（压细分冲），云茯苓30g，陈皮10g。

主治：本方燥湿化痰，和胃降逆。凡脾胃素虚，痰湿内盛所致之呕吐，苔白腻，脉沉弦者，不论新久，用之立效。

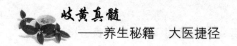

卷五　诊断津梁

名言录：

孙武子曰：知彼知己者，百战不殆。

朱丹溪说：能合色脉，可以万全。

喻昌说：凡诊脉不求明师传授，徒遵往法，图一弋获，以病试手，医之过也。

第一章 诊法经论

圣人之治病也，必知天地阴阳，四时经纪；五脏六腑，雌雄表里，刺灸砭石，毒药所主；从容人事，以明经道；贵贱贫富，各异品理；问年少长，勇怯之理；审于分部，知病本始，八正九候，诊必副矣。

（《素问·疏五过论》）

善诊者，察色按脉，先别阴阳；审清浊而知部分；视喘息，听音声而知所苦；观权衡规矩而知病所主；按尺寸，观浮沉滑涩而知病所生。以治无过，以诊则不失矣。

（《素问·阴阳应象大论》）

黄帝问于岐伯曰：余闻之，见其色，知其病，命曰明。按其脉，知其病，命曰神。问其病，知其处，命曰工。余愿闻见而知之，按而得之，问而极之，为之奈何？岐伯答曰：夫色脉与尺之相应也，如桴鼓影响之相应也，不得相失也，此亦本末根叶之出候也，故根死则叶枯矣。色脉形肉不得相失也。故知一则为工，知二则为神，知三则为神且明矣。

（《灵枢·邪气脏腑病形》）

第一节 望 诊

一、望精神

人神失守，神光不聚。

（《素问·本病论》）

失神则死，得神则生。

（《灵枢·天年》）

二、分辨五色

夫精明五色者，气之华也。赤欲如白裹朱，不欲如赭，白欲如鹅羽，不欲如盐，青欲如苍璧之泽，不欲如蓝；黄欲如罗裹雄黄，不欲如黄土；黑欲如重漆

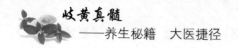

色，不欲如地苍。五色精微象见矣，其寿不久也。

（《素问·脉要精微论》）

五脏之气，故色见青如草兹者死，黄如枳实者死，黑如炲者死，赤如衃血者死，白如枯骨者死，此五色之见死也；青如翠羽者生，赤如鸡冠者生，黄如蟹腹者生，白如豕膏者生，黑如乌羽者生，此五色之见生也。生于心，如以缟裹朱；生于肺，如以缟裹红；生于肝，如以缟裹绀；生于脾，如以缟裹栝楼实；生于肾，如以缟裹紫；此五脏所生之外荣也。

（《素问·五脏生成》）

三、分辨颜面五宫色泽

明堂者，鼻也；阙者，眉间也；庭者，颜也；蕃者，颊侧也；蔽者，耳门也……明堂骨高以起，平以直，五脏次于中央，六腑挟其两侧，首面上于阙庭，王宫在于下极。五脏安于胸中，真色以致，病色不见，明堂润泽以清……五色之见也，各出其色部……庭者，首面也，阙上者，咽喉也；阙中者，肺也；下极者，心也；直下者，肝也；肝左者，胆也；下者，脾也；方上者，胃也；中央者，大肠也；夹大肠者，肾也；当肾者，脐也；面王以上者，小肠也；面王以下者，膀胱子处也……五色各见其部，察其浮沉，以知浅深，察其泽夭，以观成败，察其散抟，以知远近；视色上下，以知病处；积神于心，以知往今。故相气不微，不知是非。属意勿去，乃知新故。色明不粗，沉夭为甚。不明不泽，其病不甚。

（《灵枢·五色》）

五官五阅，以观五气。五气者，五脏之使也……五官者，五脏之阅也。

（《灵枢·五阅五使》）

故肺病者，喘息鼻张；肝病者，眦青；脾病者，唇黄；心病者，舌卷短，颧赤；肾病者，颧与颜黑。

（《灵枢·五阅五使》）

雷公曰：官五色奈何？黄帝曰：青黑为痛，黄赤为热，白为寒，是为五官。

（《灵枢·五色》）

四、望目

阳气盛则瞋目，阴气盛则瞑目。

（《灵枢·寒热病》）

夫精明者，所以视万物，别黑白，审长短；以长为短，以白为黑，如是则精衰矣。

（《素问·脉要精微论》）

276

目赤色者，病在心，白在肺，青在肝，黄在脾，黑在肾。黄色不可名者，病在胸中。

（《灵枢·论疾诊尺》）

五、望唇舌

舌上黄，身热。

（《素问·刺热论》）

阴气不足则内热，阳气有余则外热，内热相搏，热于怀炭……舌焦唇槁，腊（音昔）干嗌燥。

（《灵枢·刺节真邪》）

唇舌者，肌肉之本也，脉不荣，则肌肉软；肌肉软则舌萎，人中满；人中满则唇反；唇反者，肉先死。

（《灵枢·经脉》）

六、分辨经络色泽

黄帝问曰：夫络脉之见也，其五色各异，青、黄、赤、白、黑不同，其故何也？岐伯对曰：经有常色，而络无常变也。帝曰：经之常色何故？岐伯曰：心赤、肺白、肝青、脾黄、肾黑，皆亦应其经脉之色也。帝曰：络之阴阳，亦应其经乎？岐伯曰：阴络之色应其经，阳络之色变无常，随四时而行也。寒多则凝泣，凝泣则青黑；热多则淖泽，淖泽则黄赤。此皆常色，谓之无病。五色俱见者，谓之寒热。

（《素问·经络论》）

凡诊络脉，脉色青，则寒，且痛；赤则有热。胃中寒，手鱼之络多青矣；胃中有热，鱼际络赤。其暴黑者，留久痹也。其有赤有黑有青者，寒热气也。其色青短者，少气也。

（《灵枢·经脉》）

七、望形态

诊病之道，观人勇怯、骨肉、皮肤，能知其情，以为诊法也。

（《素问·经脉别论》）

气实形实，气虚形虚，此其常也；反此者病。

（《素问·刺志论》）

形气相得，谓之可治，色泽以浮，谓之易已。形气相失，谓之难治，色夭不泽，谓之难已。

（《素问·玉机真脏论》）

277

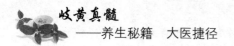

病而形肉脱，气胜形者死，形胜气者危矣。

（《灵枢·寿夭刚柔》）

形盛脉细，少气不足以息者危；形瘦脉大，胸中多气者死……形肉已脱，九候虽调犹死。

（《素问·三部九候论》）

大骨枯槁，大肉陷下……破困脱肉，目眶陷，真脏见，目不见人，立死。

（《素问·玉机脏藏论》）

夫五脏者，身之强也。头者，精明之府，头倾视深，精神将夺矣；背者，胸中之府，背曲肩随，府将坏矣；腰者，肾之府，转摇不能，肾将惫矣；膝者，筋之府，屈伸不能，行则偻附，筋将惫矣；骨者，髓之府，不能久立，行则振掉，骨将惫矣。得强则生，失强则死。

（《素问·脉要精微论》）

第二节　闻　诊

视喘息，听声音，而知所苦。

（《素问·阴阳应象大论》）

五脏相音，可以意识。

（《素问·五脏生成》）

肝……在音为角，在声为呼……心……在音为徵，在声为笑……脾……在音为宫，在声为歌……肺……在音为商，在声为哭……肾……在音为羽，在声为呻。

（《素问·阴阳应象大论》）

肝热病者……热争则狂言及惊。

（《素问·刺热》）

岁火太过……病反谵妄狂越，咳喘息鸣。

（《素问·气交变大论》）

五脏者，中之守也。中盛脏满，气胜伤恐者，声如从室中言，是中气之湿也；言而微，终日乃复言者，此夺气也；衣被不敛，言语善恶不避亲疏者，此神明之乱也。

（《素问·脉要精微论》）

第三节　问　诊

诊病不问其始，忧患饮食之失节，起居之过度，或伤于毒，不先言此，卒持寸口，何病能中？

（《素问·征四失论》）

必审问其所始病，与今之所方病，然后各切循其脉，视其经络浮沉，以上下逆从循之。

（《素问·三部九候论》）

凡诊者，必知终始，有知余绪，切脉问名，当合男女，离绝菀结，忧恐喜怒，五脏空虚，血气离守，工不能知，何术之语。

（《素问·疏五过论》）

凡欲诊病者，必问饮食居处，暴乐暴苦，始乐后苦，皆伤精气，精气竭绝，形体毁沮。暴怒伤阴，暴喜伤阳。厥气上行，满脉去形。

（《素问·疏五过论》）

闭户塞牖，系之病者，数问其情，以从其意。

（《素问·移精变气论》）

人之情，莫不恶死而乐生，告之以其败，语之以其善，导之以其所便，开之以其所苦，虽有无道之人，恶有不听者乎？

（《灵枢·师传》）

第四节　切　诊

一、脉诊

（一）切脉部位

岐伯曰：人有三部，部有三候，以决死生，以处百病，以调虚实，而除邪疾。帝曰：何谓三部？岐伯曰：有下部，有中部，有上部，部各有三候，三候者，有天、有地、有人也。必指而导之，乃以为真。上部天，两额之动脉；上部地，两颊之动脉；上部人，耳前之动脉。中部天，手太阳也；中部地，手阳明也；中部人，手少阴也。下部天，足厥阴也；下部地，足少阴也；下部人，足太阴也。故下部之天以候肝，地以候肾，人以候脾胃之气……中部……天以候肺，地以候胸中之气，人以候心……上部……天以候头角之气，地以候口齿之气，人以候耳目之气。三部者，各有天，各有地，各有人。三而成天，三而成地，三而成人。三而三之，合则为九。

（《素问·三部九候论》）

气口何以独为五脏主？岐伯曰：胃者，水谷之海，六腑之大源也。五味入口，藏于胃，以养五脏气；气口亦太阴也，是以五脏六腑之气味，皆出于胃，变

279

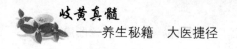

见于气口。

（《素问·五脏别论》）

十二经皆有动脉，独取寸口，以决五脏六腑死生吉凶之法，何谓也？然：寸口者，脉之大会，手太阴之动脉也……五脏六腑之所终始，故法取于寸口也。

（《难经·一难》）

尺外以候肾，尺里以候腹。中附上，左外以候肝，内以候膈；右外以候胃，内以候脾。上附上，右外以候肺，内以候胸中；左外以候心，内以候膻中。前以候前，后以候后。上竟上者，胸喉中事也；下竟下者，少腹腰股膝胫足中事也。

（《素问·脉要精微论》）

脉有尺寸，何谓也？然：尺寸者，脉之大要会也。从关至尺，是内，阴之所治也，从关至鱼际是寸口内，阳之所治也。故分寸为尺，分尺为寸。故阴得尺内一寸，阳得寸内九分，尺寸终始一寸九分，故曰尺寸也。

（《难经·二难》）

脉有三部九候，各何主之？然：三部者，寸关尺也。九候者，浮中沉也。上部法天，主胸以上至头之有疾也；中部法人，主膈以下至脐之有疾也；下部法地，主脐以下至足之有疾也。

（《难经·十八难》）

（二）切脉方法与至数

是故持脉有道，虚静为保。

（《素问·脉要精微论》）

诊法常以平旦，阴气未动，阳气未散，饮食未进，经脉未盛，络脉调匀，气血未乱，故乃可诊有过之脉。

（《素问·脉要精微论》）

黄帝问曰：平人何如？岐伯对曰：人一呼脉再动，一吸脉亦再动，呼吸定息脉五动，闰以太息，命曰平人。平人者，不病也。常以不病调病人，医不病，故为病人平息以调之为法。人一呼脉一动，一吸脉一动，曰少气。人一呼脉三动，一吸脉三动而躁，尺热曰病温；尺不热脉滑曰病风；脉涩曰痹。人一呼脉四动以上曰死，脉绝不至曰死，乍疏乍数曰死。

（《素问·平人气象论》）

所谓五十营者，五脏皆受气，持其脉口，数其至也。五十动而不一代者，五脏皆受气。四十动一代者，一脏无气。三十动一代者，二脏无气。二十动一代者，三脏无气。十动一代者，四脏无气。不满十动一代者，五脏无气。予之短期，要在终始。所谓五十动而不一代者，以为常也，以知五脏之期，予以短期者，乍疏乍数也。

（《灵枢·根结》）

（三）四时五脏脉

万物之外，六合之内，天地之变，阴阳之应。彼春之暖，为夏之暑，彼秋之忿，为冬之怒。四变之动，脉与之上下，以春应中规，夏应中矩，秋应中衡，冬应中权。是故冬至四十五日，阳气微上，阴气微下；夏至四十五日，阴气微上，阳气微下。阴阳有时，与脉为期，期而相失，知脉所分，分之有期，故知死时……是故持脉有道，虚静为保。春日浮，如鱼之游在波；夏日在肤，泛泛乎万物有余；秋日下肤，蛰虫将去；冬日在骨，蛰虫周密，君子居室。

（《素问·脉要精微论》）

黄帝问曰：春脉如弦，何如而弦？岐伯对曰：春脉者肝也，东方木也，万物之所以始生也，故其气来软弱轻虚而滑，端直以长，故曰弦。反此者病。帝曰：何如而反？岐伯曰：其气来实而强，此谓太过，病在外；其气来不实而微，此谓不及，病在中……夏脉如钩，何如而钩？岐伯曰：夏脉者心也，南方火也，万物之所以盛长也；故其气来盛去衰，故曰钩。反此者病。帝曰：何如而反？岐伯曰：其气来盛去亦盛，此谓太过，病在外；其气来不盛去反盛，此谓不及，病在中……秋脉如浮，何如而浮？岐伯曰：秋脉者肺也，西方金也，万物之所以收成也；故其气来轻虚以浮，来急去散，故曰浮。反此者病。帝曰：何如而反？岐伯曰：其气来毛而中央坚，两旁虚，此谓太过，病在外；其气来毛而微，此谓不及，病在中……冬脉如营。帝曰：何如而营？岐伯曰：冬脉者肾也，北方水也，万物之所以合藏也；故其气来沉以搏，故曰营。反此者病。帝曰：何如而反？岐伯曰：其气来如弹石者，此谓太过，病在外；其去如数者，此谓不及，病在中……帝曰：四时之序，逆从之变异也，然脾脉独何主？岐伯曰：脾脉者土也，孤藏以灌四旁者也。帝曰：然则脾善恶可得见之乎？岐伯曰：善者不可得见，恶者可见。帝曰：恶者何如可见？岐伯曰：其来如水之流者，此谓太过，病在外；如鸟之啄者，此谓不及，病在中。

（《素问·玉机真脏论》）

脉得四时之顺，曰病无他；脉反四时及不间脏，曰难已……脉有逆从四时，未有脏形，春夏而脉瘦，秋冬而脉浮大，命曰逆四时也。风热而脉静，泄而脱血脉实，病在中脉虚，病在外脉涩坚者，皆难治。命曰反四时也。

（《素问·平人气象论》）

（四）辨胃气与真脏脉

平人之常气禀于胃，胃者，平人之常气也；人无胃气曰逆，逆者死。春胃微弦曰平，弦多胃少曰肝病，但弦无胃曰死；胃而有毛曰秋病，毛甚曰今病。脏真

281

散于肝，肝藏筋膜之气也。夏胃微钩曰平，钩多胃少曰心病，但钩无胃曰死；胃而有石曰冬病，不甚曰今病。脏真通于心，心藏血脉之气也。长夏胃微软弱曰平，弱多胃少曰脾病，但代无胃曰死……毛而有弦曰春病，弦甚曰今病。脏真高于肺，以行荣卫阴阳也。冬胃微石曰平，石多胃少曰肾病，但石无胃曰死；石而有钩曰夏病，钩甚曰今病。脏真下于肾，肾藏骨髓之气也。

（《素问·平人气象论》）

夫平心脉来，累累如连珠，如循琅玕，曰心平，夏以胃气为本；病心脉来，喘喘连属，其中微曲，曰心病；死心脉来，前曲后居，如操带钩，曰心死。平肺脉来，厌厌聂聂，如落榆荚，曰肺平，秋以胃气为本；病肺脉来，不上不下，如循鸡羽，曰肺病；死肺脉来，如物之浮，如风吹毛，曰肺死。平肝脉来，软弱招招，如揭长竿末梢，曰肝平，春以胃气为本；病肝脉来，盈实而滑，如循长竿，曰肝病；死肝脉来，急益劲，如新张弓弦，曰肝死。平脾脉来，和柔相离，如鸡践地，曰脾平，长夏以胃气为本；病脾脉来，实而盈数，如鸡举足，曰脾病；死脾脉来，锐坚如鸟之喙，如鸟之距，如屋之漏，如水之流，曰脾死。平肾脉来，喘喘累累知钩，按之而坚，曰肾平，冬以胃气为本；病肾脉来，如引葛，按之益坚，曰肾病；死肾脉来，发如夺索，辟辟如弹石，曰肾死。

（《素问·平人气象论》）

真肝脉至，中外急，如循刀刃，责责然，如按琴瑟弦，色青白不泽，毛折乃死；真心脉至，坚而搏，如循薏苡子，累累然，色赤黑不泽，毛折乃死；真肾脉至，大而虚，如以毛羽中人肤，色白赤不泽，毛折乃死；真肺脉至，搏而绝，如指弹石辟辟然，色黑黄不泽，毛折乃死；真脾脉至，弱而乍数乍疏，色黄青不泽，毛折乃死。诸真脏脉见者，皆死不治也。黄帝曰：见真脏曰死，何也？岐伯曰：五脏者，皆禀气于胃，胃者五藏之本也；脏气者，不能自致于手太阴，必因于胃气，乃至于手太阴也。故五脏各以其时，自为而至于手太阴也。故邪气胜者，精气衰也；故病甚者，胃气不能与之俱至于手太阴，故真脏之气独见，独见者病胜脏也，故曰死。

（《素问·玉机真脏论》）

（五）辨孕脉

阴搏阳别，谓之有子。

（《素问·阴阳别论》）

妇人手少阴脉动甚者，妊子也。

（《素问·平人气象论》）

何以知怀子之且生也？岐伯曰：身有病而无邪脉也。

（《素问·腹中论》）

（六）脉象主病

夫脉者，血之府也。长则气治；短则气病；数则烦心；大则病进；上盛则气高；下盛则气胀；代则气衰；细则气少；涩则心痛。

（《素问·脉要精微论》）

五脏之所生，变化之病形，何如？……调其脉之缓、急、小、大、滑、涩，而病变定矣……诸急者多寒，缓者多热；大者多气少血，小者血气皆少；滑者阳气盛，微有热，涩者多血少气，微有寒。

（《灵枢·邪气脏腑病形》）

（七）脉证逆从

形气有余，脉气不足，死；脉气有余，形气不足，生。

（《素问·方盛衰论》）

形盛脉细，少气不足以息者危；形瘦脉大，胸中多气者死。形气相得者生，参伍不调者病。

（《素问·三部九候论》）

脉从阴阳，病易已；脉逆阴阳，病难已。

（《素问·平人气象论》）

黄帝曰：凡治病，察其形气色泽，脉之盛衰，病之新故，乃治之，无后其时。形气相得，谓之可治；色泽以浮，谓之易已；脉从四时，谓之可治；脉弱以滑，是有胃气，命曰易治，取之以时。形气相失，谓之难治；色夭不泽，谓之难已；脉实以坚，谓之益甚；脉逆四时，为不可治。必察四难，而明告之……病热脉静；泄而脉大；脱血而脉实；病在中脉坚实；病在外脉不实坚者；皆难治。

（《素问·玉机真脏论》）

二、按诊

（一）诊胸腹

胃之大络，名曰虚里，贯膈络肺，出于左乳下，其动应衣，脉宗气也。盛喘数绝者，则病在中；结而横，有积矣，绝不至曰死。乳之下，其动应衣，宗气泄也。

（《素问·平人气象论》）

水始起也……腹乃大，其水已成矣。以手按其腹，随手而起，如裹水之状，此其候也……肤胀者，寒气客于皮肤之间，鼓鼓然不坚，腹大，身尽肿，皮厚，按其腹窅而不起，腹色不变，此其候也。鼓胀……腹胀身皆大，大与肤胀等也，色苍黄，腹筋起，此其候也。肠覃……寒气客于肠外，与卫气相搏，气不得营，因有所系，癖而内著，恶气乃起，息肉乃生。其始生也，大如鸡卵，稍以益大，至其成如怀子状，久者离岁，按之则坚，推之则移，月事以时下，此其候也……石痕生于胞中，寒气客于子门，子门闭塞，气不得通，恶血当泻不泻，衃以留止，日以益大，状如怀子，月事不以时下，皆生于女子，可导而下。

（《灵枢·水胀》）

寒气客于经脉之中，与炅气相搏则脉满，满则痛而不可按也。寒气稽留，炅气从上，则脉充大而血气乱，故痛甚不可按也。寒气客于肠胃之间，膜原之下，血不得散，小络急引故痛；按之则血气散，故按之痛止。

（《素问·举痛论》）

（二）诊尺肤

黄帝问于岐伯曰：余欲无视色持脉，独调其尺，以言其病，从外知内，为之奈何？岐伯曰：审其尺之缓急大小滑涩，肉之坚脆，而病形定矣。视人之目窠上微肿，如新卧起状，其颈脉动，时咳，按其手足上，窅而不起者，风水肤胀也。尺肤滑，其淖泽者，风也。尺肉弱者，解㑊安卧脱肉者，寒热，不治。尺肤滑而泽脂者，风也。尺肤涩者，风痹也。尺肤粗如枯鱼之鳞者，水泆饮也。尺肤热甚，脉盛躁者，病温也，其脉盛而滑者，汗且出也。尺肤寒，其脉小者，泄，少气。尺肤炬然，先热后寒者，寒热也；尺肤先寒，久持之而热者，亦寒热也。肘所独热者，腰以上热；手所独热者，腰以下热；肘前独热着，膺前热；肘后独热者，肩背热；臂中独热者，腰腹热；肘后廉以下三四寸热者，肠中有虫；掌中热者，腹中热；掌中寒者，腹中寒。鱼上白肉有青血脉者，胃中有寒。尺炬然热，人迎大者，当夺血；尺坚大，脉小甚，少气，悗有加，立死。

（《灵枢·论疾诊尺》）

脉急者，尺之皮肤亦急；脉缓者，尺之皮肤亦缓；脉小者，尺之皮肤亦减而少气；脉大者，尺之皮肤亦贲而起；脉滑者，尺之皮肤亦滑；脉涩者，尺之皮肤亦涩。凡此变者，有微有甚。故善调尺者，不待于寸，善调脉者，不待于色。能参合而行之者，可以为上工。

（《灵枢·邪气脏腑病形》）

帝曰：乳子而病热，脉悬小者何如？岐伯曰：手足温则生，寒则死。

（《素问·通评虚实论》）

帝曰：何谓从则生，逆则死？岐伯曰：所谓从者，手足温也；所谓逆者，手足寒也。

（《素问·通评虚实论》）

第二章　五诊要诀

第一节　望诊要诀

一、望全身情况

望以目察诊病情，欲知内兮视外形，全身局部排出物，舌象指纹望分明。

（一）望神

有神神清呼吸平，两目精采语言明，肌肉不削面荣润，动作自如反应灵。
失神萎靡目晦暗，气微喘促动艰难，面色无华形消瘦，昏谵撮空手理线。
假神病危反精神，欲食多言想亲人，面色苍白颧泛红，回光返照死来临。
狂证狂凶打骂多，弃衣而走登高歌；癫呆自语情抑郁，痫发昏抽口吐沫。

（二）望面色

面为经络气血荣，正常红黄隐隐明，五色偏兮知病性，荣润枯槁定吉凶。
白主虚寒血亏证，淡白无华血不荣，㿠白虚浮阳气弱，苍白阳脱阴寒凝。
面黄主虚又主湿，脾虚萎黄望可知，阴黄寒湿烟熏暗，阳黄湿热色如橘。
面红主热分虚实，阴虚午后两颧赤，满面通红实热证，苍白颧红戴阳是。
青主寒瘀痛惊风，寒痛面色苍白青，面见青灰心气弱，眉鼻唇青小儿惊。
面黑暗晦肾阳虚，阴寒水盛脉络瘀，焦干肾精久耗证，眶黑水饮带淋漓。
浮表沉里浊属阴，清阳虚浅邪实深，久病色搏新病散，泽吉夭危仔细分。

（三）望形体

体质强弱胖瘦形，内与脏腑盛衰应。身强脏坚气血盛，体弱脏脆病易生，
肥白无华阳气弱，面黄消瘦阴血空，大骨枯槁大肉陷，脏精衰败病危倾。
头垂不抬目陷深，精神将夺病昏深，背曲肩随胸府坏，腰转不能肾虚因，
膝难屈伸筋将惫，行则振掉骨病分。

（四）望姿态

阳动身轻欲见人，身重面里静属阴；实热仰卧掀衣被，蜷卧近火虚寒深；
坐仰喘粗肺实胀，坐俯少气肺虚因；咳逆倚息伏饮证，卧则气逆水凌心。

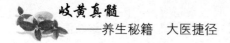

四肢抽搐属肝风，唇睑指颤血不荣，痿证软弱肢不用，痹见关节痛难行，中风语謇身瘫痪，战栗疟发正邪争。

二、望局部情况

（一）望头与发
头过大小属先天，肾精亏损智不全，囟门高凸实热证，囟陷津亏是虚寒，颅囟迟闭肾气虚，头摇肝风或老年。发为肾华血之荣，色黑润泽精血充，干枯憔悴大病后，脱发肾亏血虚风。

（二）望目
目为肝窍心之使，脏腑精气皆注之，红肿疼痛实热证，睑烂目黄脾湿热。窠肿水病凹伤津，瞳缩中毒散精虚，脾虚小儿睡睛露，肝风天吊目斜视。

（三）望耳
耳为肾窍屈少阳，瘦小正虚厚身强，干枯焦黑肾精耗，流脓聤耳及耳疮，小儿麻疹有先兆，耳背络红耳根凉。

（四）望鼻
鼻为肺窍属胃经，枯槁病重明润轻，阳明热盛鼻孔燥，鼻翕肺热喘促证，清涕风寒浊风热，浊涕鼻渊引头疼。

（五）望唇
唇为脾华属阳明，淡白血虚热深红，青紫寒瘀伤津燥，口角流涎脾虚成，唇口糜烂脾胃热，抽掣肝风歪中风。

（六）望齿龈
齿为骨余肾所荣，龈属手足两阳明，精竭齿枯伤津燥，龈淡血虚热肿红。

（七）望咽喉
肺胃门户是咽喉，鲜红娇嫩虚火炎，红肿化脓肺胃热，灰白假膜白喉兼。

（八）望颈项
颈项循行诸阳经，肿块瘿瘤瘰疬名，项强神昏脑髓病，颈脉动显水肿征。

（九）望皮肤
皮肤属肺护体表，枯槁津伤荣润好，肿胀压痕水肿病，肌肤甲错干血痨，斑瘩痘疹需详辨，痈疽疖疔望可晓。

1. 望痘
水痘椭圆小水疱，躯干多见四肢少，顶圆浆薄不留痕，分批出现大兼小。

2. 望疹

疹似麻粒色桃红，高出皮肤界限明，始出颜面后身肢，外感时邪肺热生。
热轻出透色红润，渐隐热退是顺征；壮热难出疹突回，色淡或暗皆属凶。
风疹细小稀疏形，淡红身痒症状轻，隐疹连接如云片，高出皮肤瘙痒明。

3. 望斑

阳斑点大似锦纹，平铺红紫结片云，稀疏红活达四肢，热退顺证有精神，
密集紫黑入胸腹，壮热神昏邪毒深。阴斑红紫点不一，发无定处隐隐稀，
面背不见出无常，内伤血弱与气虚。

4. 望白㾦

白㾦颗粒小疱疹，擦破流水属湿温，颈胸多见面不发，顺证晶莹枯邪深。

5. 望痈、疽、疔、疖

红肿热痛阳证痈，漫肿本色阴疽明，疔小如粟根硬痛，疖浅形圆易化脓。

三、望舌

望舌诊病很要紧，判断正气盛衰证，可察病位与病性，能审轻重断吉凶，
六淫浅深舌苔辨，五脏虚实舌质凭。舌为心苗脾外候，肝肾经脉舌本流，
脏腑精气荣舌上，观察舌象知病由，舌尖心肺中脾胃，边候肝胆肾根求。
望舌面向日光源，伸舌平展要自然，不可用力或卷缩，排除染苔辨周全。
望舌当看质与苔，注意润燥和色泽，质候脏腑营血病，苔察胃气邪盛衰，
淡红润泽正常舌，柔软灵活苔薄白。

（一）望舌质

1. 望舌色

淡白舌是虚寒证，气血两亏瘦薄形，阳虚寒湿舌胖嫩，滑润多津齿痕明。
红舌主热分虚实，润燥色泽详辨之，实热红干有裂刺，鲜红少苔阴虚舌。
绛舌里热色深红，干裂芒刺热入营，少苔而绛虚火旺，阴竭枯萎镜面同。
青紫舌干属热极，淡紫湿润寒盛医；青紫而暗有斑点，痛有定处是血瘀。

2. 望舌形

舌体细嫩主虚寒，粗老坚敛实热烦，瘦薄阴亏气血弱，胖大阳虚热湿痰，
裂纹白虚红主热，芒刺热盛发疹斑，齿痕阳虚水肿病，光滑如镜阴精干。
舌强实证中风歪，痿软气血阴虚态，久病肝风舌振颤，吐弄心脾热为灾，
短缩淡寒红绛热，胖滑痰湿正气衰。

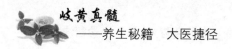

（二）望舌苔

1. 望苔色

白苔薄滑主表寒，表热苔见薄白干，厚腐食浊滑痰饮，白砂白粉温湿缠。
舌苔黄干里热蒸，深黄热重浅黄轻，黄滑黏腻多湿热，焦黄燥裂腑实成。
灰黑苔主寒热极，灰轻黑重性质一，热极津枯苔燥裂，淡嫩润滑虚寒居。

2. 望苔质

苔薄邪浅厚邪深，干燥伤津润有津，滑腻痰湿阴邪盛，厚腐食痰阳热分，
舌苔花剥胃气弱，光洁如镜竭胃阴，有根坚敛实热证，无根浮涂胃衰因。
苔质必须综合观，实热苔黄舌红干，虚寒苔白舌淡润，舌红苔白虚热证。

3. 危重舌象

舌卷囊缩是肝绝，沙皮荔干津已竭，晦如猪肝气血败，色赭带黑肾阳绝，
胃阴已耗舌似镜，脾阳将亡苔如雪。

四、望排出物

观察病人排出物，共同特点须记清，淡白清稀属寒证，黄浊稠黏是热征。

（一）望痰

热痰黄稠清稀寒，风痰泡沫燥少黏，湿痰白滑多易出，脓血肺痈咯血鲜。

（二）望呕吐物

吐物清稀属胃寒，胃热秽浊味臭酸，伤食酸腐食不化，黄苦郁热胆与肝，
吐血鲜红或紫暗，胃热肝火络破残。

（三）望大便

便溏清稀脾湿寒，湿热黄糜臭且黏，痢疾黏胨夹脓血，噎膈便如羊粪干，
先便后血脏毒暗，先血后便肠风鲜。

（四）望小便

小便清长是虚寒，短赤实热津被煎。尿血下焦热伤络，血淋疼痛排尿难，
砂石石淋脂膏淋，混浊湿热脾虚缘。

五、望小儿指纹

三岁以内望指纹，风气命关手太阴，红黄隐现正常色，不出风关邪未深。
纹红表寒紫热征，黄虚黑郁青痛惊，风关病轻气关重，命关见之病属凶。
浮显在表沉里证，观纹形色知病情。

第二节　闻诊要诀

闻诊听声辨异常，兼嗅气味诊病详；听声语言和呼吸，咳吐嗳呃弱与强；嗅味病体口气味，分泌排泄物味彰。

一、听声音

（一）语声
语声强弱辨病情，实热语多声高洪，虚寒懒言声低细，重浊外感呻吟痛，新病音哑属实证，久病失音肺虚成。语言错乱神异常，独语为癫骂詈狂；郑声属虚声低细，谵语为实语高强。

（二）呼吸声
呼吸微粗分虚实，痰鸣是哮喘声急，不足以息为少气，叹息胸闷是肝郁，短气短促不接续，上气气逆息促急。

（三）咳嗽声
咳声重浊属表实，声低气怯内伤虚，顿咳连声喉风哑，干咳肺燥痰声湿。

（四）呕吐声
有物有声谓之呕，有物无声吐为名，吐缓声低虚寒证，吐急声高实热形。

（五）呃逆声与嗳气声
呃声高亢胃火炎，声低无力是虚寒，嗳气酸腐食不化，无臭胃虚病在肝。

二、嗅气味

（一）嗅病体气味
病体腐臭疫气蒸，或为疮疡溃化脓，尸臭脏败病危重，汗臭湿温热血腥。

（二）嗅口气味
口气臭秽胃热成，或有龋齿口不清，酸臭脘胀伤食滞，腥臭咳脓是肺痈。

（三）嗅排出物气味
病人分泌排泄物，气味共性记分明，酸腐臭秽多实热，虚寒寒湿气味腥。

第三节　问诊要诀

一、问诊总要诀

首问所苦及时间，性质部位与传变，家族个人生活史，现病再参十问篇：
一问寒热二问汗，三问头身四问便，五问饮食六胸腹，七聋八渴俱当辨，
九问旧病十问因，再将服药参机变（含服用的西药）。妇女尤必问经期，
经带胎产俱问遍，再加片语告儿科，麻痘惊疳咳吐全。

二、问寒热

恶寒发热同时见，新病外感表证名，寒重热轻表寒证，表热热重恶寒轻。
但寒不热里寒证，久病肢冷内损阳，新病恶寒腹冷痛，寒邪直中在胃肠。
但热不寒里热证，壮热邪实热蒸蒸，热有定时名潮热，阴虚湿热结阳明，
长期低热阴虚证，或为气虚阳不升。寒热往来无规律，胸胁苦满属少阳；
疟疾寒热定时发，先后交替寒热强。

三、问汗

阳加于阴谓之汗，寒热虚实问可参：表虚伤风汗自出，表实无汗感风寒；
壮热汗蒸里实热，盗汗阴虚潮热烦；自汗阳虚动尤甚，冷汗淋漓亡阳兼；
头面汗出上焦热，半身汗见中风瘫；手足心汗阴虚证，中焦湿热脾虚关。

四、问头身

头为髓海首诸阳，实痛暴急虚缓长，风热面赤身恶热，风寒怕风头项强，
气虚绵绵过劳甚，血虚头晕面白苍，前额阳明少阳侧，颠顶厥阴后太阳。
头晕症状多因成，阳亢目眩兼耳鸣。胸闷呕恶痰湿盛，面白舌淡血不荣。
耳鸣遗精腰酸软，肾虚失养髓海空。身痛多因风寒湿，凝滞经络血行迟。
暑湿疫毒发斑痛，久病卧床营血虚。身重因湿困阳气，嗜卧懒言脾病知。
肢痛风寒湿热痹。疼痛性质辨可知，风窜寒剧热灼痛，沉重酸痛属于湿。
腰痛绵绵属肾虚，阴雨痛甚感寒湿。灼热沉胀湿热重，刺痛不移是血瘀。

五、问二便

便秘实热津亏肠，冷秘畏寒而内苍，阴液不足所干燥，老人产后气液伤。
泄泻总因湿为殃，脾虚完谷或鸭溏；排便不爽肝乘脾，初硬后溏脾虚殃。

厌食不化食滞致，五更泻损脾肾阳。小便关乎脾肺肾，津液盈亏问可分，
寒证消渴尿量多，尿少浮肿或伤津；频数失禁肾气虚，短赤尿痛病为淋；
点滴名癃不出闭，气化不行湿热因。

六、饮食与口味

欲知后天问饮食，纳呆湿困脾胃虚，厌食嗳腐伤食滞，厌油身黄肝热郁，
消谷善饥胃火盛，饥不欲食胃阴虚。口甜脾湿口苦热，酸腐伤食淡脾虚，
舌痛只因心脾热，舌麻多半是血虚。

七、问胸胁脘腹

胸痛病证有多般，胸痹憋闷痛引肩。面青痛剧真心痛，肺热热咳喘鼻煽。
潮热盗汗阴虚证，痰湿胸闷喘多痰。肺痈咳吐脓血臭，气滞太息胀痛连。
刺痛血瘀有定处。痞满不痛寒热兼。胁痛邪犯肝胆经，气胀火灼刺瘀成，
悬饮咳痛肋间满，呕恶身黄湿热蒸。伤寒胸胁苦满痛，往来寒热少阳证。
胃脘冷痛属于寒，热痛口臭大便干。血瘀刺痛胀气滞，阴虚嘈杂五心烦。
大腹总属脾胃乡，小腹肠肾胞膀胱。两侧少腹肝经过，痛位不同知病方。
实证拒按痛急暴，虚证喜按痛缓长；得热病减属寒痛，痛而喜冷热为殃。

八、问耳目

耳中暴鸣肝火盛，渐鸣按轻髓海空，耳聋伤寒温病致，肾虚风邪致重听。
目痛呕恶五风障，火眼羞明风热伤，眩晕肝亢痰湿盛，肝肾亏虚昏雀盲。

九、问口渴

饮为津液之来源，口渴与津盛衰关，不渴喜热属寒证，大渴饮冷实热烦，
阴虚温热不多饮，嗽水瘀血吐饮痰。

十、问女经带胎产

先期量多色深红，黏稠属热血妄行；量多质稀经色淡，气虚不能摄血成。
后期量少质清稀，经色淡红是血虚；紫暗有块寒凝滞，有块深红是血凝。
愆期量少色深红，肝郁气滞乳胀疼；淡红质稀量不定，脾肾虚衰损任冲。
实证经前腹胀痛，气滞血瘀痛不通；虚证经后腹隐痛，得热痛减是寒凝。
经闭原因有多种，肝气郁滞气血虚。室女经闭多虚证，已婚妊娠哺乳期。
月经大下血崩证，淋漓不断经漏名，深红有块多实热，色淡无块虚损成。
白带量多质清稀，脾虚不运属寒湿；黄带稠臭因湿热，五色带下不吉利。

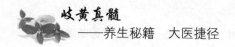

十一、问小儿麻痘惊疳积咳吐

小儿幼稚不能言，须问家长和随员，出生前后须详审，始知发育先后天，预防接种传染病，接触病史宜详参，纳食吐泻与发热，惊吓咳喘问周全。

第四节　切诊要诀

一、诊脉

脉诊机理

寸口动脉属肺经，肺朝百脉气血行，起于中焦通脾胃，脉之大会诊病情。

（一）诊脉的部位

掌后高骨是为关，关前为寸后尺连，左手三部心肝肾，右手肺脾和命门。

（二）诊脉的方法

诊脉之时患须安，平臂仰掌平心间，寻关定位指端齐，调息察至意须专，举寻按候浮中沉，总按单按仔细参，时间必合五十动，再合三诊始周全。

（三）正常脉象歌

从容和缓节律匀，不迟不数不浮沉，一息四至正常脉，特点须记胃神根。脉中义理极微玄，一经传心即了然，左寸心脉浮大散，右寸肺脉浮涩短，左关肝胆脉长弦，右关脾胃缓大兼，两尺属肾宜沉软，此为无病体安然。

（四）诸脉主病总要

浮为风虚芤失血，滑为吐逆实为热，弦为拘急紧为痛，若是洪来多发热。沉寒积痛微冷结，缓主风虚涩少血，迟病冷顽伏积攻，濡弱气血少分别。长为壮热短为食，虚脉心中多恍惚，促缘积聚热相攻，结为阴寒有所积，动为惊悸血崩淋，牢为寒痛木乘脾，代为正气已飘离，细是精枯形瘦极。

（五）异常脉象与主病歌

1. 浮脉类

（1）浮脉

〔体状诗〕

浮脉惟从肉上行，如循榆荚似毛轻，三秋得令知无恙，久病逢之却可惊。

〔相类诗〕

浮如木在水中浮，浮大中空乃是芤，拍拍而浮是洪脉，来时虽盛去悠悠。浮脉轻平似捻葱，虚来迟大豁然空，浮而柔细方为濡，散似杨花无定踪。

〔主病诗〕

浮脉为阳表病居，迟风数热紧寒拘，浮而有力多风热，无力而浮是血虚。

寸浮头痛弦生风，或有风痰聚在胸，关上土衰兼木旺，尺中溲便不流通。

（2）洪脉

〔体状诗〕

脉来洪盛去还衰，满指滔滔应夏时，若在春秋冬月份，升阳散火莫狐疑。

〔相类诗〕

洪脉来时拍拍然，去衰来盛似波澜，欲知实脉参差处，举按弦长幅幅坚。

〔主病诗〕

脉洪阳盛血应虚，相火炎炎热病居，胀满翻胃须早治，阴虚泄痢可踌躇。

寸洪心火上焦炎，肺脉洪时金不堪，肝火胃虚关内察，肾虚阴火尺中看。

（3）芤脉

〔体状诗〕

芤脉浮大软如葱，边实须知内已空，火犯阳经血上溢，热侵阴络下流红。

〔相类诗〕

中空旁实乃为芤，浮大而迟虚脉呼，芤更带弦名曰革，芤为失血革血虚。

〔主病诗〕

寸芤积血在胸中，关里逢芤肠胃痛，尺部见之多下血，赤淋红痢崩漏中。

（4）革脉

〔体状主病诗〕

革脉形如按鼓皮，芤弦相合脉寒虚，女人半产并崩漏，男子营虚或梦遗。

〔相类诗〕见芤脉、牢脉

（5）濡脉

〔体状诗〕

濡形浮细按须轻，水面浮绵力不禁，病后产中犹有药，平人若见是无根。

〔相类诗〕

浮而柔细知为濡，沉细而柔作弱持，微则浮微如欲绝，细来沉细近于微。

〔主病诗〕

濡为亡血阴虚病，髓海丹田暗已亏。汗雨夜来蒸入骨，血山崩倒湿侵脾。

寸濡阳微自汗多，关中其奈气虚何！尺伤精血虚寒甚，温补真阳起沉疴。

（6）散脉

〔体状诗〕

散似杨花散漫飞，去来无定至难齐，产为生兆胎为堕，久病逢之急速医。

〔相类诗〕

散脉无拘散漫然，濡来浮细水中绵，浮而迟大为虚脉，芤脉中空有两边。

〔主病诗〕

左寸怔忡右寸汗，溢饮在关应软散，右关软散珩附肿，散居两尺元气乱。

2. 沉脉类

(1) 沉脉

〔体状诗〕

水行润下脉来沉，筋骨之间软滑匀，女子寸兮男子尺，四时如此号为平。

〔相类诗〕

沉帮筋骨自调匀，伏则推筋着骨寻，沉细如绵真弱脉，弦长实大是牢形。

〔主病诗〕

沉潜水蓄阴经病，数热迟寒滑有痰，无力而沉虚与气，沉而有力积并寒。

(2) 弱脉

〔体状诗〕

弱来无力按之柔，柔细而沉不见浮。阳陷入阴精血弱，白头犹可少年愁。

〔主病诗〕

弱脉阴虚阳气衰，恶寒发热骨筋痿。多惊多汗精神减，益气调营急早医。

寸弱阳虚病可知，关为胃弱与脾衰，欲求阳陷阴虚病，须把神门两部推。

(3) 伏脉

〔体状诗〕

伏脉推筋著骨寻，指间裁动隐然深。伤寒欲汗阳将解，厥逆脐痛证属阴。

〔主病诗〕

伏为霍乱吐频频，腹痛多缘宿食停，蓄饮老痰成积聚，散寒温里要遵循。

食郁胸中双寸伏，欲吐不吐常兀兀。当关腹痛困沉沉，关后疝痛还破腹。

(4) 牢脉

弦长实大脉坚牢，牢位常居沉伏间。革脉芤弦自浮起，革虚牢实要详看。

〔主病诗〕

寒则牢坚里有余，腹心寒痛肝乘脾。疝癥瘕瘕何愁也，失血阴虚却忌之。

3. 数脉类

(1) 数脉

〔体状诗〕

数脉息间常六至，紧来如索似弹绳。浮沉表里分虚实，唯有儿童作吉看。

〔相类诗〕

数比平人多一至，紧来如索似弹绳。数而时止名为促，数见关中动脉来。

〔主病诗〕

数脉为阳热可知，只将心肾火来医。实宜凉泻虚温补，肺病秋深却畏之。

寸数咽喉口舌疮，吐红咳嗽肺生疡。当关胃火并肝火，尺属滋阴降火汤。

（2）促脉

〔体状诗〕

促脉数而时一止，此为阳极欲亡阴。三焦郁火炎炎盛，进必无生退可生。

〔相类诗〕

数而时止为促脉，缓止须将结脉呼。止不能回方是代，结轻代重自殊途。

〔主病诗〕

促脉唯将火病医，其因有五细推之。时时喘咳皆痰积，或发狂斑与毒疽。

（3）动脉

〔体状诗〕

动脉摇摇数在关，无头无尾豆形圆。其原本是阴阳搏，虚者摇兮胜者安。

〔主病诗〕

动脉专司痛与惊，汗因阳动热因阴，或为泄痢拘挛病，男子亡精女子崩。

（4）疾脉

〔体状诗〕

疾脉一息七八至，来去急速躁手形，莫将数疾等同看，婴儿无恙细区分。

〔主病诗〕

疾为阳极阴液空，孤阳上亢按坚形，元阳将脱疾细弱，痨瘵逢之也难存。

4. 迟脉类

（1）迟脉

〔体状诗〕

迟来一息至惟三，阳不胜阴气血寒。但把浮沉分表里，消阴须益火之源。

〔相类诗〕

脉来三至号为迟，小快于迟作缓持，迟细而难知是涩，浮而迟大以虚推。

〔主病诗〕

迟司脏病或多痰，沉痼癥瘕仔细看。有力而迟为冷痛，迟而无力定虚寒。

寸迟必是上焦寒，关主中寒痛不堪，尺是肾虚腰脚重，溲便不禁疝牵丸。

（2）缓脉

〔体状诗〕

缓脉阿阿四至通，柳梢袅袅轻飐风，欲从脉中求神气，只在从容和缓中。

〔相类诗〕见迟脉

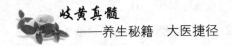

〔主病诗〕

缓脉营衰卫有余，或风或湿或脾虚，上为项强下痿痹，分别浮沉大小区。

寸缓风邪项背拘，关为风眩胃家虚，神门濡泄或风秘，或是蹒跚足力迁。

(3) 结脉

〔体状诗〕

结脉缓而时一止，独阴偏盛欲亡阳。浮为气滞沉为积，汗下分别在主张。

〔相类诗〕见代脉

〔主病诗〕

结脉皆因气血凝，老痰结滞苦沉吟。内生积聚外痈肿，疝瘕为殃病属阴。

5. 虚脉类

(1) 虚脉

〔体状相类诗〕

举之迟大按之松，脉状无涯类谷空，莫把芤脉为一例，芤来浮大似捻葱。

〔主病诗〕

脉虚身热为伤暑，自汗怔忡惊悸多，发热阴虚须早治，养营益气莫蹉跎。

血不营心寸口虚，关中腹胀食难舒，骨蒸痿痹伤精血，却在神门两部居。

(2) 细脉

〔体状诗〕

细来累累细如丝，应指沉沉无绝期，春夏少年俱不利，秋冬老弱却相宜。

〔相类诗〕见微濡脉

〔主病诗〕

细脉萦萦血气衰，诸虚劳损七情乖，若非湿气侵腰肾，却是伤精汗泄来。

寸细应知呕吐频，入关腹胀胃虚形，尺逢定是丹田冷，泄痢遗精号脱阴。

(3) 涩脉

〔体状诗〕

细迟短涩往来难，散止依稀应指间，如雨沾沙容易散，病蚕食叶慢而艰。

〔相类诗〕

参伍不调名曰涩，轻刀刮竹短而难，微似秒芒微软甚，浮沉不别有无间。

〔主病诗〕

涩缘血少或伤精，反胃亡阳汗雨淋，寒湿入营为血痹，女人非孕即无经。

寸涩心虚痛对胸，胃虚胁胀察关中，尺为精血俱伤候，肠结溲淋或下红。

(4) 微脉

〔体状相类诗〕

微脉轻微瞥瞥乎，按之欲绝有如无，微为阳弱细阴弱，细比于微略较粗。

〔主病诗〕

气血微兮脉亦微，恶寒发热汗淋漓，男为劳极诸虚候，女作崩中带下医。

寸微气促或心惊，关脉微时胀满形，尺脉见之精血弱，恶寒消瘅痛呻吟。

（5）代脉

〔体状诗〕

止有定数不自还，良久复动作代看，久病得之犹可治，平人却与寿相关。

〔相类诗〕

数而时止名为促，缓止须将结脉呼，止不能回方是代，结轻代重自殊途。

〔主病诗〕

代脉都因元气衰，腹疼泄痢下元亏，或为吐泻中宫病，女子怀胎三月兮。

（6）短脉

〔体状相类诗〕

两头缩缩名为短，涩短迟迟细且难，短涩而沉肺肾病，成因气塞成因痰。

〔主病诗〕

短脉惟于尺寸寻，短而滑数酒伤神。浮为血涩沉为痞，寸主头痛尺腹痛。

6. 实脉类

（1）实脉

〔体状诗〕

浮沉皆得大而长，应指无虚幅幅强，热蕴三焦成壮火，通肠发汗始安康。

〔相类诗〕

实脉浮沉有力强，紧如弹索转无常，须知牢脉帮筋骨，实大微弦更带长。

〔主病诗〕

实脉为阳火郁成，发狂谵语吐频频，或如阳毒或伤食，大便不通或气疼。

（2）滑脉

〔体状相类诗〕

滑脉如珠替替然，往来流利却还前，莫将滑数为同类，数脉惟看至数间。

〔主病诗〕

滑脉为阳元气衰，痰生百病食生灾，上为吐逆下蓄血，女脉调时定有胎。

（3）长脉

〔体状相类诗〕

过于本位脉名长，弦则非然但满张，弦脉与长争较远，良工尺度自能量。

〔主病诗〕

长脉迢迢大小匀，反常为病似牵绳，若非阳毒癫痫病，即是阳明热势深。

（4）紧脉

〔体状诗〕

举如转索切如绳，脉象因之得紧名。总是寒邪来作寇，内为腹痛外身疼。

〔相类诗〕见弦、实脉。

〔主病诗〕

紧为诸痛主于寒，喘咳风痫吐冷痰，浮紧表寒须发越，紧沉温散自然安。
寸紧人迎气口分，当关心腹痛沉沉。尺中有紧为阴冷，定是奔豚与疝痛。

（5）弦脉

〔体状诗〕

弦脉迢迢端直长，肝经亢盛脾胃伤，怒气满胸常欲叫，翳蒙瞳子泪淋浪。

〔相类诗〕

弦来端直似丝弦，紧则如绳左右弹，紧言其力弦言象，牢脉弦长沉伏间。

〔主病诗〕

肝胆脉弦阴阳分，饮痰寒热疟缠身，浮沉迟数须分别，大小单双有重轻，
寸弦头痛膈多痰，寒热癥瘕察左关，关右胃寒胸腹痛，尺中阴疝脚拘挛。

（六）诊复合脉

疾病复杂脉相兼，主证兼脉复合参，浮紧表寒数表热，浮缓表虚滑夹痰，
沉涩血瘀弦气滞，沉缓里湿迟里寒，弦数肝火紧寒痛，弦细血亏郁在肝，
沉细而数阴虚证，数而弦滑肝热痰。

（七）病脉顺逆诀

脉之主病，有宜不宜；阴阳顺逆，吉凶可推。中风之脉，却喜浮迟；坚而急疾，其凶可知。

伤寒热病，脉喜浮洪；沉微涩小，证反必凶。汗后脉静，身凉则安；汗后脉躁，热甚必难。

阳证见阴，命必危殆；阴证见阳，虽困无害。劳倦伤脾，脉当虚弱；自汗脉躁，死不可却。

疟脉自弦，弦迟多寒；弦数多热，代散则难。泄泻下痢，沉小滑弱；实大浮数，发热则恶。

呕吐反胃，浮滑者昌；沉数细涩，结肠者亡。霍乱之候，脉代勿讶；舌卷囊缩，厥伏可嗟。

嗽脉多浮，浮濡易治；沉伏而紧，死期将至。喘急抬肩，浮滑是顺；沉涩肢寒，切为逆证。

火热之证，洪数为宜；微弱无神，根本脱离。骨蒸发热，脉数而虚；热而涩小，必殒其躯。

劳极诸虚，浮较微弱；土败双弦，火炎细数。失血诸证，脉必见芤；缓小可喜，数大堪忧。

蓄血在中，牢大却宜；沉涩而散，速愈者稀。三消之脉，数大者生；细微短缩，应手堪惊。

小便淋闭，鼻色必黄；实大可疗，涩小知亡。癫乃重阴，狂乃重阳；浮洪吉象，沉急凶殃。

痫宜浮缓，沉小急实；但弦无胃，必死不失。心腹之痛，其类有九；细迟速愈，浮大延久。

疝属肝病，脉必弦急；牢急者生，弱急者死。黄疸湿热，洪数便宜；不妨浮大，微涩难医。

肿胀之脉，浮大洪实；细而沉微，岐黄无术。五脏为积，六腑为聚；实强可生，沉细难愈。

中恶腹胀，紧细乃生；浮大为何？邪气已深。痈疽未溃，洪大脉宜；及其已溃，洪大最忌。

肺痈已成，寸数而实；肺痿之证，数而无力。痈痿色白，脉宜短涩；数大相逢，气损血失。

肠痈实热，滑数相宜；沉细无根，其死可期。妇人有子，阴搏阳别，少阴动甚，其胎已结。

滑疾而散，胎必三月；按之不散，五月可别。

（《医宗金鉴·四诊心法要诀》）

（八）绝脉歌

心绝之脉，如操带钩，转豆躁疾，一日可忧。肝绝之脉，循刃责责，新张弓弦，死在八日。

脾绝雀啄，又同屋漏，一似水流，还如杯复。肺绝为何？如风吹毛，毛羽中肤，三日而号。

肾绝伊何？发如夺索，辟辟弹石，四日而作。命脉将绝，鱼翔虾游，至数涌泉，莫可挽留。

（《新著四言脉诀》）

（九）败脉歌

雀啄连连，止而又作。屋漏水流，半时一落。弹石沉弦，按之指博。乍疏乍密，乱如解索。

本息末摇，鱼翔相若。虾游冉冉，忽然一跃。釜沸空浮，绝无根脚。偃刀坚急，循刃责责。

转豆累累，如循薏仁。麻促细乱，其脉失神。败脉十种，自古以闻。急救下

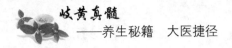

药，必须认真。

二、按诊

扪肤冷暖察寒热，初热久轻表热征。初轻久热里实热，肌肤热泛虚劳成。
皮肤润泽津未伤，或为汗出玄府张；干燥无汗伤津液，肌肤甲错瘀血详。
手压肌肤辨肿胀，水肿气肿要分清；按之不起水肿病，举手即起气肿名。
肿硬不热属阴证，高肿烙手阳证名；无脓不痛按之硬，顶软波动是化脓；
脓在浅表轻按痛，重按方痛在深层。心下硬满按之疼，水气实邪结胸名；
濡软不痛胸痞证，邪热阻滞胃虚症。阳盛热炽手足热，阴盛阳虚手足寒；
身冷肢厥寒厥证，身热肢冷热郁烦；外感发热手背甚，手心热重内伤缠。
腹部痛胀辨虚实，拒按实证喜按虚；叩之如鼓腹气胀，如囊裹水水臌知；
癥积硬痛有定处，瘕聚无形痛可移；肠痈右下腹拒按，包块按移是虫积。

第五节　"查"的提示
（应用现代科技检查方法，明确病的诊断）

与时俱进纳新篇，明确疾病最为先。因病选择要慎重，不昧良心乱收钱。
明确何病很重要，先进设备少不了。一切检查为患者，切忌为了完指标。
胃病疑惑查胃镜，病理同时要跟进。肺有结节 CT 定，肠病还要查肠镜。
面色苍白要验血，肿瘤指标要选用。四大常规花钱少，普通疾病要用到。
全身扫描比较贵，必须做时要舍得。流脑再障做腰穿，胸水腹水要分辨。
B 超彩超看得清，耳镜喉镜眼底镜。肝功肾功和心功，气胸放射看得清。
科学技术不分家，免疫还有寄生虫。影像内镜及生化，发展神速要记下。
一个查字内容广，想着一切为病家。我今只是提个醒，辨证论治结合它。

第三章　辨证论治妙诀

本章内容是全书精华中的精华，是中医学理论的综合应用，是提高临床疗效的捷径和秘诀。要熟读再熟读，熟烂胸中以广应用。

第一节　十纲辨证论治妙诀

十纲阴阳是总纲，表里寒热虚实商，再加气血为纲领，辨证论治用途广。

一、表里

恶寒发热头身痛，苔白脉浮是表证。六淫侵袭俱有表，审证求因不难分。
伤寒恶寒身热痛，无汗喘咳麻黄送，伤风恶风脉浮缓，头痛自汗桂枝痊。
表热热重恶寒轻，微渴有汗咽肿红，咳痰黏稠脉浮数，舌红苔黄银翘灵。
风温伤表身微热，咳嗽头胀脉浮数，舌边尖红苔白薄，辛凉解表用桑菊。
暑温伤表热无汗，头身重痛似伤寒，舌红白腻脉濡数，新加香薷服之验。
湿温伤表热不扬，恶寒无汗面色黄，胸闷不饥苔白腻，濡缓藿香正气汤。
秋燥伤卫舌边红，头痛恶寒属燥温，发热恶寒痛无汗，咽干咳嗽凉燥因。
温用桑杏凉杏苏，凉燥温燥应区分。里证病变非一庄，寒热虚实细推详，
只要无表皆属里，温清补泻有主张。里热实证高热狂，烦谵口渴喜饮凉。
腹痛拒按尿赤少，沉数有力舌苔黄。里热选用三承气，四大一黄白虎汤。

二、寒热

实热高热面目红，汗出烦渴喜冷冰，登高而歌脉洪数，舌绛昏谵败毒灵。
虚热骨蒸五心烦，盗汗乏力悸失眠，咽干无苔脉细数，秦艽鳖甲六味痊。
上热下寒错杂证，胸中烦热口舌疮，下寒腹痛又便溏，半夏泻心效力彰。
上寒胃脘拘急痛，下热腹胀尿痛频，呕吐清水溺色黄，八正需要加胃苓。
里寒面白不欲饮，畏寒便溏四肢冷，舌淡白润脉沉迟，理中右归可选用。
真热假寒手足冰，下利清谷小便清，身热口渴脉洪大，通脉四逆需加葱。

三、虚实

虚证形瘦无精神，心悸气短汗雨淋，阴虚舌红五心热，阳虚面白肢不温。

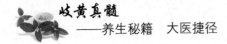

实证怫郁精神狂，脘胁腹胀痰浊黄，舌红苔黄脉弦长，区别病位泻则彰。
上虚心肺不足证，下实大肠湿热凝，心悸怔忡气息短，里急后重便血脓。
上实喘嗽痰壅盛，胸背腹胀难卧平，下虚浮肿吸气少，腰膝酸软形寒冷。
里实表虚风热盛，郁在三焦表里中，腹满拒按二便闭，发热汗出又恶风。
里虚表实食欲减，便溏食后腹胀满，表实恶寒头身痛，素体阳虚多外感。

附：虚实真假

内有真实外假虚，体瘦神疲冷身肢，里急后重或癥瘕，大实羸状补益疾。
真虚假实腹胀满，痛喜揉按而和缓，舌质胖嫩虚弦脉，反泻含冤重危险。

四、气血

气虚神疲又乏力，异功药简疗效奇，气陷头晕眼又花，内脏脱垂补中拿。
大气下陷证多险，气短大汗升陷汤，气滞主症胀闷痛，疏肝和胃效堪夸。
气逆病本肺胃肝，昏厥眩晕息风验，咳嗽喘息肺气逆，参赭镇气疗效显。
呕恶嗳气胃气逆，旋覆代赭半夏选。寒凝血瘀邪伤阳，形寒刺痛兼发凉，
月经后期色紫暗，脉沉迟涩温经汤。血热烦躁目赤红，吐衄便崩血沸腾，
舌红脉数斑疹现，犀角地黄汤最灵。血虚舌白面少华，心悸失眠手足麻，
经少愆期脉虚细，眩晕乏力归脾拿。痛有定处是血瘀，针刺刀割拒按矣，
夜间加重舌紫暗，脉涩桃红四物驱。

五、阴阳

阴阳八纲是总纲，表热实证皆为阳。里寒虚证属于阴，成因表现不一样。
辨别阴虚与阳虚，分清亡阴与亡阳，为医能识阴阳证，救死扶伤自有方。
阴证面白四肢冷，神疲乏力低语声，尿清便溏口不渴，舌淡苔白脉迟沉。
阳证神旺语壮粗，面目红赤身如朱，尿黄便秘谵狂躁，舌红苔黄脉洪浮。
阴虚（证）内热颧唇红，盗汗少寐梦遗精，五心烦热脉细数，舌红少苔地黄宁。
阳虚（证）外寒面唇白，自汗欲寐尿频排，畏寒肢冷乏力喘，舌淡脉虚八味来。
亡阴（证）失血脱水病，口干喜冷汗多黏，舌红干燥脉虚数，面色潮红生脉痉。
亡阳（证）病变阳虚脱，冷汗淋漓四肢厥，气息微弱喜热饮，脉微欲绝用四逆。

附：气血同病证治

气滞血瘀肝郁成，太息易怒胁胀痛，月经不调胁积块，舌紫脉弦血府珍。

气虚血瘀气息短，自汗乏力倦怠感，半身不遂麻刺痛，脉涩舌暗还五痉。
血虚血瘀头晕眩，眼花心悸兼失眠，局部刺痛或拒按，脉涩瘀斑佛手拈。
气血两虚头晕眩，少气乏力懒语言，面白舌淡脉细弱，自汗心悸八珍验。
气不摄血属内伤，倦怠少气面萎黄，肌衄便血或漏崩，舌淡脉弱归脾汤。
气随血脱见亡阳，冷汗淋漓面白苍，四肢厥逆神昏重，舌淡脉微参附汤。

第二节　六淫辨证论治妙诀

风性开泄数变行，汗出皮痒走窜痛，眩晕肢颤抽麻木，阳亢血虚化内风。
火为阳邪性上炎，面红目赤口咽干，齿痛耳鸣咽喉肿，谵妄高歌烦不安。
汗出身热口大渴，疮疡抽搐目上翻。动血咳嗽痰少黏，烦热盗汗发疹斑。
暑性急暴性升散，伤津耗气病突然。暑多夹湿阴多静，阳暑夏季壮热烦，
多汗气短头重眩，胸闷便溏小便难。湿为阴邪内外分，重浊阻气病缠身，
湿淫下受身重沉，肢蜷耳鸣头眩晕。关节重痛肢麻木，胸腹胀闷呕恶频。
燥伤津液口鼻干，咳嗽胸痛痰少黏。燥分温凉舌红干，区别内外治不难。
寒伤阳气分内外，收引拘急气血凝，外见表证头身痛，咳嗽胸闷呼吸急。
内现胸痛咳心悸，呕清纳少便溏稀。
（治疗参见八纲中表证条）

附：津液不足证

津液不足口咽干，唇裂肤燥大便难，尿少舌红脉细数，补液生津增液痉。
痰饮内停证：
痰饮胁满胃水音，呕吐痰稀头眩晕，心悸气短口不渴，苓桂术甘有奇能。

第三节　脏腑辨证论治妙诀

一、心与小肠证治

（一）虚证

心气心阳阳虚脱，心悸心慌自汗多，气短喘满善太息，倦怠乏力共性全。
㿠白舌淡脉虚弱，此谓气虚保元痉。苍白憋闷形肢冷，桂附保元起沉疴。
大汗肢厥脉微绝，参附姜草救阳脱。心血虚证忘烦惊，头晕不寐悸怔忡，
面白舌淡脉细弱，参芪地芍与归芎。心阴虚证忘失眠，惊悸躁扰五心烦，
低热盗汗口舌疮，舌红脉细补心丸。

（二）实证

胸闷气短善太息，食少腹胀卧不平，乏力唇青肢又冷，脉沉舌青理中汤。
心火亢盛烦与渴，口舌生疮狂躁谵，不寐尿血舌红数，泻心芩连大黄先。
痰迷心窍神志乱，痴呆目滞语呢喃，不省人事痰声响，沉香礞石滚痰丸。
痰火扰心面目赤，狂躁谵语脉滑数，失眠心烦胸多闷，头晕目眩用铁落。
心脉痹阻痛引臂，四肢厥冷爪甲青，舌质隐胃瘀斑点，脉涩血府逐瘀灵。
胸痛憋闷胸阳痹，枳实薤白桂枝行，胸中弊闷兼咳嗽，瓜蒌薤白半夏平；
气郁胀痛脉弦甚，舒肝化瘀用冠心。小肠实热火下移，尿道热痛色黄赤，
心中烦热悸不寐，渴饮舌疮导赤宜。小肠气痛脉沉弦，囊坠腰酸苦难言，
气机郁陷腹胀痛，理气止痛橘核丸，

二、肺与大肠证治

咳嗽气短肺气虚，自汗倦怠懒声低，舌淡苔白脉虚弱，畏风怕冷补肺宜。
肺阴虚咳痰少黏，血痰音哑口咽干，舌红苔少五心烦，养阴清肺体自安。
风寒束肺咳痰稀，恶寒发热流清涕，无汗苔白脉浮紧，宣肺止咳华盖需。
寒邪客肺见干呕，面浮肢肿喘嘘嘘，发热而咳泡沫痰，解表化饮小龙驱。
痰浊阻肺喘气粗，痰多白黏易咯出，咳嗽胸满恶呕逆，苔腻脉滑二陈除。
风热犯肺浊涕流，咳嗽声急痰黄稠，舌红脉数渴发热，麻杏石甘桑菊求。
热邪壅肺喘声高，鼻翼翕动壮热嚎，便干尿赤痰黄稠，活血定喘保安康。
燥邪犯肺咳无痰，痰中带血少而黏，舌红脉数鼻咽干，胸痛身热救肺痿。
大肠湿热下脓血，肛门灼热后重急，腹痛苔黄脉细数，芍药白头均可约。
大肠液亏大便难，数日一次头晕眩，口臭苔黄脉细涩，麻仁服后可消闲。
肠虚滑泻痢久成，脱肛失禁腹隐痛，喜热喜按脉沉弱，真人养脏服之灵。

三、脾胃证治

（一）脾

食少乏力脾气虚，懒言气短肢无力，面黄苔白舌质淡，脉弱圣愈四君宜。
脾阳虚衰腹胀满，面白舌淡脉迟缓，形寒肢冷腹冷痛，肠鸣飧泄理中痊。
脾阴虚者饮食减，食后腹胀大便干，口渴喜饮少津液，补脾阴汤服可安。
中气下陷腹重坠，食入加重有便意，脱肛宫垂体倦怠，补中益气有神力。
脾不统血血色淡，出血少气伴懒言，紫癜瘀斑崩漏现，舌淡脉弱归脾痊。
寒湿困脾头身重，纳少恶心面黄青，肢倦脘闷白带频，苔腻脉缓胃苓灵。
湿热困脾面目黄，发热口苦厌油腻，舌苔黄腻脉濡数，茵陈汤服尿黄去。

（二）胃

胃脘灼热胃阴虚，知饥不食口咽干，便秘干呕少津液，舌红细数益胃痊。
胃寒脘痛有节律，喜温喜按泛酸水，神疲乏力舌质淡，温中愈溃有功力。
胃脘灼热口咽干，嗳气纳少也吞酸，神疲乏力自盗汗，异功益胃二方煎。
食滞胀满连胁痛，苔腻脉沉嗳气多，散滞沉香降气散，香砂沉楝草胡延。
寒邪犯胃食生冷，胃痛暴作喜暖温，四肢清冷身不热，苔白脉紧良附功。
胃火炽盛痛烦渴，消谷善饥口舌糜，嘈杂口臭牙龈肿，舌红苔黄清胃矣。
脘痛瘀阻有定处，日轻夜重或吐红，舌绛瘀斑腹拒按，失笑加味有神功。

四、肝胆证治

肝气郁结胁胀满，胸闷太息口苦干，经期不调乳胀痛，食少不寐逍遥丸。
肝阳上亢头晕眩，耳鸣耳聋口咽干，失眠健忘肢麻颤，舌红脉弦息风咽。
肝火上炎面目红，头痛眩晕耳鸣聋，胁痛弦数口干苦，当归龙荟治舌红。
高热不退神昏迷，抽搐有力项背急，直视上窜强有力，凉肝息风羚羊宜。
手足蠕动名虚风，舌红脉细属伤阴，嗜睡睛迷体干瘦，三甲复脉有奇功。
湿热之邪在肝胆，胁痛尿黄腹胀满，舌红黄腻便溏干，阴湿阴肿服龙胆。
寒滞肝脉少腹痛，牵引睾丸得热轻，妇人阴缩苔白滑，暖肝服后及时伸。
胆郁痰扰烦失眠，口苦呕涎梦多端，头晕惊恐心动悸，十味温胆可安然。
肝血亏虚筋骨软，手足震颤麻木感，手难持物足难步，视昏补肝（汤）脉迟缓。
肝肾阴虚口眼干，头晕耳鸣腰膝酸，盗汗遗精五心热，滋阴降火效不凡。
肝肾阳虚见风痹，四肢不收难步履，语言不利闪电痛，地黄饮子堪神奇。
肝气虚衰喜悲恐，胁肋满闷太息频，懈怠乏力嗳气多，八珍枳朴效力雄。

五、肾与膀胱证治

腰膝冷痛肾阳虚，畏寒肢冷脉沉迟，性欲减退舌质淡，阳痿不育右归治。
肾气不固尿频数，余沥带下泄精滑，久病伤肾房事过，固精桑蛸要选择。
肾不纳气动则喘，呼多吸少气又短，面唇青紫腰膝软，人参胡桃蛤蚧散。
肾虚水泛周身肿，心悸气喘泻五更，畏寒肢冷下肢甚，真武服后显神功。
肾阴虚见五心热，腰膝酸软耳鸣聋，头痛眩晕发脱落，舌红左归六味珍。
肾精不足发育缓，男女不育性功减，成人早衰动作慢，呆钝健忘大造丸。
肾脏阴阳两虚证，腰膝痛软头眩晕，神疲乏力五心热，敦煌大宝效如神。
膀胱湿热尿不畅，尿频急痛小腹胀，尿液混浊血淋漓，身热脉数八正汤。
膀胱虚寒尿频急，头晕腰酸夜尿遗，余沥不尽或失禁，温肾固涩缩泉愈。

第四节　经络辨证妙诀

1. 肺经证候咳嗽喘，咽喉肿疼胸胁满。缺盆肩臑肘臂内，前廉麻痛脉紧缓。
2. 手阳明证指麻痛，喉痹口干鼻衄红，臂肘臑肩外前痛，颈肿齿痛腹肠鸣。
3. 口㖞颈肿足阳明，鼻衄齿痛咽痹红，股膝胫踝外前痛，舌红脉数清热风。
4. 脾经体重或吐泻，足寒膝股痛不仁，癥瘕经淋心腹胀，纳少噫呃矢气频。
5. 少阴心经悸怔忡，痛烦胀满在胁胸，舌强嗌干目色黄，颈颔臑臂外廉疼。
6. 小肠经病手足麻，腕臂臑肩颈项痛，肩背难举嗌痛重，目黄颔颊肿耳聋。
7. 膀胱经病足太阳，寒热疼痛颈项强，背痛腰折髀难转，腘结踹裂目锐黄。
8. 肾经证候足心热，足跟膝股内后痛，腰疼嗜卧恐咳喘，面如漆柴咳唾血。
9. 心包证候痛心胸，喜笑不休烦不宁，臂肘挛急腋下肿，手心热痛脉数洪。
10. 三焦证见耳鸣聋，颊肿嗌干心胁痛，臂肘臑前痛麻木，目赤红肿喉痹痛。
11. 少阳胆经寒热生，口苦鸣聋偏头痛，颈颔瘰疬善太息，肩臂胁肋股膝痛。
12. 厥阴证候口溢干，足胫膝股内痛酸，呕逆飧泄胸胁满，腰疼腹胀结七疝。
13. 督脉为病腰背强，淋漓癫痫尿失常，拘急抽搐头摇晃，外感淫邪或内伤。
月经不调遗精泄，痔疾便血或脱肛，
14. 任脉证候病胞宫，少腹肿疼泻肠鸣，不孕小产阴中痛，淋疝经带与遗精，
大便秘结或呕吐，口眼㖞斜咳喘成。

第五节　六经辨证论治妙诀

医圣张机建奇勋，六经辨证有创新。观其脉证知何逆，随证治之病可轻。
孕育名医千千万，救治苍生数不清，尽管病魔多变幻，辨证论治有神功。

一、太阳病证治

1. 太阳中风恶寒风，发热汗出头项疼，鼻鸣干呕苔薄白，脉见浮缓桂枝论。
2. 太阳伤寒热无汗，头项强痛而恶寒，身痛腰痛脉浮紧，喘呕麻黄有神功。
3. 太阳蓄水浮脉主，发热恶风汗自出，渴欲饮水溲不利，五苓散方把水逐。
4. 太阳蓄血脉沉涩，其人如狂青紫舌，少腹急结溲自利，桃仁抵当起沉疴。

二、阳明病证治

1. 不恶寒兮阳明经，恶热烦渴汗蒸蒸，心烦谵语气粗喘，苔黄脉洪白虎清。
2. 阳明腑证脉沉实，腹痛拒按大便难，苔黄芒刺汗连绵，烦谵循摸承气痊。

三、少阳病证治

少阳口苦目眩转，往来寒热胸胁满，咽干默默不欲食，心烦喜呕小柴痊。

四、太阴病证治

太阴之病腹满痛，腹泻时痛喜按温，不渴呕吐食不下，舌淡脉沉用理中。

五、少阴病证治

少阴寒化体虚寒，肢冷欲吐渴心烦，下利清谷但欲寐，苔白脉微四逆痊。
阴盛格阳病少阴，下利清谷厥逆深，身不恶寒面赤色，脉微欲绝通脉寻。
少阴热化脉细数，口燥咽干尿色黄，心烦不寐舌红绛，急服黄连阿胶汤。

六、厥阴病证治

厥阴上热下为寒，消渴饥而不欲餐，气上撞心心痛热，食则吐蛔乌梅丸。

第六节　卫气营血辨证论治妙诀

卫气营血叶桂功，卫分浮数舌尖红，恶风发热兼口渴，银翘桑菊可收功。
热壅于肺气分证，舌红苔黄数脉应，咳喘汗出烦渴热，麻杏甘石功效灵。
热郁胸膈苔微黄，浮滑而数是脉纲，心烦不安身发热，栀子豉汤是良方。
重证舌红苔黄燥，胸膈如焚热势张，壮热便秘口干渴，凉膈散方最相当。
热炽阳明脉洪大，舌红苔黄燥少津，大热大汗口大渴，白虎汤下热可清。
热结肠道脉沉实，舌苔黄燥起芒刺，腹满硬痛大便秘，大承气汤用之灵。
三焦湿热脉濡数，舌苔黄腻便溏薄，身热不扬胸腹胀，甘露消毒功效卓。
热伤营阴脉数细，舌绛心烦必有之，神昏谵语斑疹隐，清营加减及时医。
热入血分血妄行，舌绛脉数热邪深，躁扰神昏诸出血，犀角地黄用则灵。
气血两燔苔绛焦，脉数渴饮发高烧，吐衄发斑或狂躁，清瘟败毒疗效高。
伤阴动风脉数软，舌绛少苔但欲眠，手足蠕动或瘛疭，三甲复脉及时煎。

第七节　三焦辨证论治妙诀

1. 上焦病证

上焦心肺用轻清，咳热头痛桑菊饮。转入气分肺热盛，喘咳柴胡麻甘用。
逆传心包昏睡症，舌謇昏谵用清宫。上焦湿热胸胁痞，头闷如裹身沉疲，身热不扬苔黄腻，三仁二陈效无比。

2. 中焦病证

中焦脾胃治欲平，高热大汗白虎清。舌黄烦渴即宜下，升降气机细区分。

（注：温病里热证用攻下，有苦寒、滋阴、益气、解表、宣肺、清肠、导滞、逐瘀、开窍攻下诸不同，须细区分。）

3. 下焦病证

下焦肝肾阴被劫，口干舌燥面带赤，神疲脉虚身蠕动，三甲复脉救的确。

附录1

小儿面部形色赋

察儿形色，先分部位，　　　　　　　　乍黄乍白，疳积连绵，
左颊青龙属肝，　　　　　　　　　　　又赤又青，邪风瘈疭。
右颊白虎属肺，　　　　　　　　　　　气乏囟门成坑，
天庭高而离阳心火，　　　　　　　　　血衰头毛作穗。
地阁低而坎阴肾水，　　　　　　　　　肝热眼生眵泪，
鼻在面中，脾应唇际。　　　　　　　　脾冷流涎滞颐。
红色见而痰热壅盛，　　　　　　　　　面目虚浮，定腹胀而上喘，
青色露而惊风怔悸。　　　　　　　　　眉毛频蹙，必腹痛而多啼。
如煤之黑为痛、中恶、逆传，　　　　　风气二池如黄土，无乃伤脾，
似橘之黄食伤、脾虚吐痢。　　　　　　左右两颊似青黛，则为客忤。
白乃疳劳，　　　　　　　　　　　　　风门黑主痛而青为惊，
紫为热炽，　　　　　　　　　　　　　方广光滑吉而昏暗危。
青遮口角难医，　　　　　　　　　　　手如数物兮，肝风将发，
黑掩太阳不治。　　　　　　　　　　　面若涂朱兮，心火燃眉。
年寿赤光多生脓血，　　　　　　　　　坐卧爱暖，风寒入侵，
山根青黑频逢灾异。　　　　　　　　　伸缩就冷，烦热何疑？
朱雀贯于双瞳，火入水乡，　　　　　　肚大脚小，脾欲困而成疳，
青龙达于四白，肝乘肺位。　　　　　　目瞪口呆，势已危而必毙。
泻痢而戴阳须防，　　　　　　　　　　噫，五体以头为尊，
咳嗽而拖蓝可忌。　　　　　　　　　　一面惟神可恃。
疼痛方殷，面青而唇口撮，　　　　　　况乎声有轻重之不同，
惊风欲发，面赤而目窜视。　　　　　　啼有干湿之迥异。
火光焰焰，外感风寒，　　　　　　　　病之初作必先呵欠，
金气浮浮，中藏积滞。　　　　　　　　火之大发忽然惊啼。

虾须带紫，见口角以亡身，　　　发粗长者易育，
皮肉不光，面无神而绝体。　　　毛细软者难保。
赤转微黄，长龄之色。　　　　　舌同猪肝多短寿，
皮肉暗滞，夭寿之客。　　　　　囟久不合岂长年？
粉白花客，必主脐风之患，　　　额皮宽则寿，
皮宽肉瘦，忽然骤胖皆凶。　　　枕骨成乃祥。

附录2

小儿凶兆诊法

眼生赤脉贯瞳仁，囟门肿起兼作坑。
鼻干黑燥肚青大，目反直视不转轮。
忽作鸦声指青黑，虚舌出口齿咬人。
鱼口气促啼无音，上出蛔虫皆难存。

附录3

病因赋

夫百病之生也，各有其因，因有所感，则显其症。症者，病之标；因者病之本。故《内经》有曰："知标本者，万举万当。未知标本，是谓妄行。"

盖百病皆生于六气，诸症莫逃乎四因。伤寒传遍六经，必须熟认，瘟疫病感冒四气，务要先明。内伤脾胃者，辨有余与不足。外感热病者，辨伤寒与病温。卒中风因有四端，治分三中。破伤风原有三种，治别三经。中暑有动静之异。受温有内外之分。火有七说，痰有十因，气有九论，郁有六名。疟犯暑风，更兼痰食。痢因湿热，及受积停。呕吐者，胃气逆而不下。泄泻者，脾气伤而湿胜。霍乱，脾寒伤食所致。痞满，脾倦积湿而成。呕逆者，胃气之不顺。咳嗽者，肺气之不清。嗳气皆由痰火，吞酸尽为乎食停。中满膨胀者，脾胃不运。噎膈翻胃者，气食相凝。喘息有虚有实。痉症有阴有阳。五积六聚，总是气凝其痰血。五劳六极，皆是火烁乎天真。吐血出于胃腑，衄血本乎肺金。痰涎血，属于脾脏。咯唾血，属于肾经。牙宣者，阳明之极热。舌衄者，少阴之火生。腹中窄狭，而痰火各别。胸中烦热，而虚实可分。惊悸，痰鸣恐慎所致。健忘，血少忧郁而成。癫狂者，分心肝之热极；痫症者，寻痰火之重轻。便浊有赤白之异；汗出有自盗之名。九种心疼，痛在胃脘。七般疝气，病在厥阴。胁痛有两边之别，头风有左右之分。腰痛肾虚而或闪挫；腹痛寒气而或食停。痿证不足与湿热；痹证寒湿与风乘。四种遗精，心肾不能既济；五般黄疸，湿热熏蒸而成。眩晕者无痰不

作；消渴者无火不生。不寐者，痰火旺而血少；多睡者，脾胃倦而湿重。大便秘乃血液燥结；小便闭乃气滞不行。痔疾、肠风瘀湿所致；发斑、隐疹风热所成。耳聋者肾虚之故；目疾者肝火之因。齿痛者乃胃热虫蛀；喉痹者乃火动痰生。鼻塞者肺气之不利；口疮者脾火之游行。女人行水不调皆是气逆；妇人心烦潮热多是郁生。带下砂淋由于湿热；崩漏下血为损任冲。胎孕不安治有二理；产后发热原有七因。兹有七十四种之病，略举其概而赋云。欲知其备，后论详明。看方犹看律，用药如用兵，机无轻发，学贵专精。

附录4　叶天士《温热论》

［温病大纲］

温邪上受，首先犯肺，逆传心包。肺主气属卫，心主血属营，辨营卫气血虽与伤寒同，若论治法则与伤寒大异也。

大凡看法，卫之后方言气，营之后方言血。在卫汗之可也，到气方可清气，入营犹可透热转气，如犀角、玄参、羚羊角等物，入血就恐耗血动血，直须凉血散血，如生地、丹皮、阿胶、赤芍等物。否则前后不循缓急之法，虑其动手便错，反致慌张矣。

［邪在肺卫］

盖伤寒之邪留恋在表，然后化热入里，温邪则热变最速，未传心包，邪尚在肺，肺主气，其合皮毛，故云在表。在表初用辛凉轻剂。夹风则加入薄荷、牛蒡之属，夹湿加芦根、滑石之流。或透风于热外，或渗湿于热下，不与热相搏，势必孤矣。

不尔，风夹温热而燥生，清窍必干，谓水主之气不能上荣，两阳相劫也。湿与温合，蒸郁而蒙蔽于上，清窍为之壅塞，浊邪害清也。其病有类伤寒，其验之之法，伤寒多有变证，温热虽久，在一经不移，以此为辨。

［流连气分］

若其邪始终在气分流连者，可冀其战汗透邪，法宜益胃，令邪与汗并，热达腠开，邪从汗出。解后胃气空虚，当肤冷一昼夜，待气还自温暖如常矣，盖战汗而解，邪退正虚，阳从汗泄，故渐肤冷，未必即成脱证。此时宜令病者安舒静卧，以养阳气来复，旁人切勿惊惶，频频呼唤，扰其元神，使其烦躁，但诊其脉，若虚软和缓，虽蜷卧不语，汗出肤冷，却非脱证；若脉急疾，躁扰不卧，肤冷汗出，便为气脱之证矣。更有邪盛正虚，不能一战而解，停一二日再战汗而愈者，不可不知。

再论气病有不传血分，而邪留三焦，亦如伤寒中少阳病也。彼则和解表里之半，此则分消上下之势，随证变法，如近时杏、朴、苓等类，或如温胆汤之走泄。因其仍在气分，犹可望其战汗之门户，转疟之机括。

[里结阳明]

再论三焦不得从外解，必致成里结。里结于何，在阳明胃与肠也。亦须用下法，不可以气血之分，就不可下也。但伤寒邪热在里，劫烁津液，下之宜猛；此多湿邪内搏，下之宜轻。伤寒大便溏为邪已尽，不可再下；湿温病大便溏为邪未尽，必大便硬，慎不可再攻也，以粪燥为无湿矣。

再人之体，脘在腹上，其地位处于中，按之痛，或自痛，或痞胀，当用苦泄，以其入腹近也。必验之于舌：或黄或浊，可与小陷胸汤或泻心汤，随证治之；或白不燥，或黄白相兼，或灰白不渴，慎不可乱投苦泄。其中有外邪未解，里先结者，或邪郁未伸，或素属中冷者，虽有脘中痞闷，宜从开泄，宜通气滞，以达归于肺，如近俗之杏、蔻、橘、桔等，是轻苦微辛，具流动之品可耳。

再前云舌黄或浊，须要有地之黄，若光滑者，乃无形湿热中有虚象，大忌前法。其脐以上为大腹，或满或胀或痛，此必邪已入里矣，表证必无，或十只存一。亦要验之于舌，或黄甚，或如沉香色，或如灰黄色，或老黄色，或中有断纹，皆当下之，如小承气汤，用槟榔、青皮、枳实、元明粉、生首乌等。若未见此等舌，不宜用此等法，恐其中有湿聚太阴为满，或寒湿错杂为痛，或气壅为胀，又当以别法治之。

[论湿]

且吾吴湿邪害人最广，如面色白者，须要顾其阳气，湿盛则阳微也，法应清凉，然到十分之六七，即不可过于寒凉，恐成功反弃，何以故耶？湿热一去，阳亦衰微也；面色苍者，须要顾其津液，清凉到十分之六七，往往热减身寒者，不可就云虚寒而投补剂，恐炉烟虽熄，灰中有火也，须细察精详，方少少与之，慎不可直率而往也。又有酒客里湿素盛，外邪入里，里湿为合。在阳旺之躯，胃湿恒多；在阴盛之体，脾湿亦不少，然其化热则一。热病救阴犹易，通阳最难，救阴不在血，而在津与汗；通阳不在温，而在利小便。然较之杂证，则有不同矣。

[邪入营血]

前言辛凉散风，甘淡驱湿，若病仍不解，是渐欲入营也。营分受热，则血液受劫，心神不安，夜甚无寐，或斑点隐隐，即撤去气药。如从风热陷入者，用犀角、竹叶之属；如从湿热陷入者，犀角、花露之品，参入凉血清热方中。若加烦躁，大便不通，金汁亦可加入。老年或平素有寒者，以人中黄代之，急急透斑为要。

若斑出热不解者，胃津亡也。主以甘寒，重则如玉女煎，轻则如梨皮、蔗浆之类。或其人肾水素亏，虽未及下焦，先自彷徨矣，必验之于舌，如甘寒之中加入咸寒，务在先安未受邪之地，恐其陷入易易耳。

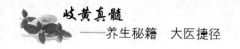
[白苔]

再舌苔白厚而干燥者，此胃燥气伤也，滋润药中加甘草，令甘守津还之意。舌白而薄者，外感风寒也，当疏散之。若白干薄者，肺津伤也，加麦冬、花露、芦根汁等轻清之品，为上者上之也。若白苔绛底者，湿遏热伏也，当先泄湿透热，防其就干也。勿忧之，再从里透于外，则变润也。初病舌就干，神不昏者，急加养正透邪之药；若神已昏，此内匮矣，不可救药。

舌苔不燥，自觉闷极者，属脾湿盛也。或有伤痕血迹者，必问曾经搔挖否？不可以有血便为枯证，仍从湿治可也。再有神情清爽，舌胀大不能出口者，此脾湿胃热，郁极化风而毒延口也。用大黄磨入当用剂内，则舌胀自消矣。

再舌上白苔黏腻，吐出浊厚涎沫，口必甜味也，为脾瘅病。乃湿热气聚与谷气相搏，土有余也，盈满则上泛。当用省头草芳香辛散以逐之则退。若舌上苔如碱者，胃中宿滞夹浊秽郁伏，当急急开泄，否则闭结中焦，不能从膜原达出矣。

若舌白如粉而滑，四边色紫绛者，温疫病初入膜原，未归胃府，急急透解，莫待传陷而入，为险恶之病，且见此舌者，病必见凶，须要小心。

[黄苔]

再黄苔不甚厚而滑者，热未伤津，犹可清热透表，若虽薄而干者，邪虽去而津受伤也，苦重之药当禁，宜甘寒轻剂可也。

[黑苔]

若舌无苔而有如烟煤隐隐者，不渴肢寒，知夹阴病。如口渴烦热，平时胃燥舌也，不可攻之。若燥者，甘寒益胃；若润者，甘温扶中。此何故？外露而里无也。

若舌黑而滑者，水来克火，为阴证，当温之。若见短缩，此肾气竭也，为难治。欲救之，加人参、五味子勉希万一。舌黑而干者，津枯火炽，急急泻南补北。若燥而中心厚培者，土燥水竭，急以咸苦下之。

[芒刺]

又不拘何色，舌上生芒刺者，皆是上焦热极也，当用青布拭冷薄荷水揩之，即去者轻，旋即生者险矣。

[红绛苔]

再论其热传营，舌色必绛。绛，深红色也。初传绛色中兼黄白色，此气分之邪未尽也，泄卫透营，两和可也。纯绛鲜泽者，包络受病也，宜犀角、鲜生地、连翘、郁金、石菖蒲等。延之数日，或平素心虚有痰，外热一陷，里络就闭，非菖蒲、郁金等所能开，须用牛黄丸、至宝丹之类以开其闭，恐其昏厥为痉也。

再色绛而舌中心干者，乃心胃火燔，劫烁津液，即黄连、石膏亦可加入。若烦渴烦热，舌心干，四边色红，中心或黄或白者，此非血分也，乃上焦气热烁津，急用凉膈散，散其无形之热，再看其后转变可也。慎勿用血药，以滋腻难散。至舌绛望之若干，手扪之原有津液，此津亏湿热熏蒸，将成浊痰蒙蔽心包也。

舌色绛而上有黏腻似苔非苔者，中夹秽浊之气，急加芳香逐之。舌绛欲伸出口，而抵齿难骤伸者，痰阻舌根，有内风也。舌绛而光亮，胃阴亡也，急用干凉濡润之品。若舌绛而干燥者，火邪劫营，凉血清火为要。舌绛而有碎点白黄者，当生疳也，大红点者，热毒乘心也，用黄连、金汁。其有虽绛而不鲜，干枯而萎者，肾阴涸也，急以阿胶、鸡子黄、地黄、天冬等救之，缓则恐涸极而无救也。

其有舌独中心绛干者，此胃热心营受灼也，当于清胃方中加入清心之品，否则延及于尖，为津干火盛也。舌尖绛独干，此心火上炎，用导赤散泻其腑。

[紫舌]

再有热传营血，其人素有瘀伤宿血在胸膈中，夹热而搏，其舌色必紫而暗，扪之湿，当加入散血之品，如琥珀、丹参、桃仁、丹皮等。不尔，瘀血与热为伍，阻遏正气，遂变如狂发狂之证。若紫而肿大者，乃酒毒冲心。若紫而干晦者，肾肝色泛也，难治。

[淡红舌]

舌淡红无色者，或干而色不荣者，当是胃津伤而气无化液也，当用炙甘草汤，不可用寒凉药。

[验齿]

再温热之病，看舌之后亦须验齿。齿为肾之余，龈为胃之络。热邪不燥胃津必耗肾液，且二经之血皆走其地，病深动血，结瓣于上。阳血者色必紫，紫如干漆；阴血者色必黄，黄如酱瓣。阳血若见，安胃为主；阴血若见，救肾为要。然豆瓣色者多险，若证还不逆者尚可治，否则难治矣。何以故耶？盖阴下竭阳上厥也。

齿若光燥如石者，胃热甚也。若无汗恶寒，卫偏胜也，辛凉泄卫，透汗为要。若如枯骨色者，肾液枯也，为难治。若上半截润，水不上承，心火上炎也，急急清心救水，俟枯处转润为妥。

若咬牙啮齿者，湿热化风，痉病；但咬牙者，胃热气走其路也。若咬牙而脉证皆衰者，胃虚无谷以内荣，亦咬牙也。何以故耶？虚则喜实也。舌本不缩而硬，而牙关咬定难开者，此非风痰阻络，即欲作痉证，用酸物擦之即开，木来泄土故也。

若齿垢如灰糕样者，胃气无权，津亡湿浊用事，多死。而初病齿缝流清血，痛者，胃火冲激也；不痛者，龙火内燔也。齿焦无垢者，死；齿焦有垢者，肾热胃劫也，当微下之，或玉女煎清胃救肾可也。

[斑疹]

凡斑疹初见，须用纸捻照见胸背两胁。点大而在皮肤之上者为斑，或云头隐隐，或琐碎小粒者为疹，又宜见而不宜多见。按方书谓斑色红者属胃热，紫者热极，黑者胃烂，然亦必看外证所合，方可断之。

若斑色紫，小点者，心包热也；点大而紫，胃中热也。黑斑而光亮者，热胜毒盛，虽属不治，若其人气血充者，或依法治之，尚可救；若黑而晦者必死；若黑而隐隐，四旁赤色，火郁内伏，大用清凉透发，间有转红成可救者。若夹斑带疹，皆是邪之不一，各随其部而泄。然斑属血者恒多，疹属气者不少。斑疹皆是邪气外露之象，发出宜神情清爽，为外解里和之意；如斑疹出而昏者，正不胜邪，内陷为患，或胃津内涸之故。

然春夏之间，湿病俱发疹为甚，且其色要辨。如淡红色，四肢清，口不甚渴，脉不洪数，非虚斑即阴斑。或胸微见数点，面赤足冷，或下利清谷，此阴盛格阳于上而见，当温之。

［白㾦］

再有一种白㾦，小粒如水晶色者，此湿热伤肺，邪虽出而气液枯也，必得甘药补之。或未至久延，伤及气液，乃湿郁卫分，汗出不彻之故，当理气分之邪，或白如枯骨者多凶，为气液竭也。

［妇人温病］

再妇人病温与男子同，但多胎前产后，以及经水适来适断。大凡胎前病，古人皆以四物加减用之，谓护胎为要，恐来害妊，如热极用井底泥、蓝布浸冷，覆盖腹上等，皆是保护之意，但亦要看其邪之可解处。用血腻之药不灵，又当省察，不可认板法。然须步步保护胎元，恐损正邪陷也。

至于产后之法，按方书谓慎用苦寒，恐伤其已亡之阴也。然亦要辨其邪能从上中解者，稍从证用之，亦无妨也。不过勿犯下焦，且属虚体，当如虚祛人病邪而治。总之无犯实实虚虚之禁，况产后当气血沸腾之候，最多空窦，邪势必虚内陷，虚处受邪，为难治也。

如经水适来适断，邪将陷血室，少阳伤寒言之详矣，不必多赘。但数动与正伤寒不同，仲景立小柴胡汤，提出所陷热邪，参、枣扶胃气，以冲脉隶属阳明也，此与虚者为合治。若热邪陷入，与血相结者，当从陶氏小柴胡汤去参、枣，加生地、桃仁、楂肉、丹皮或犀角等。若本经血结自甚，必少腹满痛，轻者刺期门，重者小柴胡汤去甘药，加延胡、归尾、桃仁，夹寒加肉桂心，气滞者加香附、陈皮、枳壳等。然热陷血室之证，多有谵语如狂之象，防是阳明胃实，当辨之。血结者身体必重，非若阳明之轻旋便捷者。何以故耶？阴主重浊，络脉被阻，侧旁气痹，连胸背皆拘束不遂，故祛邪通络，正合其病。往往延久，上逆心包，胸中痛，即陶氏所谓血结胸也。王海藏出一桂枝红花汤加海蛤、桃仁，原是表里上下一齐尽解之理，看此方大有巧手，故录出以备学者之用。

卷六　临证施治指南秘诀

古云：知其要者，一言以终。不知其要，流散无穷。

妙诀一言铭心上，临证时刻有主张。

若无要点与提纲，纵学一世也渺茫。

第一章　内科疾病

第一节　治病心法总括

凡治病，抓主症。内外伤，问端详。

外感病，卫六经，初起时，六淫分，

入里后，尽相同。如何治？辨证详，

有是证，用是方，相似处，细审量。

内伤病，四字统（寒热虚实四字尽统领也）。

找病位，脏腑经（邪在脏、在腑、在经络）。

虚六字（气、血、精、津、阴、阳），实九方，

（气、血、水、风、火、毒、寒、热、燥九邪，皆因郁结而致病）

寒虚实，热相当。（寒证分虚寒证、实寒证，热证亦然）

脏与腑，分目纲，诸病证，详各章。

守病机，治通当。通脏脉，营卫昌。

第二节　常见疾病证治妙诀

1. 中风

中风病，气血冲，骤然得，很危重。闭与脱，大不同，开邪闭，针药并。

救气脱，艾附功，给氧气，勿搬动。口㖞斜，经络中，秦艽汤，钩藤饮。

阳火闭，面赤红，至宝丹，羚羊从。阴痰闭，痰涎壅，苏合丸，导痰宗。

后遗症，补兼通：身不遂，还五汤，便不通，三化尚；语謇涩，解语丹；

精气虚，地黄饮。口眼斜，用牵正。针灸治，切勿忘。

2. 眩晕

眩晕症，多内因，虚为主，痰火风。肝阳亢，宜建瓴；气血亏，归脾升。

髓海虚，左右分；水饮逆，泽泻苓；痰浊阻，类二陈；外伤致，通窍灵；

久不愈，防卒中。

3. 高热

高热症，不一般，变化速，致多惨。三阳热，下和汗；温邪干，四字辨。
内伤起，虚郁鉴。祛热邪，把水添。十七方，应通变。

4. 厥证

厥证生，气逆成；实蒙窍，急开行。气虚脱，参附斟；四实证，宜细分。
气逆厥，五磨饮；血实厥，通瘀煎。若痰厥，导痰先；因食厥，保和痊。
三虚证，记要清：气虚厥，用六君；血虚厥，施养营；属色厥，找龟鹿。

5. 头痛

头痛病，内外因；风入颠，髓海空。茶调散，风寒宁；桑菊饮，风热清。
胜湿汤，风湿平。肝阳亢，钩藤饮；四物加，血虚斟。益气汤，气虚宗；
痰浊阻，用二陈。补元煎，肾虚凭；久不愈，加全虫。

6. 胸痹（冠心病）

胸痹痛，素阳虚；寒痰阻，久血瘀。薤白类，除寒邪；冠心丸，痰浊驱。
冠二号，瘀血愈；痰热结，陷胸宜。气阴虚，生脉类；若治本，理中最。
心血康，效力彰；山海丹，也勿忘。

7. 急性胰腺炎

胰腺炎，多发病；美餐后，脾失运。猝发作，上腹痛；放左背，持续性。
势剧烈，呕吐频；测二酶，可确诊。坏死型，尤为重；水肿型，番泻奉。
清胰汤，要变通；转慢性，虚为本。

8. 惊悸、怔忡

惊悸病，心跳甚，虚为本，痰瘀侵。心胆怯，易惊恐，镇心丹，养而镇；
伤心脾，乏而晕，归脾汤，复脉荣；虚火旺，烦热鸣，补心丹，安神呈；
阳衰微，心虚空，桂龙牡，参附宗；痰热扰，夜不宁，温胆方，加枣仁；
心脉阻，紫胸闷，效灵丹，力最宏。对症药，亦堪斟：心律快，福苦参；
心律慢，参紫英，动则甚，远二仁；动则减，都丹芎；若早搏，桑寄生。

9. 胃脘痛

胃脘痛，最常见。虚实分，寒热辨，血不移，气行窜。寒邪袭，温胃散（自
创方）；气郁结，疏肝散；若灼痛，化肝煎。食积滞，导滞丸；建中类，主虚寒。
阴不足，一贯煎；寒热结，泻心痊。久刺痛，瘀痛安（自创方）。通降旨，
是真诠。

10. 胃痞证（慢性萎缩性胃炎）

胃痞证，病非轻，只胀满，轻视因，查胃镜，吃一惊。诸方药，待验证。
谁来治？萎胃灵。系列药，辨证用。乏胀少，一号好；烦渴嘈，选二号。

防癌变，回生妙；欲根治，服大宝。

11. 吐酸、嘈杂

若吐酸，寒热分：六君加，或左金。若嘈杂，莫可名。一胃热，温胆清；二胃虚，用四君；三血虚，归脾生。

12. 呕吐

呕吐哕，胃气逆。若辨证，分虚实：外邪犯，正气截，消积滞，保和逐；祛痰饮，二陈合，和肝胃，坤方佳；健脾运，理中属，养胃阴，益胃确；用针灸，效神速。

13. 反胃

病反胃，不一般，朝时食，暮时返。乏火化，多主寒，中阳虚，透膈散。肾阳微，附理餐，气阴残，半夏宽。兼艾灸，效不凡。

14. 噎膈

噎膈病，津液干。形消瘦，吞咽难。痰气阻，启膈散；瘀血结，通幽坚。水难入，通经散（自创方）；便干结，很难痊。

15. 泄泻

湿邪胜，泄泻生，辨寒热，虚实分：风寒侵，正气雄；苔白腻，用胃苓。澄清冷，服理中；湿热泄，葛连芩。因积滞，保和通；肝乘脾，痛泻奉。脾胃弱，参术苓；属阴虚，瓜梅（自创方）进。五更泻，用四神；错杂症，乌梅应。

16. 痢疾

痢不爽，赤白冻，既里急，又后重，调行笺，加抗菌，辨之诀，四字统。湿热痢，芍药奉；夹表邪，葛连芩。纯赤痢，白头翁；疫毒痢，败毒饮。紫雪丹，止抽风；冬眠法，有奇功。邪内陷，参附宏；闻呃逆，病多凶。寒湿滞，胃苓功；虚且寒，养脏珍。

17. 霍乱

霍乱病，起病猛。危性命，干湿分：湿吐泻，干惟痛；分寒热，类与真。寒霍乱，正气灵；通脉汤，或理中。热燃照，蚕矢清；干霍乱，玉枢用。针十宣，盐汤吞。

18. 痹证

关节痛，痹证详；精血虚，记心上。游走痛，防风汤；痛较剧，乌头良。肿重麻，薏苡襄；久不愈，寄生汤。变热痹，红肿黄；白虎桂，细审量。若变形，知母尚；蠲痹汤，亦妙方。

19. 水肿

水肿病，分阴阳。便清长，阴水殃。溲赤短，阳水伤。风水泛，越婢汤；
水湿渍，二五汤。湿热壅，疏凿畅；脾失运，实脾方。肾阳衰，真武汤；
因虚肿，参术良。久不愈，济生方；尿毒症，温脾汤。忌食盐，第一档；
蛋白尿，有妙方。

20. 黄疸

黄疸病，身目黄。何以治，辨阴阳。湿热蕴，成阳黄；色灰黯，寒湿殃。
热重湿，口便干，茵陈汤，消毒丹。湿偏重，中痞满，茵五苓，芳香宣。
术附汤，阴黄选。急黄症，势凶险，败毒饮，三宝痊。胆石症，痛辗转，
排石汤，乌梅圆。络脉阻，癥积患，逐瘀汤，消积丸。虚黄萎，尿清长，
建中类，养营汤。

21. 消渴

消渴病，尿有糖，三多见，一少藏。阴津亏，燥热亢，上中下，治辨详。
上多饮，玉液汤；中善饥，玉女良。下溲多，六味昌；肾气丸，阴损阳。
见水肿，真武汤；见劳咳，固金尚。见瘀血，活血方；并泄泻，理中汤。
毒热盛，发痈疮，五六一，一扫光；肝肾虚，聋雀盲，磁朱丸，配地黄。
若虚脱，亡阴阳，躁与迷，生脉当。降糖灵，真妙方，慎禁忌，切勿忘。

22. 郁证

诸郁证，七情伤；气为主，六郁详。解诸郁，越鞠尝；肝气结，逍遥当。
痰气阻，厚朴汤。若虚证，神久伤，甘麦枣，归脾汤。虚火旺，清肝方。

23. 虚劳

虚劳病，从何起? 七情伤，上损是。归脾汤，二阳旨。下损由，房帏尔。
伤元阳，亏肾水。肾水亏，六味拟，元阳伤，八味使，各医书，技止此。
甘药调，回生理，建中汤，资生取。薯蓣丸，风气弭，蟅虫丸，干血已。
诸神方，能起死。

24. 肠痈 (急性阑尾炎)

阑尾炎，即肠痈。初呕吐，脐周痛，继转移，麦氏征，腹拒按，反跳痛。
气血滞，湿热凝。清毒丹，有神功。针刺法，可选用。

第二章　妇科疾病

第一节　总　则

妇科病，五字囊：经带杂，胎产详。血为本，气偏旺；月事准，体自康；
疾病作，冲任伤。少女时，重肾脏；中年妇，肝宜养；经断后，健脾良。
论治则，五项终。调气血，五脏宁；和脾胃，生化盛；疏肝气，血海静；
补肾气，能藏精；固冲任，求本根。

第二节　常见疾病

一、月经病

1. 月经不调

经先期，热郁虚。清经汤，血热除；逍遥味，肝热郁；归脾汤，气血虚。
经后期，气血阻。温经汤，寒实休；大营煎，虚寒求；养荣汤，血虚救；
香附丸，气郁疏。经愆期，气血伤。逍遥散，肝郁畅；固阴煎，肾虚伤；
若瘀血，桃红汤；若脾虚，六君襄。经量多，虚与热。虚归脾，先期热。
经量少，虚与瘀。虚四物，瘀过期（饮）。

2. 痛经

经行痛，称痛经；腹与身，两处分；经前发，为实证；经后作，虚证明。
少腹痛，最经常。气血滞，胸胁胀；宜运行，逐瘀汤。寒湿凝，冷痛凉；
经色暗，温经商。气血虚，痀痛长；大补丸，八珍尝。肝肾亏，腰酸胀，
脉沉细，调肝汤。周身痛，多血虚；建中类，桂麻驱。

3. 闭经

闭经证，分虚实。脾虚者，大便溏，参术散，归脾汤。阴血虚，面色苍，
小营煎，地黄襄。气血瘀，胁腹胀，乌药散，气滞商；通瘀煎，血瘀畅；
䗪虫丸，干血方。寒湿阻，腹冷凉，若偏寒，温经汤；若偏湿，湿痰方。

4. 崩漏

崩漏病，本一症，热虚瘀，冲任损。血热者，色深红，宜清热，用固经；
气虚者，质淡清，举元煎，或独参；血瘀者，腹刺痛，宜逐瘀，用止崩。

5. 更年期综合征

更年期，症怪异；烦而怒，昏眩悸，五心热，少安寐。肾气衰，冲任疲，
重调补，肝肾脾。二仙汤，效神奇；补心丹，水火济；温胞饮，脾肾虚。

二、带下病

带下病，五色分，湿热注，脾肾损；升脾阳，除湿淫，兼解毒，固肝肾。
脾虚者，白带淋，完带汤，健而升。肝郁热，逍遥寻。肾虚者，带清冷，
内补丸，下元温。湿毒侵，带浊混，止带方，湿热清。

三、妊娠病

妊娠期，生理异，血偏虚，气滞易。用药法，贵相宜，禁忌歌，尤须记。

1. 恶阻

恶阻发，孕之初，头眩晕，食即吐。若胃虚，脘闷胀，倦思睡，六君良。
因肝热，酸水长，胸胁满，苏连汤。痰浊阻，呕痰涎，舌苔腻，夏苓汤。

2. 胎动不安、胎漏、小产

胎不安，漏下频，小腹坠，腰酸甚；调气血，固冲任。若气虚，神萎靡，
血色淡，举元宜。若血虚，黄肿颐，胎元饮，坠下已。若肾虚，尿频遗，
寿胎丸，强腰膝。盘石散，滑胎宜。

3. 子肿

子肿病，气水辨；察肤色，视凹陷，温脾肾，行气先。脾虚者，食少溏，
白术散，效力彰。肾虚者，腰酸恙，下肢冷，真武汤。气滞者，胸闷胀，
天仙藤，其功尚。

4. 子宫外孕

宫外孕，经过期，内出血，势危急，如崩漏，下点滴，腹剧痛，四肢逆。
要确诊，穿刺行。势危急，手术宜。人参汤，输血液。包块成，祛瘀记，
外孕汤，血肿已。

5. 妊娠中毒症

妊中毒，分三度。虚风乘，痰湿助。轻度者，头眩晕，血压高，体沉困。
平肝阳，钩藤饮，加山药，玉竹芩。中重度，浮肿显，蛋白尿，仍目眩。
若抽搐，名子痫，钩藤汤，羚羊选。

四、产后病

1. 胞衣不下

胞衣滞，多初产，揉宫底，另手牵，针阴交，即可产。

2. 郁冒

分娩后，气血弱，头晕眩，眼发黑，头放低，即可没。古医书，均说错。
八珍汤，可斟酌。

3. 产后血晕

产后晕，速躺平。若昏迷，针人中。失血多，汗雨淋，速补血，独参
（汤）妥。

若宫破，呕吐频，休克貌，请高明。

4. 难产

论难产，有多样：生理异，手术良。胎不正，早查防；灸至阴，效力彰。
体虚弱，补益尚；催产素，用要当。

五、妇科杂病

1. 不孕症

不孕症，责肝肾，气血乖，痰湿盛。因肾虚，小便频，腰腿软，毓麟温。
因血虚，面萎黄，经量少，养精汤。因肝郁，乳房胀，经愆期，开郁汤。
因痰湿，形肥胖，白带多，启宫方。上诸症，有神方，送子丸，秘而藏。

2. 癥瘕（子宫肌瘤）

癥瘕病，结块生，妇易患，瘀滞成。血瘀证，拒按痛，桂苓丸，䗪虫用。
气滞瘕，时聚散，无定处，香棱丸。

3. 脏躁

脏躁症，神不宁，常悲哭，哈欠频。阴血亏，火扰心，甘麦汤，有神功。

4. 阴痒

阴痒者，甚或痛，湿热蕴，染病虫。渗湿汤，龙胆从，外熏洗，效更宏。
蛇床方，洁尔阴。

5. 乳岩（乳腺癌）

乳岩病，色如常，质坚硬，岩石状，痛不休，脓血淌，久则溃，菜花样，
论预后，多不良。本病初，手术良，七情煎，逍遥尝。红痛烂，服犀黄。
溃烂久，养营汤。杜其根，大宝尚。

6. 乳痈（急慢性乳腺炎）

乳痈病，红肿痛，肝气结，胃热壅。初起时，乳胀痛，蒌蒡汤，加公英。
数日后，可化脓，硬块软，瓜蒌散。溃后法，调补从，加生芪，八珍雄。
痈之大，曰乳发，龙胆汤，银翘加。溃已久，称乳漏，内外治，细推究。

第三章 儿科疾病

第一节 诊治总括

论小儿，生理异；脏腑嫩，形未极，生机旺，纯阳体。论病理，四特点；
发病易，变化速；表不固，藩篱疏。肝有余，脾不足；脏清灵，易修复。
论病因，多风食。情志病，亦有之。论治疗，四字妙。用药慎，胃气保。

第二节 常见疾病证治妙诀

1. 麻疹

病麻疹，传染成，内胎毒，外天行，侵肺胃，肌发疹，黏膜斑，早期征。
辨证治，三期循，首发表，宣透先，疹已出，清解凭，石膏汤，后养阴。
若内陷，有三险，壮热盛，鼻翼煽，麻石汤，辛凉宣。毒上攻，呼吸艰。
甘桔汤，可利咽。陷营血，惊厥见。化斑汤，虫类选。阳虚脱，疹不见，
冷汗流，回阳先。

2. 水痘

水痘病，出水疱，去湿毒，服银翘。

3. 痄腮

痄腮病，耳下肿。热肿疼，消毒饮。睾丸肿，或神昏，并发症，牛黄灵。

4. 百日咳

百日咳，病程长，阵发性，回音响。其初发，似感冒。痉咳甚，寒热调。
小青龙，寒痰消；桑皮汤，热痰了。咳吐红，快要好，参味汤，肺脾保。
诸苦胆，疗效高。黄豆水，效也好。

5. 痉厥

痉厥症，急慢分，四肢搐，神不清。急惊风，剧且频；风火痰，阳实证。
风寒束，葛根醋；风热发，银翘增。火内炽，败毒饮；清营汤，三宝凭。
湿热利，葛连芩；痰食厥，保和行。惊恐得，抱龙镇；气忽脱，参附温。

慢惊风，时抽搐；脾肾损，虚寒求。荡惊汤，理中救；气阴亏，定风收。
又止痉，可针灸，刺十宣，或水沟；灸百会，三里留。

6. 疳积

疳积病，脾胃损，发结穗，黄干瘦。食不节，为病因。气液涸，积滞阻。
槟榔丸，食积盛；肥儿丸，虚实并。气血亏，养营增；集圣丸，虫积清。
外治法，效可信；刺四缝，捏脊灵。

7. 五迟、五软、五硬

迟软硬，五软病，先后天，亏虚成。益心脾，养肝肾，地黄丸，变通用。

8. 夜啼

夜啼病，昼如常。脾虚者，大便溏，乌药散，温散方。心热者，小便黄，
导赤加，二便畅。唇舌淡，血虚详，胶蛋汤，养心脏。睡易醒，多恐惶，
安神丸，镇惊狂。

9. 解颅、囟陷、囟填

解颅病，脑积水，头渐大，眼球垂。补肝肾，兼利水，地黄丸，五苓随。
若囟陷，状如坑，肾不足，气血贫；培元阳，宜固真，补中气，陷者升。
若囟满，寒热分，火上迫，连翘饮，寒气聚，理中温。

10. 鸡胸、龟背

鸡胸者，胸前突；龟背者，脊隆曲。先后天，俱不足，脾肾亏，体羸瘦。
补天方，大造优；日常服，取龙牡。

11. 鹅口疮（口疮）

鹅口疮，如雪片。心脾热，泻脾煎。虚火浮，知柏丸。兼外治，病易痊；
冰硼散，锡类安；洁口腔，涂龙胆。口疮者，火热炎，红肿疼，溃烂兼。
口糜者，弥漫延；口疳者，病经年。诸般症，治亦然。

12. 新生儿常见三病（新生儿肺炎、败血症、脑膜炎）

新生儿，体娇嫩，温热邪，最易侵，感染后，少特征，测体温，常不升，
易烦躁，唇紫青，面苍白，肢厥冷。肺炎病，三凹征，常憋气，或息停。
生十天，败血症，身黄染，肝脾肿，出瘀斑，面苍容，血培养，细菌生。
脑膜炎，征不显，无哭叫，前囟满。目直视，惊厥见，脑脊液，异常显。
气分病，白虎清；入营分，取安宫。见厥逆，煎附参；兼黄疸，给茵陈；
兼斑疹，化斑珍。用中药，效可信。

13. 马脾风（小儿支气管肺炎）

马脾风，鼻翼翕，唇青紫，气急喘。热喘方，麻石甘，夺命散，服即安。
寒闭肺，华盖散；心阳脱，四逆煎。

325

卷七 医德修养

圣人之治病也，必知天地阴阳，四时经纪；五脏六腑，雌雄表里；刺灸砭石，毒药所主；从容人事，以明经道；贵贱贫富，各异品理；问年少长，勇怯之理；审于分部，知病本始，八正九候，诊必副矣。

（《素问·疏五过论》）

余每览越人入虢之诊，望齐侯之色，未尝不慨然叹其才秀也。怪当今居世之士，曾不留神医药，精究方术，上以疗君亲之疾，下以救贫贱之厄，中以保身长全，以养其生。但竞逐荣势，企踵权豪，孜孜汲汲，惟名利是务，崇饰其末，忽弃其本，华其外而悴其内，皮之不存，毛将安附焉？卒然遭邪风之气，婴非常之疾，患及祸至，而方震栗，降志屈节，钦望巫祝，告穷归天，束手受败。赍百年之寿命，持至贵之重器，委付凡医，恣其所措。咄嗟呜呼！厥身已毙，神明消灭，变为异物，幽潜重泉，徒为啼泣。痛夫！举世昏迷，莫能觉悟，不惜其命，若是轻生，彼何荣势之云哉！而进不能爱人知人，退不能爱身知己，遇灾值祸，身居厄地，蒙蒙昧昧，蠢若游魂。哀乎！趋世之士，驰竞浮华，不固根本，忘躯徇物，危若冰谷，至于是也。

余宗族素多，向余二百。建安纪年以来，犹未十稔，其死亡者，三分有二，伤寒十居其七。感往昔之沦丧，伤横夭之莫救，乃勤求古训，博采众方，撰用《素问》《九卷》《八十一难》《阴阳大论》《胎胪药录》，并平脉辨证，为《伤寒杂病论》合十六卷，虽未能尽愈诸病，庶可以见病知源。若能寻余所集，思过半矣。

夫天布五行，以运万类，人禀五常，以有五脏，经络府俞，阴阳会通，玄冥幽微，变化难极，自非才高识妙，岂能探其理致哉！上古有神农、黄帝、岐伯、伯高、雷公、少俞、少师、仲文，中世有长桑、扁鹊，汉有公乘阳庆及仓公，下此以往，未之闻也。观今之医，不念思求经旨，以演其所知，各承家技，终始顺旧，省疾问病，务在口给。相对斯须，便处汤药，按寸不及尺，握手不及足，人迎趺阳，三部不参，动数发息，不满五十，短期未知决诊，九候曾无仿佛，明堂阙庭，尽不见察，所谓窥管而已。夫欲视死别生，实为难矣。

孔子云：生而知之者上，学则亚之，多闻博识，知之次也。余宿尚方术，请事斯语。

（张机《伤寒论》序）

张湛曰：夫经方之难精，由来尚矣。今病有内同而外异，亦有内异而外同，故五脏六腑之盈虚，血脉荣卫之通塞，固非耳目之所察，必先诊候以审之。而寸口关尺有浮沉弦紧之乱，腧穴流注有高下浅深之差，肌肤筋骨有厚薄刚柔之异，唯用心精微者，始可与言于兹矣。今以至精至微之事，求之于至粗至浅之思，其不殆哉！若盈而益之，虚而损之，通而彻之，塞而壅之，寒而冷之，热而温之，是重加其疾，而望其生，吾见其死矣。故医方卜筮，艺能之难精者也。既非神授，何以得其幽微。世有愚者，读方三年，便谓天下无病可治；及治病三年，乃知天下无方可用。故学人必须博极医源，精勤不倦，不得道听途说，而言医道已了，深自误哉。

凡大医治病，必当安神定志，无欲无求，先发大慈恻隐之心，誓愿普救含灵之苦。若有疾厄来求救者，不得问其贵贱贫富，长幼妍媸，怨亲善友，华夷愚智，普同一等，皆如至亲之想。亦不得瞻前顾后，自虑吉凶，护惜身命，见彼苦恼，若己有之，深心凄怆，勿避险巇，昼夜寒暑，饥渴疲劳，一心赴救，无作功夫形迹之心。如此可为苍生大医，反此则是含灵巨贼。

其有患疮痍、下痢，臭秽不可瞻视，人所恶见者，但发惭愧、凄怜、忧恤之意，不得起一念蒂芥之心，是吾之志也。

夫大医之体，欲得澄神内视，望之俨然，宽裕汪汪，不皎不昧，省病诊疾，至意深心，详察形候，纤毫勿失，处判针药，无得参差。虽曰病宜速救，要须临事不惑，唯当审谛覃思，不得于性命之上，率尔自逞俊快，邀射名誉，甚不仁矣。又到病家，纵绮罗满目，勿左右顾眄，丝竹凑耳，无得似有所娱，珍羞迭荐，食如无味，醽醁兼陈，看有若无。所以尔者，夫一人向隅，满堂不乐，而况病人苦楚，不离斯须，而医者安然欢娱，傲然自得，兹乃人神之所共耻，至人之所不为，斯盖医之本意也。

夫为医之法，不得多语调笑，谈谑喧哗，道说是非，议论人物，炫耀声名，訾毁诸医，自矜己德。偶然治瘥一病，则昂头戴面，而有自许之貌，谓天下无双，此医人之膏肓也。老君曰：人行阳德，人自报之；人行阴德，鬼神报之。人行阳恶，人自报之；人行阴恶，鬼神害之。寻此二途，阴阳报施岂诬也哉。所以医人不得恃己所长，专心经略财物，但作救苦之心，于冥运道中，自感多福者耳。又不得以彼富贵，处以珍贵之药，令彼难求，自炫功能，谅非忠恕之道。志存救济，故亦曲碎论之。学人不可耻言之鄙俚也。

（《大医精诚》唐·孙思邈）

下篇

验案举隅

医案是医生临床诊治患者的如实记录，是中医学术的一次文献。也是案主学术思想、理论水平、技术能力乃至医德医风的体现。章太炎先生曾说："中医之成绩医案最著。"医案最能体现案主医学思想和辨证论治技巧水平。

在临床带教和师承过程中，我也特别要求学生每病必写，而且要求过一段时间对一些典型病例做认真的整理与研究。我认为这样不仅对患者有益，对教与学两方面也都有好处。提高学习兴趣，兴趣是最好的老师。正如孔子说："知之者不如好之者，好之者不如乐之者。"为压缩篇幅，所以，不过多书写诊治疾病过程和药味，举例的目的旨在增强自信，开拓思路，启迪悟性，激发兴趣。

1. 中风闭证病抽搐，金针一刺病乃除

张某，男，38岁，山西省和顺县人。1963年12月26日，霍家儿子结婚，请他记账收彩礼。农村婆媳妇街坊邻里外村的亲朋好友都要来祝贺，客人多，场面十分热闹。大约在14点，他在炕上突然四肢抽搐，牙关紧闭，人事不省。在场的人都慌了。他的父亲急忙跑到我的家里，喊叫说永富不行了，让我赶紧拿上针灸针赶紧走。我和他的二儿子正在聊天。我们俩急忙拿上针灸盒跟着他跑去。进门一看：患者四肢抽搐，口吐白沫，牙关紧闭，声如拽锯，满脸通红。看到此景，我马上意识到是中风闭证。上学期刚学习了针灸，所以比较熟悉。我马上掏出针灸针。按程佑邦老师讲的选择好四关。用酒精棉球消毒后，立即刺入。紧接着扎入颊车、曲池、人中、十二井穴等。用泻法。大约十分钟，人清醒了过来。喊着胸闷气憋，不一会儿，又开始抽搐，口中吐涎沫。这时我又加上阳陵泉、涌泉穴。不时又清醒了过来，抽搐也停止了。就这样我反复捻针，约一个半小时，才平息了下来。因为是第一次抢救这样的病人，我急得满头大汗。我想，痛宜久留。所以没有起针。在旁边观察，不时地行针。以后再没有抽搐，在场的人都感到惊讶，都说我医术高明。从此我在家乡成了人人心目中的"神医"，传得有些神秘色彩。患者感到十分疲乏，他交了账，人们扶着他回家。回家后我一直担心会不会再发作，还好，从此再也没有发作过。以后几十年，只要见面，家人和他都十分感激。说我救了他的命，我是他的再生父母终生难忘等。后来我总结，这么几句话："中风闭证十二讲，人中涌泉四关同，百会颊车手法猛，泄热开窍又息风。""拯救之法，妙用者针。"诚非虚言也。

2. 办公室里在打赌，截瘫患儿体康复

李某，男，5岁，甘肃省金塔县西坝村人。

在我刚工作的第三年，县上生产指挥部调我到县上西中班当老师。在生产指挥部报到的时候，看到有一位四五岁的小孩，瘫在床上，不能行动。我好奇地问：小朋友，怎么了？他爸爸回答说小孩双下肢截瘫半年多了，曾到上海、北京、兰州治疗过，都没能治好。我说那可以用针灸来治疗呀。旁边坐着的张主任

斜着眼看了我一眼，说："小伙子你别吹了，那么多医院都治不好，你能治好？你要是能治好他的病，我给你挂匾。"因为他是领导，所以我没有正面辩驳，低声说可以治疗治疗看。于是我从第二天开始给他扎针，并开了桂枝汤加黄芪、地龙等中药吃。当时取足三里、环跳、阳陵泉等，治疗了四十多天，小寿娃可以扶着桌子边在地下转。又治疗了三个月，他可以在院子里活动了。后来我问张主任，你什么时候给我挂匾？他说：在我的心目中早已经送给你匾了。2010年7月随访得知，患者已经是金塔县一名优秀交警了。

3. 辨证论治是个宝，肺含铁症能治好

1987年4月6日。一对夫妇领着一个小孩走进了我的诊室，说："我是省人民医院儿科韩主任介绍来的，韩主任说你名气大，医术高明，西医没有什么好办法。请你救救俺的孩子，求求你了……"我接过病历细细一看，发现小孩已经前后在省人民医院儿科住院3次，曾抢救过1次，几次会诊，确诊为肺含铁血黄素沉着症。说实在的，当时我真的不知道"肺含铁血黄素沉着症"是怎么样的一个病。然而患儿和家长已经坐到了我的面前，我只好硬着头皮，对他临床出现的整个病程以及治疗过程细心分析，心里想，这真是"手里抱了个热洋芋——啃不得"。根据他反复发烧、面色苍白、咳嗽带血、疲乏无力、汗多等情况，我把本病归纳为中医学的"咯血"。根据患儿的临床表现和反复发作的特点，我认为此病为热毒蕴肺，痰瘀互结。病久不愈，邪入血络，伤及络脉，故反复发作，缠绵不愈，发热咳血。法当清热解毒，化痰通络。方用麻杏石甘汤合犀角地黄汤加减。拟方为：

炙麻黄10g，杏仁12g，生石膏50g（先煎），芦根30g，桃仁10g，生薏苡仁30g，冬瓜子30g（打），桔梗10g，地骨皮10g，白果12g，生甘草10g，虎杖10g。7剂。每日1剂，水煎2次，分3次口服。

回到家，一查书，啊！心里沉甸甸的。原来西医诊断的肺含铁血黄素沉着症，是一种原因尚不明确的罕见病，世界性难治病。其病变特征为肺泡毛细血管出血，血红蛋白分解后形成的含铁血黄素沉着在肺泡间质，最后导致肺纤维化。发病年龄主要在儿童期，本病是呼吸系统疾病难治病、罕见病，病程长，反复发作，可长达数年，预后不良。

痰涂片，普鲁氏蓝染色可见细胞内有蓝色颗粒，为含铁血黄素颗粒，据此可明确诊断。

谈到治疗，几本书都是说该病目前以激素治疗作为首选，维持时间6个月到2年。如无效可试用其他免疫抑制剂，如6-MP、环磷酰胺等。中医怎么治？找不到资料。我想，长期激素治疗不仅不能根治，而且会造成患儿免疫功能低下，后果不堪设想。我决心认真观察，积极用中药治疗，努力争取有个好结果。

二诊时，家长说，药后咳嗽减轻，咯痰明显减少，听到这儿，我心里觉得有希望，家长接着说，仍痰中有血，大便干结，汗多，不吃东西。我一看，舌淡，苔白腻，脉沉细数，我说继服吃药。上方加大黄6g（后下），川贝12g。7剂。服法同前。

就这样，此方加减，经过5个月的治疗，居然收到了意想不到的效果，到省人民医院作了两次痰涂片，查的结果居然痰里找不到含铁血黄素颗粒。那天，家长俩口子异常高兴，连声说谢谢。我建议他再服一个月药，遵"四季脾旺不受邪"之旨，我改用钱氏异功散加味，以后就停药观察。结果26年来一直再未发作过，孩子现在已经硕士毕业。当我看到他戴着硕士帽潇洒的照片时，真是内心有说不出的高兴和自豪，当一名中医多好啊，真是"救人一命，胜造七级浮屠"。中医药学确实是一个伟大的宝库。到现在西方医学仍然对此病束手无策，依然是激素、激素还是激素……该患者工作5年了，也一直体健，真可谓彻底治愈。

4. 六味地黄是名方，治疗再障效力彰

患者龚某，男，5岁，陕西户县人。

初诊：1979年4月26日，患儿母亲常素梅代诉：小孩发现"再生障碍性贫血"半年余。半年前无明显诱因出现发热，就诊于西安市某医院。查血常规：红细胞（RBC）、白细胞（WBC）、血小板（PLT）均明显减低。骨髓检查：有核细胞增生极度低下，非造血细胞占85%，巨核细胞全片未见，血小板少见，诊断为急性再生障碍性贫血。收住院治疗，予以抗感染等治疗35天，热退后转入某医院，经相关检查后仍诊断为急性再生障碍性贫血，住院治疗68天。两次住院期间共输全血6次，总计1200mL。出院时，血常规：RBC 1.5×10^{12}/L，血红蛋白（Hb）4g/L，WBC 3.6×10^9/L，中性粒细胞（N）0.25，PLT 18×10^9/L。病情久治不愈，反复发作。因患者是地委李书记之外甥，故献殷勤者不少。然而疗效不显。遂请我治疗。我检阅各位处方，有清热解毒者，有补气摄血的，更多的是应用大菟丝子饮加味。刻下症见：面色苍白，两耳在阳光下呈蜡黄色，鼻出血，血色鲜红量多，牙龈时有渗血，皮下可见多处散在出血点，夜卧盗汗，手足心热，午后潮热，食欲极差，小便黄短，大便偏干，舌质淡白、苔少，脉细数无力，否认其他疾病史。西医诊断：急性再生障碍性贫血。我根据患儿临床表现诊断为虚劳血脱，证属阴虚火旺，迫血妄行。治疗首当滋阴清热，凉血止血。方用孙思邈《千金方》犀角地黄汤加减：

水牛角丝30g（先煎），赤芍12g，玄参15g，地骨皮15g，生石膏60g（先煎），知母9g，三七粉10g（分冲），甘草9g，银柴胡15g，怀山药15g。7剂。每日1剂，水煎两次取汁，合并后分3次口服。

此后就诊均在上方的基础上进行加减，灵活变通。如舌苔厚，则加焦三仙、陈皮、半夏；咽痛，加僵蚕、桔梗。前两个月治疗期间有反复发热，每次发热未用西药，经服上方化裁后，多能在一两天内退热，血象缓慢回升，Hb：35～45g/L，WBC：（0.9～2.6）×10^9/L，PLT：（12～30）×10^9/L。治疗期间病情渐趋稳定好转，无需行输血治疗。

第八诊，患儿面色转红但少泽，鼻血止，牙龈无渗血，皮下出血点消散，夜无盗汗，但手足心仍热，倦怠乏力，动则头汗多，食量增加，舌质淡红、舌苔薄白，脉细无力。我认真分析后认为，此时病情火势已退，气血两虚凸显，治宜养阴退热，佐以益气养血。念小儿脏腑娇嫩，而且历时又久，以钱乙先生六味地黄丸为基础，调方如下：

炒山药 15g，生地黄 12g，熟地黄 12g，山萸肉 12g，太子参 15g，菟丝子 15g，黄芪 10g，炒白术 15g，炒白芍 12g，仙鹤草 15g。此方略事加减，迭进 4 周，患者面色有华，精神好转，活动量增加，食量倍增，二便通调，偶有手足心发热，汗出少，鼻准有泽，舌质淡红，舌苔渐生，脉细有力。我认为，此时胃气已来复，前贤张介宾说："欲察病之进退吉凶者，但当以胃气为主。"（《景岳全书·脉神章·胃气解》）于是，效不更方，适当加强补肾之品。

至 1979 年 9 月 10 日，血象明显回升，Hb：11.7g/L，WBC：4.9×10^9/L，PLT：130×10^9/L；网织红细胞（RC）：1.0%，病情基本痊愈。

该患者前后就诊 32 次，年底停服汤剂。因春节将至，其母提出返乡，为巩固疗效，带资生丸和六味地黄丸。嘱晨服资生丸，暮服六味地黄丸，嘱再坚持服两个月。以后多次通信，其母说，多次检查血象均正常，至 1981 年 2 月底彻底停药，嘱清淡饮食，及时加减衣物等注意事项。以后小学读完顺利升中学，后考入南京某大学学习，现已工作。后随访多次，从停止治疗至今已 34 年，身体一直健康。（存有其母亲多次来信和患儿照片）

按语：患儿患再生障碍性贫血（简称再障），确诊无疑。本病属中医"急劳""血证""虚损"等范畴，本病的发生多因先天禀赋不足，后天失于调养，或体虚之人外感六淫邪毒，以致精气神内夺而积虚成损，积损成劳。脾、肾两脏与再障的发病关系最为密切。因肾为先天之本，主骨生髓，藏五脏六腑之精气，而精能化血，精充则血旺。若禀赋不足，素体亏虚，复感邪毒直伤骨髓，导致髓亏肾虚精耗，气血无以复生，而致血枯髓空，四肢百骸失养，遂成虚劳。伏热伤髓损阴又可导致五心烦热、鼻衄、出血等症。脾为后天之本，气血生化之源，脾胃运化失司，则气血生化乏源；脾虚气弱，脾不统血，也可出现皮肤黏膜紫癜、鼻衄、齿衄等出血症状及全身乏力汗多的表现。本案中我根据临床表现，首先凉血止血，而且重用三七。谓急则治其标；血止之后，因再障以肾虚为本，且"病久

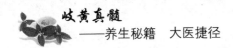

入络"，故在补肾方中加入活血通络之品；最后本《内经》治病求本，"邪之所凑，其气必虚"之旨，用资生丸和六味地黄丸，补益脾肾，固其元气，所以愈后30多年再未发作。

5. 发热出血病再障，标本兼治复如常

患者张某，女，31岁，天水市人。

初诊：2006年3月9日。发热、出血反复发作半年余。

半月前，患者无明显诱因出现发热，体温常达39℃，反复鼻出血，全身皮肤可见散在出血点，并伴有心慌气短，自服补血药和抗生素后未见明显好转。后于某医院就诊，血常规：Hb：50g/L，WBC：0.4×10^9/L，N：0.11，PLT：4×10^9/L，呈现全血细胞减少。骨髓象：有核细胞增生极度低下，非造血细胞占89%，血小板少见，巨核细胞全片未见，骨髓小粒均为非造血细胞，诊断为急性再障。在医院以抗胸腺细胞免疫球蛋白（ATG）联合环孢素为主的免疫抑制治疗24天。病情趋于稳定出院。出院不久，无明显诱因再次出现发热、鼻出血，体温达39℃。经某专家介绍遂来我处就诊，血常规：Hb：93g/L，WBC：0.3×10^9/L，N：0.11，PLT：3×10^9/L。症见：发热，轻度鼻出血，舌边尖红，舌苔黄厚而燥，脉细数有力。治以清热解毒，凉血止血。选犀角地黄汤合黄连解毒汤加味：

水牛角丝30g（先煎），赤芍15g，丹皮12g，仙鹤草30g，三七粉10g（分冲），羚羊角粉2g（分冲），黄芩15g，黄连10克，栀子12g，青蒿20g（后下），银柴胡15g，生甘草6g。5剂，每日1剂，水煎两次取汁，合并后分2次口服。

二诊：3月15日，服第一剂汤药后，体温下降，持续在38℃上下，出血症状明显缓解，服第二剂后，体温降至正常。现在效不更方，继以前方加麦冬15g，芦根15g，去羚羊角粉。21剂。用法同前。

4月20日，五诊。

患者家人代述，自4月9日起，病情好转。患者面色红润，食纳增加，二便通调，睡眠佳，余无不适。血常规：RBC：4.2×10^{12}/L，Hb：125 g/L，WBC：4.5×10^9/L，PLT：115×10^9/L，RC：1.1%。现病情基本痊愈，为巩固疗效，嘱继续服此方，隔日1剂，再服1个月。

至2007年1月随访，多次检查血常规均未见异常，汤剂改为丸剂，续服至3月底。

2012年4月12日随访，患者自诉停药6年来，身体健康，饮食、睡眠、二便均正常。

按语：再障病因及发病机制错综复杂，现代医学认为，其主要病理机制有造血干细胞缺损、免疫功能紊乱、骨髓造血微环境损伤等。为临床难治性疾病。同

时再障患者可能存在多种病理损害机制，而且发病个体差异较大。目前在治疗上尚无任何一种西药可同时针对以上三个病理环节发挥治疗作用。而中医药治疗急性再障多是利用复方，少则十几味，多则数十味，在治疗上有多途径、多靶点作用优势，可同时针对三个病理环节发挥治疗作用。我们以淫羊藿、菟丝子、巴戟天、生地黄、熟地黄、女贞子等温和之品补肾阳、滋肾阴；人参、黄芪补气，以达阳生阴长；白术、当归、仙鹤草等益气健脾养血；丹参、鸡血藤、三七、当归等活血化瘀通络；蒲公英、连翘等清热解毒，消肿散结，随症加减治疗急性再障取得较好疗效。用药如用兵，医者不但要掌握所用中药性味归经和功能，还需要熟悉现代中药药理学研究新成果，如人参、黄芪、淫羊藿、巴戟天、补骨脂等有促进造血干细胞增殖分化功能；丹参、鸡血藤、三七、当归等药能活血通络，改善骨髓微循环；连翘、蒲公英等有抗炎、抗菌及抗病毒作用。

严重出血和反复感染发热是急性再障治疗中的棘手问题，也是急性再障患者的主要死亡原因。临床上，西医多使用大量抗生素，长期应用易造成患者菌群失调或产生耐药性，而某些清热解毒中药不但有抗菌、抗病毒及抗炎作用，还有调节免疫和扶正固本作用。对于白细胞极低的患者，可常规选用清热解毒的黄连、黄芩，伍以黄芪、淫羊藿、巴戟天等，旨在寒温并用，清补结合，温而不燥。对于有严重出血征兆者，应尽早重用三七，可减少或减轻出血风险。

6. 急性胰腺病凶险，痛随利减疾自痊

患者徐某，女，58岁，兰州市人。

初诊：1998年11月30日。上腹部剧痛伴恶心呕吐5天余。

患者5天前进食油腻后出现急性上腹部剧痛伴恶心、呕吐，患者未予重视，近日腹部胀痛拒按加重。自诉曾于去年1月因腹痛、呕吐急诊入院，诊断为急性胰腺炎，入院后给予抗生素及止痛药物治疗，症状消失后出院。刻下症见：上腹疼痛拒按伴恶心、呕吐，头晕，面色苍白，气短，厌食，大便秘结数日未行。舌质淡，偏苔，舌中右少苔，左白厚苔，脉弱，血压120/80mmHg。治疗：清热解毒，通腑泄热，给予自拟胰得乐汤加减。

处方：柴胡24g，云苓12g，杏仁10g，连翘15g，旱半夏12g，太子参15g，郁金10g，番泻叶20g（后下），川军10g（后下），炙甘草6g。2剂，姜枣引，每日1剂，水煎两次取汁，合并后分3次口服。

二诊：1998年12月2日。药后大便每日4次，脘痛大减，恶心好转，再无呕吐。气短、头晕均减轻。舌质淡红，舌中右少苔，左侧苔白厚。

处方：柴胡24g，云苓12g，连翘15g，杏仁10g，半夏12g，太子参15g，鸡内金12g，番泻叶6g（后下），郁金10g，枳壳12g，大黄10g（后下），炙甘草6g。姜枣引。3剂。每日1剂，水煎两次，早晚饭后1小时服。

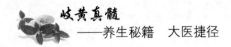

三诊：1998 年 12 月 6 日。药后脘痛止，精神转佳，饮食增进，大便通畅，舌转淡红，苔薄白，脉弦，病情基本稳定。

处方：柴胡 15g，云苓 12g，连翘 15g，杏仁 10g，半夏 10g，太子参 15g，鸡内金 12g，枳壳 12g，大黄 6g（后下），炙甘草 6g，桃仁 10g。姜枣引。4 剂，每日 1 剂，水煎服，早晚饭后 1 小时服。

四诊：1998 年 12 月 20 日。药后脘腹无不适，饮食增进，二便通畅，舌质淡红，苔薄白，脉弦，病情稳定，陈夏六君子汤加味善后。

患者于 1999 年 8 月 2 日因感冒咳嗽来我处就诊，随访胰腺炎再未发作。

按语：胰腺炎是临床急腹症，其中以重症胰腺炎危害最大。重症胰腺炎主要病理变化是胰脏迅速坏死，胰周组织和全身重要脏器的损害，病变可累及肺、肾、消化道等，其中肺功能受累最为多见，常见 ARDS，其次为消化道出血、肾衰等。其发病急，病情危重，治疗颇为棘手，且预后不佳。其最大的特点，就是疾病一旦开始，病情常会不断加重，远离胰腺的脏器损害可以超过原发病灶，甚至造成多脏器功能衰竭而死亡，这说明重症胰腺炎是一个全身性的病变，不能只着眼于局部。人体是一个有机的整体，应当从整体进行调整，应该用系统生物学观来指导治疗。调节整个白细胞系统激活的程度，从根本上消除病情加重因素。

在这方面，现代医学显现出局限性，缺乏相应的治疗药物，中医药可以发挥作用。临床研究证明活血化瘀、清热解毒、通里攻下的许多中药能作用于上述诸多生理病理过程，对稳定机体内环境，控制或逆转病情有肯定的治疗效果。患者见脉弱，面色苍白，头晕气短，上腹疼痛拒按伴恶心、呕吐，大便秘结数日未行，我认为病情十分危险。急宜宣通气机、攻里通下、清热解毒等，防止向重症发展。这样不仅可以改善临床症状，而且可以预防并治疗肠源性感染、多脏器功能衰竭等，从而降低死亡率。

在本病的治疗中，以宣通气机和攻里通下为大法。以自拟胰得乐汤加减最为得力。方中柴胡、枳壳、杏仁宣畅气机，透热解毒；大黄、番泻叶攻里通下。气机畅通，则气血不郁，娇脏华盖不受热毒伤害则气短头晕可愈；胃肠为腑，以通为补，多气多血，最易化热，大黄、番泻叶苦寒，通导泄下，则"痛随利减"，热散而不害其血，自无消化道出血之危。气机升降有序，出入有度，自无肾衰之说。继之以清热解毒、活血化瘀以除后患；后期以调理脾胃为主，脾胃健，则五脏六腑自安。

7. 顽固腹泻病难已，温补脾肾疗效奇

杨某，女，63 岁，家住兰大二分部。

2000 年 3 月 9 日初诊，主诉：食后即便，大便完谷不化 2 年 7 个月。

现病史：便中夹有白色黏冻，形寒。曾于多家医院就诊，灌肠等治疗无效，

耗资 3.8 万元。胆结石、高血压病史。

处方：①炮姜 9g，白附片（先煎）12g，炙甘草 6g，炒白术 15g，益气散 10g（分冲），诃子 12g，米壳 10g，肉蔻 10g，煨葛根 15g，砂仁 6g（后下），五倍子 10g，蒲公英 12g，伏龙肝 60g（泡水煎药）。3 剂，姜枣引，水煎两次，早晚饭后 1 小时服。

②大理中丸 1 袋，每次 1 丸，每日 3 次。饭前半小时，温水送服。

③健肾带 1 付，外用。

《素问·脏气法时论》云："脾病者……虚则腹满肠鸣，飧泄，饮食不化。""阳虚则寒"，肾阳不足，不能温煦脾阳，则见形寒，大便完谷不化。根据《伤寒论》中"少阴病，脉沉者，急温之，宜四逆汤"及《小儿药证直诀》中"食不消，脾胃冷，故不能消化，当补脾"的理论及本例患者病情延久，用炮姜、白附片、炒白术、益气散、炙甘草温阳益气；诃子、米壳、肉蔻、五倍子、伏龙肝涩肠止泻；"清气在下，则生飧泄"，故用葛根升阳止泻生津；砂仁化湿和中；蒲公英解毒除痈。此方意如《金镜内台方义》中言，"今此四逆汤，乃治病在于里之阴者用也。且下利清谷，脉沉无热，四肢厥逆，脉微，阳气内虚，恶寒脉弱"。大理中丸与健肾带共奏温补脾肾之功。

2000 年 3 月 12 日二诊：药后泻止，腹无不适。嗳气止，形寒减轻。舌淡苔白，脉弱。血压 120/70mmHg。效不更方，再进 4 剂。

2000 年 3 月 16 日三诊：药后精神转佳，欲食，眠可但梦多。夜汗多，小腹痛。舌淡，脉细。处方：上方去葛根、米壳，加山萸肉 12g，减炮姜至 6g、白附片至 10g，增五倍子至 12g。4 剂，姜枣引，水煎两次，早晚饭后 1 小时服。

药后患者症缓，药对症合。加山萸肉，增强温补脾肾、固涩止泻之功；眠梦多、夜汗多，恐姜、附过热，扰动心神，故减量用之。

2000 年 3 月 21 日四诊：药后腹痛减轻，盗汗减少。腰痛显减，食欲转佳，纳少，梦多，大便 2～3 日一行。舌淡红，苔白根腻，舌下静脉（＋），脉细。血压 120/70mmHg。体重 46kg。处方：增炮姜至 10g，白附片至 12g，蒲公英至 15g，山萸肉至 15g，加炒山药 30g，杜仲 15g，焦山楂 12g。12 剂，姜枣引，水煎两次，早晚饭后 1 小时服。

2000 年 4 月 4 日五诊：药后泻止，腰困减，汗减，腹隐痛，肠鸣，口干，手心烧，食欲转佳，寐安，头痛、脑鸣偶有。舌淡红，苔薄白，舌下静脉（＋＋），脉弱。处方：上方去诃子、肉蔻、蒲公英、山药、焦山楂，加枸杞子 15g，藿香 15g，败酱草 12g，石斛 15g，当归 10g，减附片至 6g，增砂仁至 10g。8 剂，姜枣引，水煎服，早晚饭后 1 小时服。

2000 年 5 月 18 日六诊：药后腹泻已止，左侧下腹部疼痛，纳可，口苦，消瘦，乏力。舌淡胖，苔白，舌下静脉（＋＋＋）。处方：上方减枸杞子至12g，台乌至10g，炮姜至3g，加炙黄芪12g，玉竹10g。14剂，姜枣引，水煎两次，早晚饭后1小时服。现诸症平稳，精神佳，手足转温。面黄、疲乏，食欲佳，嘱患者停药观察。

2009年7月11日随访，见患者精神佳，腹泻再未发作，体健。

8. 十年不寐真痛苦，妙药服后睡眠安

杜某，女，66岁，兰州生物所职工。

初诊：2009年6月20日。失眠汗多十余年，神气疲惫，喜闭眼，纳少，运迟，偶有脘腹胀满不适，饱胀感，大便溏，一日两次，小便淋沥不尽，腰酸耳鸣，伴下肢浮肿，脚心热。胆囊已切除，有肝囊肿。舌淡苔略厚，有齿痕，舌下静脉（＋），脉沉细，右手弦滑。总观脉证，属气阴两虚，神不守舍。宜益气养阴，养心安神。

处方：太子参15g，茯神15g，山药30g，消痞散30g，山萸肉15g，覆盆子15g，枸杞12g，炙甘草6g，龟板15g，枣仁40g，远志12g，养阴散10g，地骨皮12g。7剂，每日1剂，文火久煎两次，早晚各服1次。

二诊：2009年10月10日。药后症状减轻不明显，仍有失眠多汗，头闷，纳可，偶有腹胀，眼睛胀，饮食不适，大便不成形，小便淋沥不尽，脚心热，舌暗有齿痕，舌红苔薄白，脉沉细。

处方：上方加灵芝15g，琥珀10g，7剂。用法同上。

三诊：睡眠好转，汗出减，食量稍增，眼睛胀，小便时有灼热感，脚心热减轻，右手指夜晚有麻木，舌质暗，苔薄，脉沉细。效不更方，上方再服14剂。

四诊：药后眠安，头脑清醒，眼睛胀除，小便灼烧感减轻。现小便量多，脚心不热，手麻仍有，舌暗苔薄白，脉沉细，嘱再服10剂，巩固疗效。3个月后患者带朋友来诊，说现在眠食俱好。特介绍朋友来治疗失眠。

9. 考前紧张劳心脾，形神同治病即已

近几年，由于中考和高考压力的加大，在学生中出现了考试前综合征。特点是临考前夕，失眠不寐，多梦纷纭，没有食欲，心慌气短，疲乏无力，一紧张就想上厕所等，就诊者较往年增加很多，病情也较复杂，现列举两例如下。

患者张某，男性，15岁，兰州市人。初中三年级，学习成绩很好。近1个月来，饮食减少，失眠多梦，心悸气短，疲乏无力，耳中轰鸣，时有歌声，舌质淡白，舌苔薄白，脉沉细无力。家长十分焦急。综合脉症，系思虑过度，劳伤心脾。话疗结合食疗：平时学习成绩好，一定能考入好学校。平时饭前10分钟，不看书，不看报，吃饭时要细嚼慢咽。多吃鱼虾、鸡蛋和新鲜蔬菜，少吃牛羊肉。晚上临睡前30分钟，不看书，用药渣煎水取水泡脚20分钟，有睡意立即睡

觉。药宜补益心脾之气，养血安神。归脾汤加减。吃 7 剂后，各种症状明显缓解，上方加灵芝 15g，九节菖蒲 15g，继续服用 7 剂。药后睡眠安然，无心悸气短，耳中也不作响，舌质淡，脉细有力。嘱咐，再服 7 剂，以巩固疗效。以后随访，考入兰州市重点中学。

患者张某，女，19 岁，某中学高三学生。近半月来，心情烦躁，失眠多梦，啼笑无常，心悸胆怯，脾气暴躁，口苦耳鸣，大便秘结，3~5 天一次，舌边尖红，苔薄黄，脉象弦数有力。综合脉症，系思虑过度，劳伤心脾，肝血不足，肝火偏亢，心失所养所致。宜补益心脾，养血安神，泻火润燥。归脾汤合甘麦大枣汤加黄连、黄芩、大黄。话疗结合食疗：平时学习成绩很好，一定能考入名校。并嘱咐家长，不要着急，不要和其他考生攀比。现在让孩子饭前 10 分钟，不看书，不看报，吃饭时要细嚼慢咽。多吃鱼虾、鸡蛋和新鲜蔬菜和火龙果等，少吃鸡肉、牛羊肉，不吃麻辣火锅、烧烤食品。保持每天一次大便。晚上吃莲子小米粥。临睡前 30 分钟，不看书，不看手机。用药渣煎水取水泡脚 30 分钟，有睡意立即睡觉，次日可以四五点起床，看书学习。二诊，服药后，各种症状明显缓解，效不更方。上方加竹叶 6g，生地黄、元参各 15g，继续服用。又服 7 剂后，睡眠安然，情绪能够自控，心悸气短减轻，脾气温和，耳鸣愈，舌质淡，脉细有力。嘱咐，再服两周药，以巩固疗效。以后随访，家长十分感谢，说："当时太担心了，生怕上不了考场。现在已经被一本高校录取，这全是您的功劳。"再三致谢。

10. 婚后三年不怀孕，调经服后产龙凤

郭某，女，31 岁。甘肃省兰州市人。结婚 3 年，夫妻生活在一起，未孕，求子心切。刻下症见：月经不调，或逾期不潮，或时而再来，时多时少，血色暗淡，月经来潮时腰腹疼痛，舌淡苔白，脉细而涩。医院诊断为后位子宫，慢性盆腔炎。我认为是心血不足，肝郁气滞。法宜养血疏肝，导其心情愉悦，注意交合时间和体位。开八珍汤合逍遥散加菟丝子 60g，鹿角霜 30g，女贞子 15g，墨旱莲 30g。加服我的验方调经丸。服药 3 个月后，诸症悉除。月事按时来潮。不月有孕，于次年产下龙凤胎。

11. 胃腑扭转痛难当，通调顺气立安康

患者王某，61 岁，女，兰州市人。

1992 年 4 月 1 日初诊：胃脘部疼痛半月余。

上月因用力过度而诱发胃脘部疼痛难忍，头痛，疲惫乏力，四肢软弱，继而身出大汗，呃逆有声，嗳气频频，饮食难下，食后即吐，有肠鸣音，舌淡红，苔白腻，脉沉弦。1992 年 3 月 14 日在兰医附院气钡造影诊断为：①胃扭转；②慢性胃炎（扩张度成比例，腔壁线分段平直，毛糙，黏膜纹粗大，胃位置正常，胃

底近贲门出可见 1.5cm×2cm 大小的梭形阴影，似有分叶，周围黏膜粗乱，可见两个气液平面，系胃扭转所致，幽门通过自如）。我诊断：胃脘痛，辨证属脾胃虚弱，升降失常。治宜健脾升提，和胃降逆，处方：旋覆代赭汤合平胃散加减。

旋覆花 30g（包煎），代赭石 30g（先煎），半夏 15g，党参 12g，炙甘草 6g，大枣 3 枚，厚朴 12g，陈皮 10g，苍术 10g，槟榔 12g，焦三仙各 12g 姜枣引。每日 1 剂，水煎两次，早晚饭后 1 小时服，4 剂。

1992 年 4 月 5 日二诊：药后胃脘诸症减轻，按揉觉舒，纳谷亦有改善，呃逆、嗳气均有好转，已觉欲便，解之不畅，量少，舌淡红，苔厚腻，脉沉细。处方：前方稍事加减，连服 21 剂。

另配合：萎胃灵冲剂两袋，每次 1 小袋 每日 2～3 次

1992 年 5 月 10 日复诊：症状平稳，舌淡红，苔薄腻，舌下静脉瘀象减轻，脉沉缓有力。1992 年 5 月 9 日于兰大一院胃镜复查：①胃形态正常；②（胃窦）轻度萎缩性胃炎。

1995 年 1 月随访：胃扭转再未复发。

按语：胃扭转为胃的正常位置的固定机制障碍或其邻近器官病变导致胃移位，使胃本身沿不同轴向发生全胃或部分胃异常扭转致形态发生变换。胃扭转不常见，其急性型发展迅速，诊断不易，常延误治疗；而其慢性型的症状不典型，也不易及时发现。

我认为，该患者平素体弱，脾胃升降之权不力，复加用力过度，导致胃腑扭转，胃脘剧痛。精气升降紊乱，故头痛，呃逆，食入即吐。治疗时首先以和胃降逆为主，因而多用旋覆花、代赭石等和胃降逆药。并以陈皮、半夏、党参等药物健脾益气。恩师周信有老师于 2012 年也发生一次胃扭转，确诊后，我用同样的治疗原则，用上方加减很快治愈。

12. 胃瘫两月进食难，效如桴鼓三剂安

患者张某，男，45 岁，天水市人。

初诊：2009 年 2 月 7 日。胃部胀满进食困难 2 个月。

胃部胀满，恶心呕吐，不能进食 57 天。于 2008 年 12 月 9 日因胆囊结石引发急性胰腺炎在甘谷县医院进行消炎治疗，在 12 月 27 日行胆囊切除术，术后第 8 天即 2009 年 1 月 3 日开始呕吐胃胀，不能进食，并且呕吐的次数一天比一天严重。2009 年 1 月 14 日，转住某医院普外科。医院诊断为"胃瘫"。期间的治疗主要是靠输营养液及各种液体维持生命。来诊所时一人提着输液瓶，俩人搀扶着进来坐下。看病历用的药品主要有卡文、胰岛素、吗叮啉、氯化钾、胃复安等，每天输入量在 3200mL，不能进食。刻下，胃胀，叩之如鼓，呕吐恶心，嗳气，咳

嗽，痰涎多，语言低微，精神恍惚，极度疲乏。舌质淡白，苔薄白，六脉俱弱。综合脉症，我诊断为：胃胀，辨证为：脾胃阳虚，痰涎蕴中。治以益气升阳，降浊开窍。处方：异功散加味。

白术 15g，党参 15g，茯苓 30g，陈皮 12g，益气散 10g，炙甘草 6g，玉片 12g，炒枳实 15g，开胃散 30g（包煎），神曲 12g，生黄芪 15g，石菖蒲 12g，郁金 10g，旱半夏 15g。3 剂，姜 10 片，大枣 3 个为引，水煎两次，早晚空腹各服 1 次。

2009 年 2 月 10 日二诊：药后诸症悉减，第一次进药后安睡 4 个小时。神清气爽。胃胀呃逆消失，大便已通。舌质淡白，苔薄白，六脉仍弱。效不更方，前方旱半夏改为 12g，枳实 15g，加干姜 5g，行气散 20g。5 剂。用法同前。

2009 年 2 月 15 日三诊：药后全身状况明显好转，行动自如，可以进食稀饭。舌质淡白，苔薄白，脉细缓。医院建议出院。我意带药回家巩固治疗，如有不适，随时来诊。嘱上方去石菖蒲、郁金、旱半夏，加花粉 10 克。连服 10 剂。姜 5 片，大枣 3 个为引，水煎两次，早晚空腹各服 1 次。加服萎胃灵 5 瓶，每次 3 粒，每日 3 次，白开水送服。

2009 年 6 月 16 日有同村患者来诊病，诉说，患者恢复良好。

按语：胃瘫（gastroparesis）是腹部手术，尤其是胃癌根治术和胰十二指肠切除术后常见并发症之一，是指腹部手术后继发的非机械性梗阻因素引起的以胃排空障碍为主要征象的胃动力紊乱综合征，胃瘫一旦发生，常持续数周甚至更长时间，目前西医尚缺乏有效治疗方法。

综观患者脉证，属脾胃阳虚，痰涎蕴中，上蒙清窍以及胃失和降所致。经云：阳主动，阴主静。今脾胃阳气不足，无力运化，故气聚水停，胀满持续，不能进食。选择异功散进行治疗。现代研究表明本方具有与四君子汤相似的药理作用，同样能调节胃肠运动，既可松弛肠管，又能拮抗肠痉挛，也具有抗胃肠溃疡的作用，还具有增强免疫功能、促进代谢等作用。

13. 复合溃疡药后安，十年未敢再来犯

患者柴某，女，57 岁，兰州市八里窑人。

2007 年 12 月 9 日初诊：胃脘痛伴腹胀 1 个月，灼热，泛酸，食少乏力，睡眠尚可。便溏，每日 3 次。舌淡白，苔白厚腻，舌下静脉扩张暗紫（＋），脉象沉细。2007 年 12 月 7 日在兰州市一院做胃镜检查，胃镜诊断：①食管炎（D 级）；②复合性多发性溃疡（A1 ~ A2 期）；③糜烂性胃炎。食道：距门齿 24cm 起至食道下段全周可见弥漫充血糜烂，上覆白苔。贲门：齿状线清晰，进镜顺利。胃底：可见多发小溃疡。胃体：多发糜烂。胃角：见 3cm×5cm 的溃疡，底覆白苔，周围黏膜充血。胃窦：近幽门前曲小弯侧见 0.2cm×0.5cm 的溃疡，周

围黏膜水肿。幽门：变形狭窄，镜身通过。十二指肠球部：前壁侧见 3cm×4cm 的巨大溃疡，底覆污苔，周围黏膜水肿，球腔高度充血水肿狭窄，镜身未通过。综观脉症，证属脾胃阳虚，寒湿内盛，损伤形质所致。治以温补脾胃，和胃化湿，制酸愈溃。方用温中愈溃汤加减：

生黄芪 15g，浙贝母 15g，杭芍 12g，苏梗 12g，桂枝 10g，海螵蛸 15g，甘松 10g，煅瓦楞 30g，半夏 15g，陈皮 12g，茯苓 15g，佩兰 15g，草果 12g，苍术 12g，5 剂。每日 1 剂。生姜 3 片，大枣 2 枚作引，水煎两次，早晚饭后 1 小时服。

12 月 13 日二诊：药后胃脘痛大减，胃胀恶心、泛酸及烧灼减轻，后背、肋间及腰部疼痛。食可，大便可，日 1 次。舌暗苔白厚，舌下静脉扩张暗紫（+），脉沉细。效不更方。上方加生黄芪 15g，藿香 30g，佩兰 15g，延胡索 12g，减浙贝 3g，7 剂。每日 1 剂。生姜 3 片，大枣 3 枚作引，水煎两次，早晚饭后 1 小时分服。

上方加减服至 2008 年 1 月 24 日。六诊：现上腹偏右侧偶有隐痛，食眠可，二便调，舌淡，苔白略腻，脉沉细。2008 年 1 月 23 日复查胃镜，胃镜诊断：①反流性胃炎轻度；②十二指肠球炎；③未发现溃疡。上方减半夏 3g，藿香 10g，佩兰 10g，去掉白及；加青皮 12g。14 剂。每日 1 剂。作巩固治疗。

2018 年 7 月 20 日随访：身体壮实，饮食、睡眠、二便均好，这些年胃病一直没犯过。

14. 胃痛因于大溃疡，服药两月喜洋洋

患者郭某，男，45 岁，兰州市人。

2012 年 8 月 11 日初诊：上腹部食后嘈杂难受，便溏汗多，疲乏无力半年。患者半年前出现上腹部食后难受，便溏，疲乏无力，自汗多。2012 年 6 月 28 日甘肃中医学院附属医院胃镜示：①胃角巨大溃疡 4cm×6cm（性质待查）；②十二指肠疡疡（H 期）。病理诊断：胃角 CAG（1 级，活动期），部分组织表面局部被覆坏死炎性渗出物，符合溃疡病理改变，胃角可见一巨大溃疡性病变 4cm×6cm，表面覆有污秽苔，基底部周边黏膜隆起、质脆，触之易出血，取 6 块组织送病理。西医诊断：①胃角巨大溃疡（性质待查）；②十二指肠溃疡（HI 期）。刻下症见食后上腹部嘈杂难受，兼有胃脘疼痛，偶有烧灼感，不能食生冷，便溏，疲乏无力，形体消瘦，面色晦暗，舌暗红，舌下静脉迂曲中度，脉沉细。我诊为胃脘痛，证属脾胃虚寒，因虚致损。治宜温补脾胃，抑酸止痛。拟方大阳旦汤加味（方出自（《辅行诀脏腑用药法要》）。处方：黄芪 15g，桂枝 12g，白芍 12g，益气散（红参，兑服）15g，红景天 15g，和胃散（海螵蛸、浙贝母，包煎）50g，蒲公英 15g，吴茱萸 10g，川黄连 10g，刘寄奴 15g，乳香 10g，没药

10g，炙甘草 10g，生姜 3 片，大枣 3 枚。7 剂，水煎服，日 1 剂，分 2 次服。

同时配服医院内部制剂景芪愈溃胶囊（我的经验方），每次 3 粒，每日 3 次，饭前 30 分钟服。

2012 年 9 月 13 日二诊：药后症状稍减，但目下仍有胃中嘈杂，隐痛交作，不能食生冷，自觉背部有胀痛，兼有反酸，二便调，舌淡红薄白，舌根苔微黄，舌下静脉（＋），脉缓。上方微调，守方继续治疗 2 周后，胃脘疼痛大减，纳食增加。于 2012 年 10 月 8 日甘肃中医学院附属医院胃镜示：胃各部形态如常，蠕动良好，腔内少量潴留液，黏液糊清亮。胃角可见一约 0.8cm×1.0cm 溃疡愈合面，胃底可见一约 0.2cm×0.2cm 息肉。诊断：①胃角溃疡（S1 期）；②胃底息肉。后又改用陈夏六君子汤加味善后调理 6 周后，胃镜复查：病灶恢复正常，胃底息肉尚存在，医生建议手术切除。

2018 年 6 月 12 日随访，饮食睡眠一切正常。

体会：无论是用中药还是用西药治愈活动期的消化性溃疡一般不难，难点是如何预防溃疡病的复发。特别是西药如 H_2 受体阻滞剂或质子泵抑制剂的使用。因其制酸作用强烈，不论是控制上腹疼痛症状，还是治愈溃疡，其疗效是非常显著且快捷的。但是，溃疡频繁复发是消化性溃疡自然史的特点之一。中医药治疗不仅可控制症状，药后病情较稳定，还可较长期服用，使复发率降低。中医药为何能取得这样的效果，这与中药既可对抗致溃疡的攻击因子，又可增强胃黏膜的保护因子是分不开的。我们的动物实验研究证实，温中愈溃汤可以增强胃黏膜保护因子，促进胃黏膜血液循环及调节免疫功能，调节幽门括约肌舒缩功能，防止胆汁等碱性液向胃反流，改善胃的内环境，能提高溃疡愈合质量。

辨证论治，是提高治愈的关键所在。溃疡作为内在疮疡，在区别是湿热还是寒湿蕴酿成疡后，要确定主要治法。寒疡（脾胃虚寒）要温补、要补托；热疡（脾胃湿热）要清热、要祛湿，疗效也比较满意。

两例患者属于寒疡（脾胃虚寒），使用温中愈溃汤。我认为溃疡病的治疗中可选用具有抑杀幽门螺杆菌的药物（如黄连、大黄、黄芩、厚朴、桂枝等），具有中和胃酸的药物（乌贼骨、浙贝母、煅瓦楞粉等），具有保护胃黏膜作用及生肌的药物（白及、田七粉、云南白药等），可以有效提高治愈率和根治率。

15. 癌前病变二十年，胃复体健笑连连

患者张某，女，52 岁，兰州市人。

1988 年 1 月 25 日初诊。患者 5 年来，上腹部经常难受隐痛，痛无节律，饭前嘈杂，食后饱胀难挨，时或恶心呃气，口干喜进热饮，面色萎黄，神疲乏力，心悸眠差，舌胖质紫，苔微黄，脉沉迟无力。兰州大学第一附属医院胃镜检查提示：慢性萎缩性胃炎，伴痘疹样改变。病理：（窦部）胃黏膜重度萎缩性胃炎伴

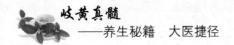

重度肠化和不典型增生。Hp 检测（＋＋＋），辨证为心脾两虚，寒热错杂，夹痰夹瘀。治宜温补脾胃，理气消胀，祛痰化瘀，遂投李东垣的枳实消痞汤加减：

生黄芪 30g，三七粉 10g（分冲），炒枳实 15g，炒白术 30g，半夏 15g，神曲 15g，厚朴 12g（炙），人参 9g（兑服），白茯苓 20g，黄连 12g，干姜 3g，炙甘草 6g，麦芽曲 15g。

用法：5 剂。用水煎 2 次，每煎取汁 250mL，早晚口服。

初服 5 剂后，上腹部胀痛、嘈杂嗳气明显缓解。继服 21 剂后，症状基本消失。为彻底根治，上方加减，又继服 70 剂。以后以丸剂连服 6 个月。

于 1988 年 7 月 9 日由兰州大学第一附属医院经胃镜复查：（体部）胃黏膜形态基本如常，（窦部）胃黏膜基本如常，分泌物少，色淡，蠕动良好。诊断：CAG。病理：（体部）局限性萎缩性胃炎，（窦部）中度萎缩性胃炎，Hp（＋）。上方加白花蛇舌草 15g，桃仁 10g，14 剂，继服萎胃灵 1 号、3 号，加服萎胃灵 5 号一疗程。停药观察 1 个月，面色红润，营养良好，饮食、二便正常。复查胃镜和病理均正常。胃黏膜活组织 Hp 检测（－）。

随访：2011 年 3 月其女儿说，治愈后，22 年来，体健，饭量较好，病情无复发。

16. 癌前病变不可怕，巧施中药能拿下

患者何某，男，32 岁，安徽籍。

2002 年 8 月 5 日初诊：胃脘胀痛 8 个月。有时胃痛剧烈，痛如针刺，日轻夜重。形体消瘦，胸膈痞满，不思饮食，口唇发干，二便欠畅，舌淡红质暗，苔黄厚腻。脉细数略弦。患者于 2002 年 7 月 19 日在甘肃中医学院附属医院电子胃镜诊断：慢性萎缩性胃炎并糜烂。7 月 22 日兰州大学第一附属医院病理检查报告：胃窦部重度萎缩性胃炎伴部分腺上皮肠化及中度不典型增生。中医诊断：胃痞重症，辨证为气滞血瘀，痰阻中焦，治宜理气化瘀，清热化痰。

方用：柴胡疏肝散加减。

处方：柴胡 15g，枳壳 15g，白芍 15g，茯苓 20g，川黄连 10g，三棱 12g，半夏 15g，丹参 15g，莪术 10g，生薏苡仁 30g，蒲公英 15g，化瘀散 10g（分冲），生甘草 6g。7 剂。每日 1 剂，水煎两次取汁，分别于早晚饭后 1 小时温服。同时服用萎胃灵 1 号和 3 号。并嘱咐忌食生冷油腻、辛辣刺激性食物，宜食用清淡松软的食物，保持心情舒畅，有利于病证恢复。

8 月 13 日二诊：服用本方 7 剂后，胃脘部胀痛明显减轻，夜晚疼痛止。精神、纳食均好转，舌质暗淡，苔黄微腻厚，脉沉细微弦。上方有效，依方加清热解毒、祛瘀止痛的败酱草 12g，蒲公英改为 12g。带药 21 剂，回老家服药。同时服用萎胃灵 1 号和 3 号。

并嘱咐继续忌食生冷油腻、辛辣刺激食物，宜食用清淡松软的食物，并忌生气焦虑。

9月6日三诊：药后各方面症状减轻，痛势减轻，舌质仍暗滞，舌淡苔白腻，脉细弦。去川黄连，并增加半夏20g，丹参20g。

鉴于病情平稳，取药30剂。同时服用萎胃灵1号和3号。用法同前。以后每月就诊1次，取药30剂，服30天。

2003年3月19日甘肃中医学院附属医院内镜复查诊断：慢性萎缩性胃炎。糜烂已愈，未见明显病变，胃体部黏膜变软，光滑，色泽红，表面红白相间改变，无溃疡糜烂肿块。皱襞无粗乱，胃角部无溃疡，胃窦部未见黏膜增粗，蠕动好。兰州医学院2003年3月24日病理诊断：胃体、窦部黏膜慢性炎。告诉患者基本痊愈。为了防止病情反复，建议继续服1个月汤药，而后再服1个疗程的萎胃灵1号和3号中成药，巩固疗效。患者十分高兴。

2017年8月，电话随访，他说现在在深圳打工。自从治愈后十多年来一直很好。于2016年12月在深圳做体检，查过一次电子胃镜，诊断为非萎缩性胃炎。体健，纳眠均好，体重150斤。

17. 萎缩胃炎癌前变，化瘀消痞笑开颜

患者第某，男，70岁，住兰州市民航家属院。

2012年4月27日初诊：胃脘胀痛2年余，加重1个月。胃脘胀痛以凌晨尤甚，伴有嗳气，口干欲热饮，眠差易醒，疲乏无力，饮食尚可，大便稍干，每日1次，舌暗红、苔黄根厚，脉弦数。于2012年4月23日兰州大学第一附属医院胃镜示：CAG伴肠化和不典型增生。病理示：（胃窦）萎缩性胃炎重度伴部分腺上皮腺瘤样增生、中度不典型增生及灶性肠化。中医诊断：胃痞重症，辨证属中虚气滞，痰瘀互阻，浊毒内生。治法以健脾养胃，理气化痰，化瘀解毒。方以化瘀消痞汤加减。

处方：化瘀散10g（分冲），消痞散30g；党参15g，炒白术15g，半夏15g，云茯苓15g，神曲15g，炒麦芽15g，干姜6g，川黄连6g，厚朴15g，消胀散30g（包煎），益气散20g（兑入），三棱12g，莪术12g，白花蛇舌草15g，炙甘草6g。7剂。每日1剂，姜枣引，水煎两次，早晚饭后1小时分服。同时，配服萎胃灵胶囊1号和3号，每日3次，每次各3粒，饭前30分钟服。

基本治疗方法不变，灵活加减服药1年半后，临床症状消失，纳佳眠安，精神好。于2013年10月22日兰州大学第一医院胃镜诊断：萎缩性胃炎（轻度）。检查大夫认为黏膜光滑红润，没有必要取活检。

18. 谈癌色变心胆寒，服药三月病体安

患者赵某，男，51，定西市人。

1999 年 8 月 7 日初诊：胃脘冷痛，脘腹胀满 10 年，加重 1 年。伴体瘦神疲、气短乏力、面色萎黄，呃逆纳差，舌胖质黯、舌边齿痕、舌苔白腻，舌下脉络青紫迂曲 3 度，脉沉弱无力。1999 年 8 月 2 日经兰州医学院附属二院胃镜诊断：慢性萎缩性胃炎。病理：（胃窦）重度慢性萎缩性胃炎伴重度肠化；（胃体）重度慢性萎缩性胃炎，伴中度肠化，个别腺体中度异型增生；（胃角）重度慢性萎缩性胃炎，伴重度肠化，腺体轻度异型增生。辨证为脾胃虚弱，寒凝瘀滞。治则宜健脾益气，温阳化瘀。方用化瘀消痞汤（自拟方）：党参 15g，茯苓 15g，炒白术 15g，炒枳实 15g，厚朴 10g，炒麦芽 15g，炙甘草 6g，炮干姜 6g，炒莱菔子 15g，化瘀散 10g（分冲），三棱 6g，生薏米 15g，生姜 3 片，大枣 3 枚为引。7 剂。煎服方法：每日 1 剂，水煎两次取汁，分别于早晚饭后 1 小时温服。辅以"萎胃灵 I 号"，每次 1 丸；"萎胃灵 III 号"（胶囊），每次 3 粒，均每日 3 次，饭前 30 分钟温开水送服。

8 月 14 日二诊：药后脘痛大减，纳增，胃脘仍胀痛喜温，大便次数较前增加，每日两次，微溏，乏力明显，余舌脉症如前。继用原法。原方中加入以人参、黄芪等为主的"益气散" 20 g，以加强益气的作用。21 剂，水煎服。同时服用"萎胃灵" I、III 号 1 个月。

10 月 30 日三诊：诊见患者面色红润，精神状态佳，诸自觉症状显著好转，舌质淡红，舌苔薄白，舌下脉络迂曲 1 度。1999 年 10 月 27 号兰州医学院第二附属医院胃镜复查：（窦部）慢性萎缩性胃炎伴轻度糜烂，胃角体部黏膜光滑。病检：（窦部）浅表性胃炎 1 级。听到疾病基本好了，他激动得哭了，说："人家说这病治不好，很快就转成癌了，把人吓得不得了。真没想到这么快就治好了。"

嘱他注意饮食，不要喝酒。服"萎胃灵" I 号、"萎胃灵 V 号" 1 个月以巩固疗效。

随访：2014 年 11 月 18 日，自诉治疗后身体健壮，饮食正常，可进行中、重度体力劳动。

19. 胃腑早癌欲切除，三月治愈众人服

患者仲某，男，57 岁，兰州市大砂坪人。

2014 年 12 月 2 日初诊。胃脘及两胁肋胀满，伴嗳气频作，反酸一年余。便溏不爽，每日 1 ~ 2 次，眠差梦多，舌淡红苔薄白，脉细涩。于 2014 年 11 月 24 日兰州大学第二人民医院胃镜示：慢性萎缩性胃炎（窦中度）并增生糜烂。病理诊断：（胃窦）萎缩性胃炎中 - 重度，有活动，伴腺体轻度肠化及低级别上皮内瘤变，个别腺体呈高级别上皮内瘤变（中 - 重度不典型增生）。当时住院大夫劝他，药物是治不好的，劝他手术切除病变部位。他本人恐惧手术没有接受治疗。出院后，他经朋友介绍到我这儿就诊。当时他神情十分紧张，面色惨白，忧虑重

重，焦躁不安，十分恐惧。我看到这种情况，心想必须"形神并治"才能取效。首先给他讲一讲他的病情的过程和发展情况，给他做思想解释工作，安慰和鼓励他要勇敢战胜疾病，让他到平安堂看看已经治愈患者的照片，把他思想上的包袱先放下来，然后接受中药治疗。我说："我已经治疗了3万多例慢性萎缩性胃炎，治愈了三百多例萎缩性胃炎癌前病变。你放心，先治疗3个月再复查一下，也不晚。"患者抱着试探的心理取了15剂中药，我辨证认为他属脾虚肝郁，寒凝瘀滞。治以疏肝健脾，温阳化瘀。书自拟方疏肝和胃汤加减：

柴胡15g，白芍15g，消痞散30g，半夏15g，消胀散30g，神曲15g，陈皮12g，炙甘草6g，茯苓30g，化瘀散12g（分冲），佛手15g，党参15g，白术15g，开胃散60g（包煎），生姜3片，大枣3枚。15剂，冷水煎，早晚饭后1小时服。同时服"萎胃灵胶囊"和"治萎防变胶囊"，一次各3粒，每日3次，饭前半小时温开水送服。

2014年12月28日二诊：药后诸症减轻，增强了他治愈的信心。

在此方的基础上守法不变，灵活加减，服药3个月后，临床症状基本消失。

服用期间，刚好是过春节的前后，他隔三岔五地给我打电话，一方面汇报病情，另一方面非要登门造访。我理解他的心意用意，告诉他我一定会认真给他治疗，婉言谢绝了他的拜访。经过3个月的治疗，我建议他到原医院原诊断疾病的大夫处进行复查。结果到医院后，大夫说，你住院吧，你必须得手术。最后把患者收住院，住院后进行胃镜复查，几个大夫进行会诊，结果找不到原来的病灶，反复检查，最后科主任说，让他等病理结果吧。几天之后，于2015年4月20日病理检查示：（胃窦）萎缩性胃炎轻-中度。主任告诉他，他的病好了。打听在院外治疗经过，原来是吃中药3个月，激动地说，中药真是神奇，那个大夫也真够神的啊。告诉他不需要治疗了。两年后再来复查吧，明天出院。患者出院后全家十分高兴，也非常激动，他们买了鞭炮，制作了一面锦旗。一天突然来到兰州平安堂诊所门前，在外面放鞭炮。把患者和行人都吸引来了。一问情况，哦，原来是他的癌前病变，经胃镜、病理复查居然好了。为了感谢，所以他放鞭炮，送锦旗，来平安堂诊所进行感谢！

两年后，于2017年11月，仍然去二院复查胃镜，主治医师复查后，说胃黏膜光滑，红润，没必要取活检，未发现异常。患者十分高兴。

体会：慢性萎缩性胃炎，是世界性难治病。如果再并发肠上皮化生和异型增生，特别是带有高级别上皮内瘤变的，西医建议手术切除。我们用中医中药进行治疗，取得了非常满意的疗效。根据患者临床表现，如为肝气郁结，气机不畅，则疏肝理气，调畅气机；如脾胃气虚，则健脾益气，补益元气；如属癌前病变，病程长，由气及血，久病入络，再加上患者精神高度紧张，一般有气滞血瘀，故理气化瘀，通络消癥，或清热燥湿，解毒。总之，要辨证施治，活泼泼地加减用药。实践证明，用中医中药不仅可以治愈慢性萎缩性胃炎，也可以治愈萎缩性胃炎癌前病变。被治愈的患者有的已经观察随访了 30 多年，身体一直健康无恙，未见复发，实属不易。有的患者经过 3 个月的治疗，就可以治愈肠上皮化生和异型增生，疗效非常满意。

20. 肺癌晚期中药调，扶正涤痰功效高

患者郑某，男，72 岁，工人，兰州市南稍门人。

兰州军区总医院和兰州大学第二人民医院均诊断其为肺癌晚期（鳞癌）。医生嘱其住院手术治疗，因家庭经济困难，放弃。经朋友介绍，请余治疗。1988 年 3 月 23 日初诊，患者咳嗽，痰血夹杂，胸部闷痛 20 天，舌紫暗，苔白滑，右手脉弦无力，和缓，左脉沉细。

我当时想，病邪已深入膏肓，治愈的把握不大。根据张子和"养正积自除"之经验，拟扶正涤痰之方，以期有望。处方：

生薏苡仁 60g，瓜蒌 24g，山药 15g，白茅根 15g，苇茎 15g，沙参 12g，防风 10g，茯苓 15g，白及 12g，白术 10g，杏仁 10g，滑石 12g。21 剂。姜枣引，每日 1 剂，水煎服。早晚饭后 1 小时服。

3 月 25 日二诊：药后稳妥，症状略减轻，舌脉没有变化。上方去滑石，继续服用。

用此方加减连服 200 多剂，患者面色红润，不疲乏，精力好，脉和缓有力。X 线复查，右肺上叶肿瘤影叶可见。嘱停药观察。

跟踪 16 年，患者体健，天天爬五泉山活动。后因遇交通事故身亡。

21. 体若燔炭汗出散，人参败毒一剂安

姚某，男，58 岁。省级干部，患发热不退，住省人民医院高干病房。经科主任和副院长精心治疗，输液打针口服西药，高热一直不退。患者提出请我会诊。家属给我打电话，把情况讲了以后说想服些中药，那一天刚好下午 5 时我要到省广播电台做讲座。接到电话后，我匆匆忙忙赶去，到病房里一看，挂着液体，说几天了高热不退，但患者又盖着一个厚被子，说怕冷。为了降温，头上放着冰袋，患者脉浮而略紧，但是无力。我分析他发热恶寒 7 天，全身疼痛，这是太阳表证，表证未解。伸出舌头一看，舌苔水滑，我断定为风寒表证未解，输液以后，湿邪内郁，所以高热不退，恶寒怕冷，极度疲乏，恶心不食。我思考之后，认为是表邪未解，正气已虚，于是开了人参败毒散，三剂。而后我就到广播电台作节目。晚上 11 点多，我接到家属来电，说吃完药以后，出了一身汗，现在体温降下来了。我说，那是好事，经云"体若燔炭，汗出而散"，马上就该好了。嘱继续服药，第二天下午他电话里告诉我，一天没有发烧。就这样吃了 3 剂

药，他的高热彻底好了，出院了。实践证明朱肱先贤的这个名方真是如汪昂所言"祛邪扶正有奇功"啊。

22. 肺癌病危昏昏睡，药后三日楼下行

李某，男，62岁。水肿（肺癌晚期）。

李丽是我校教务处的员工，她的父亲住在兰州军区总医院高干病房。一天下午，我们处里正在开会，李丽接到电话后，脸色阴沉地说医院通知，他爸病危，让她赶紧过去。我当时说，你赶紧去吧。会后我组织大家一起去看望一下，到了医院以后，我看患者头上输着一组液体，脚上挂着一组液体，浑身水肿，气喘吁吁，腹部膨隆，气息奄奄，看上去病情十分危重。她母亲在一边哭泣。当时李丽问我：王处长，能不能吃些中药？我开始把脉，一切脉，脉洪大有力，我让他伸出舌头看看，一看舌苔黄厚腻而糙。一看腹部，腹大如鼓，叩之鼓声，压之患者皱眉。我说可以，于是我开了大承气汤合三子养亲汤加虎杖等，3剂。我们走后，他女儿马上去外面配了中药，煎好后，晚上9点许吃上中药，到11点，患者突然大便了很多，把床单、衣服都弄脏了，但是患者突然感觉一身轻松，思维也清晰了些。第二天，他能够下床活动了，第三天他可以到医院的院子里散步。我认为这是阳明腑实证，气血不通，升降失司所致。所以我总结出"宣通气血，疗效神奇"。

23. 水停心胸腹胀大，十枣服后效堪夸

1970年，是我参加工作的第三年。我被调到酒泉地区金塔县办西医离职学习中医班，主讲《伤寒论》与《方剂学》。在实习的时候，我带领十几个学生到县医院实习，县医院主管大夫说：我们医院住院部这里都是"月亮病"，没有"太阳病"。于是给我介绍了几个"月亮病"，其中一例是一个18岁女孩，患结核性腹膜炎伴严重腹水。腹大如鼓，青筋显露，气喘不得平卧。屡用汞撒利、速尿等不效。让我治疗，我看完舌象，切完脉，我说当务之急是利水消肿。我当着学生面给她开了十枣汤。没多长时间患者家属跑来问我，说药房不给取，让你再签字。因为这些都是毒药，我看了看签了字。他就去取药去了。第二天上午我问家属吃了药情况怎样，他说拉了很多水，又吐了些黄沫，肚子是消了些，但是，人感到头晕乏力。问我是否还要继续吃，服十枣汤应该是峻下逐水，为什么会吐黄沫呢？我立即翻书本查找原因，哦，原来是中毒现象！啊，书真是随请随到的老师。于是我问家属怎么吃的药，他说早上用10个枣煮的水，送下一小勺药面。我看了看她用的是临泽县产的小枣，我说明天你改成30个枣煮水，还是送这一小勺药。第三天服药后，只是腹泻，再没有发生呕吐。这次给我的警示是：作为一个医生，不仅要诊断疾病，开方遣药，而且要懂药，一定得看看药。不重视护理不是个好医生。治病一定要把治疗的全过程都要掌控好，不然就达不到预期的

目的。三诊时，她的肚子成了舟状腹。人能平卧了，家人很高兴。我切脉以后，认为是邪去正虚，改为早上继续服用十枣汤，每天晚上加服十全大补汤。这样坚持了十多天，患者高兴地出院了。出院后专门到学习班道谢，我嘱她一定还要坚持服半年异烟肼，才能彻底治愈。当时在场的学生们说，现在医院的大夫真坏，把最难治的病推给我们。我说这不是用治太阳病的方子治愈了月亮病吗？不入虎穴，焉得虎子啊？引的同学们哈哈大笑。

第三年的一个下午，诊室里突然来了一对夫妇抱着一个小孩，男的高兴地说："这是我爱人，是您救了她的命。我们结婚了，现在又有了一个小宝宝。我们全家十分感谢您，给您拿了一瓶清油，来当面致谢，谢谢您。"看到小宝宝红扑扑的小脸蛋和他们夫妇俩高兴的样子，我内心那个高兴真是难以用文字表达。至今看到相似的小孩，脑海里总会情不自禁地浮现出那时的场景。

24. 胃癌转移术后调，十二年来身体壮

患者高某，男，72岁，庆阳市宁县人，现住文化宫。

2008年11月29日初诊。胸脘痞满，食少乏力，日渐消瘦两个月余。痰多色白质黏难出，受冷后明显，眠可，小便频多，大便无异常。舌淡苔白厚腻，舌下静脉（＋），脉沉。2006年因胃癌4/5胃体切除。病理：印戒细胞癌，淋巴转移（9/15）。证属脾胃虚弱，化生气血不足，则痰湿内生，脾虚及肺，则痰阻于肺，胸中气机不畅，故胸中痞满。痰饮化热，故质黏难出。卫外不固则易感寒邪。治宜益气养血化痰，佐以祛风。方用异功散合玉屏风散加减。

处方：陈皮12g，茯苓15g，白术15g，党参15g，炙甘草6g，生黄芪15g，防风10g，山茱萸15g，熟地30g，杜仲12g，菟丝子30g，怀牛膝15g，藤梨根12g，益气散10g（兑服），胆南星12g。姜枣引，水煎服，日2次，早晚饭后1小时服，7剂。

12月6日二诊：药后胸中宽展，痰量减少，现觉乏力，头晕，夜尿频。舌淡苔白腻，舌下静脉（＋），脉细略弦。血压90/60mmHg。药已对症，肾虚水不涵木，肝阳上扰，故加入夏枯草15g平肝阳，覆盆子15g加强补肾之力。

处方：陈皮12g，茯苓15g，白术15g，党参15g，炙甘草6g，生黄芪30g，防风10g，山茱萸15g，熟地30g，杜仲12g，菟丝子30g，怀牛膝15g，藤梨根12g，益气散10g（兑服），胆南星12g，夏枯草15g，覆盆子15g。姜枣引，水煎服，日2次，早晚饭后1小时服。10剂。

12月18日三诊：药后胸中痰继续减少，现觉夜尿频。舌下静脉（＋），脉弦细。肾气不固明显，故加大覆盆子用量，加半夏15g增强化痰散结之功。

处方：陈皮12g，茯苓15g，白术15g，党参15g，炙甘草6g，生黄芪30g，藤梨根12g，益气散10g（兑服），山茱萸15g，熟地30g，杜仲12g，菟丝子30g，

怀牛膝15g，覆盆子30g，胆南星12g，夏枯草12 g，荆芥12g，半夏15g。姜枣引，水煎服，日2次，早晚饭后1小时服。14剂。

12月27日四诊：药后痰明显减少，现觉乏力，夜尿频多。舌下Ⅴ（＋），脉弦细有力。药已奏效，坚持健脾补肾固本为宗旨，调方如下：

处方：陈皮12g，茯苓20g，白术15g，党参15g，炙甘草6g，生黄芪30g，藤梨根12g，益气散10g（兑服），山茱萸15g，熟地30g，杜仲12g，怀牛膝15g，覆盆子10g，夏枯草12g，荆芥12g，半夏15g。姜枣引，水煎服，日2次，早晚饭后1小时服。14剂。

以后，用上方为主，随症加减，前后共服210余剂。身体恢复很好，饮食二便正常，体重增加6斤，回乡心切。嘱停药返乡观察。

以后分别在第四年、第六年、第九年等多次随访（留有照片和录像），患者满面红光，饮食睡眠正常，身体健康，未见复发之迹象。

我谨守病机，治以益气养血，谨防转移发展，痼疾复发。在治疗过程中用异功散健脾益气养血，玉屏风散固表，谨防外邪入侵。证见肾虚不摄，加覆盆子、山茱萸、杜仲、怀牛膝补益肾气，结合其癌症术后治疗情况，我提出"温补脾肾，防治大病"之见解。

体会：我们认为胃癌的成因与正气虚衰、气机不畅、脾胃功能失调有关。因此，为防止本病的发生，日常生活中应尽量避免对脾胃功能有损害的情志刺激及饮食不节。认真防治胃癌癌前病变，如萎缩性胃炎、胃巨大溃疡、胃息肉等疾病，这样才能从根本上改变目前治疗胃癌的被动局面，真正做到"不治已病治未病"的战略转移。治疗胃癌的重要措施在于健脾益气，宣通气机。健脾益气应该贯穿治疗的始终。

中医中药可延长中晚期胃癌患者的生存期，提高生存质量，缓解患者痛苦，很有优势。应该提高全社会对这个问题的认识。患者应该树立接受中医药综合治疗的坚定信念，争取良好效果。

25. 三种癌症缠一身，中药保过十四春

患者洪治国，男，79岁。兰州市。

2013－07－13初诊。尿频，尿急，遗尿严重一月。曾于2006年12月就诊兰州医学院附属一院（简称兰医一院）确诊为膀胱癌，并行膀胱癌电切术。此后，又于2013年6月3日再次入院，明确诊断为前列腺恶性肿瘤。尿常规示：尿蛋白（＋＋），白细胞16个/HP；前列腺穿刺活检示：前列腺低分化腺癌，Gleason评分（5＋4），经治疗后好转出院。出院诊断：1. 前列腺恶性肿瘤；2. 骨转移恶性肿瘤；3. 膀胱恶性肿瘤电切术后。

刻下证见尿频，尿急，尿痛，遗尿严重，臀部麻木，心情烦急，疲乏无力，

纳差，头晕，大便干结，4～5日一行，舌质暗红，寸脉细数，尺脉弱。纵观脉症：患者系肝肾精血不足，下焦湿热缠绵，瘀毒互结为患，宜补益肝肾，清热利尿，化瘀散结。故处以导赤散和六味地黄汤加味。

处方：生地30g，木通12g，竹叶12g，炙甘草6g，熟地50g，山萸肉15g，山药30g，茯苓30g，泽泻12g，丹皮6g，陈皮12g，半夏15g，玉片20g，西洋参（兑服）20g，桃仁12g，三棱15g，莪术15g，桑螵蛸30g，覆盆子30 g，天麻15g。取7剂，每日一剂，水煎服。早晚饭后一小时服。同时配服敦煌石室大宝胶囊3瓶，加味牛黄胶囊3瓶。每日三次，每次各3粒，饭前30分钟服。

2013－07－20，二诊：药后大便日一行，食纳好转，小便次数减少，疼痛缓解，舌质转红，边有瘀斑，寸脉细小数，尺脉弱。效不更方，上方调整如下：

生地30g，竹叶12g，炙甘草6g，熟地60g，山萸肉15g，山药30g，茯苓30g，泽泻12g，陈皮12g，半夏15g，玉片20g，西洋参（兑服）20g，桃仁12g，三棱15g，莪术15g，桑螵蛸30g，覆盆子30g，天麻15g。取七剂。服法同前。

2013－08－04，三诊：药后诸症悉减，精神好转，臀部麻木依然存在，小便细、量少，舌淡红苔薄白，脉弦。前方加枸杞15g，去玉片。继取15剂，服法同前。

2013－09－17，四诊：药后诸症减，精神好转，臀部仍然麻木，小便细、不利，舌淡红苔薄白，脉弦细。前方加通草15g，去山萸肉、覆盆子。继服15剂。

2013－09－31，五诊：药后诸症减，药以对症，故此后守方略有加减继续服用，遇风寒感冒时，加荆芥、防风、羌活；遇风热感冒时发热而渴，不恶寒者，加银花、板蓝根等；腹胀苔厚时，加焦三仙、炒莱菔子、枳实、木香。

2014－01－19，十八诊：上方连服了6个月186剂中药后，遗尿消失，胃中隐痛消失，会阴部麻木感减，近两周以来小便无力，大便微干，舌淡苔薄微黄，舌下静脉迂曲色暗（＋＋），脉细有力。处方调整如下：

熟地30g，山萸肉15g，山药15g，茯苓30g，泽泻12g，陈皮12g，红参（自备）15g，木香（后下）12g，白术15g，桃仁12g，莪术10g，桑螵蛸30g，覆盆子30g，天麻15g，砂仁（后下）12g，炙甘草6g，取14剂，服法同前。

2014－02－07，十九诊：上方服14天后症减，会阴部麻木感减，胃痛止，小便细而不畅，尿有不尽感，舌暗苔薄腻、边有瘀斑，脉弦。处方调整为：

生地40g，竹叶12g，炙甘草6g，熟地60g，山药40g，茯苓40g，泽泻20g，陈皮12g，玉片15g，三棱15g，莪术15g，覆盆子30g，天麻15g，白术12g，枳实12g，木香（后下）15g，海螵蛸15g，桑螵蛸30g，取7剂，服法同前。

2014－02－19，二十诊：药后症减，会阴部略有麻木不适，食欲好转，体重增加，唯畏寒怕冷，头有光泽，舌质淡红，苔白略腻，脉象细缓。2014－02－17

兰大一院检查：肿瘤标志物 F – PSA0.1，TPSA0.88。血脂、胆固醇略高。肝肾功能正常。鉴于食欲好转，体重增加，说明胃气来复。经云："有胃气则生。"今胃气来复，嘱药后停药观察。保持心情舒畅，适当运动。"谷肉果菜，食养尽之"。处方调整为：

熟地 50g，山萸肉 15g，山药 15g，茯苓 30g，陈皮 12g，玉片 15g，三棱 15g，莪术 15g，覆盆子 30g，天麻 15g，枸杞 15g，白术 30g，木香^(后下)10g，海螵蛸 15g，红参^(兑入)20g，炙甘草 6g。取 14 剂。每日 1 剂，水煎两次，早晚服。

2018 – 09 – 08，复诊：从 2014 年 3 月停药后，症情平稳，身体一直很好。近日感冒后，脚踝水肿，按之凹陷不起，饮食尚好，睡眠较差，小便夜行 3 次，大便畅快，舌红略暗，苔薄黄 舌下静脉迂曲（＋＋），脉细。证属心脾两虚，处以归脾汤加味：

炒白术 15g，生黄芪 40g，当归 15g，炙甘草 6g，茯神 30g，远志 12g，炒枣仁^(包煎)40g，龙眼肉 15g，防己 15g，桂枝 15g，干姜 12g，杜仲 20g，红参^(兑入)20g，五味子 6g，麦冬 12g，生姜^(自备)3 片，大枣^(自备)3 枚。取 7 剂。每日 1 剂，水煎两次，早晚服。

2018 – 10 – 21，二诊：药后症减，睡眠安然，水肿朝消暮肿，纳可，二便调，舌暗苔薄白，舌下静脉瘀阻（＋），脉弦滑。前方加仙灵脾 30g，香附 15g，车前子^(包煎)15g。取 7 剂，每日 1 剂，水煎两次，早晚服。

2019 年 1 月 6 日，随访（留有录像）：从 2013 年 7 月 13 日开始，服用中药调理 6 个月后，身体日渐恢复，现面色红润，腿肿消，饮食佳，一夜可以睡 6 个小时，上下楼比较轻松，大小便正常，每天散步 1 公里左右，其他方面都好。

按语： 该患者前后患两种恶性肿瘤，并发骨多处转移。从做膀胱手术到现在 14 年，又发现前列腺癌并多处骨转移 7 年。患者和家人一直拒绝做放化疗，经过中药集中调理 6 个月后，身体日渐恢复，病情得到了控制，与"三只狼"共舞 14 年后日渐健壮起来。实践证明，通过扶元阳填精血，佐以祛邪，在控制恶性肿瘤发展方面有显著疗效。方药中西洋参、红参、黄芪、覆盆子等均有扶元阳的作用；山药、熟地、桑螵蛸等意在填精补血。早期患者兼见下焦湿热，故合导赤散，又伍三棱、莪术、枳实旨在祛邪以扶正。

治疗中配服的敦煌石室大宝胶囊，系宗《素问·金匮真言论》"夫精者，身之本也"和《素问·阴阳应象大论》"阳气者，若天与日，失其所，则折寿而不彰"之旨，发掘敦煌禁秘方"住年方"⁽¹⁾加味而成，旨在温补阳气，安和五脏。实验研究证明，该方可有效提高机体免疫力；而急毒、长毒实验则证明该方无毒副作用。

而加味牛黄胶囊由敦煌医方"牛黄丸"（牛黄、蜈蚣、黄连、人参、当归等)^{（2）}化裁而来，能"主一切恶气，蛊毒疰忤"，是攻补兼施之剂。与他同时住院的几个患者不到一年都陆续去世了，而该病人还健壮地活着，生活质量比较高。此正如群众所说："看中医，轻轻松松地活着；看西医明明白白地死去"的现状，值得深省。

26. 温补脾肾治痿症，另辟蹊径显奇效

患者孙宝亮，男，29岁，甘肃省临洮县。

2019年1月12日初诊：家人将患者背进诊室。患者双下肢软弱无力一年余，不能行走。睡眠较差，梦多易醒。腿脚发凉，食纳可。晨起腹泻多次，小便频多。舌质淡胖，苔薄白水滑，脉细弱。证属脾肾双亏，治当温补脾肾，补气强筋。故处以温补脾肾汤加味，处方：

党参15g，干姜6g，白术15g，炙甘草6g，木香^{（后下）}10g，砂仁^{（后下）}10g，熟地30g，桂枝12g，制附子^{（先煎）}15g，杜仲30g，菟丝子30g，怀牛膝15g，枸杞子15g，鹿茸粉^{（分冲）}4g，生姜^{（自备）}3片，大枣^{（自备）}10粒。取七剂。一日一剂，水煎两次，早晚饭后一小时服。

2019年1月20日二诊：药后双下肢无力缓解，在家可自由活动，上下楼困难，稍活动几步就感乏力，喜食酸，纳可，夜间鼻干，腿脚发凉，大便先干后溏，一日一行，小便正常，舌红苔薄，舌下静脉迂曲（＋），脉沉细。效不更方，上方加川断，桑寄生各15g，熟地30g，桂枝15g。取30剂，一日一剂，用法同前。

2019－02－23三诊：药后可以自由上下7楼，但是感觉下肢酸软，膝盖处出汗多，夜间和晨起鼻子干，咽干，舌淡胖边红，苔薄白，脉沉细，上方加麦冬12g，怀牛膝50g。15剂，用法同前方。嘱加强营养，适当运动，药后停服，如有不适随诊。

2019－03－26随访：睡眠安然，食纳正常，行走自如。

按语：患者双下肢无力不能行走年余，确属中医学之痿证。经云："治痿独取阳明。"笔者观察这类患者主要是腰膝酸软，无力行走。认为脾主于肌肉四肢，肾主于骨。而《素问·灵兰秘典论》）云："肾者，作强之官，伎巧出焉。"今患者作强失司，不能行走，乃"伎巧"不能出，明显是肾之阳气亏乏所致。因阳主动，阴主静。此外，《素问·灵兰秘典论》云："脾胃者，仓廪之官，五味出焉。"《素问·五脏生成论》云："肾之合骨也，其荣发也，其主脾也。"因此，一改前贤"治痿独取阳明"之说，另辟蹊径，结果疗效很显著。

27. 胃病十年并梗阻，温中愈溃体得复

患者黄某，女，37岁，兰州市人。

2005年11月28日初诊：患者诉胃病10余年，反复发作。2005年8月2日

于甘肃省人民医院胃镜示：1. 非萎缩性胃炎；2. 十二指肠球部溃疡（球部前壁见 0.5cm×1.2cm 溃疡）。近 10 天脘痛突然加重，服阿莫西林、果胶铋后疼痛缓解。现症见后背刺痛，纳差，厌食，恶心，呕吐，舌质淡嫩、边有齿痕、苔白欠润，舌下静脉迂曲（＋＋），脉弱。西医诊断：十二指肠球部溃疡合并梗阻。中医诊断：胃脘痛，证属脾胃虚寒，胃气不降。治宜温补脾胃，抑酸止痛。予温中愈溃汤加减。药物组成：桂枝 10g，白芍 15g，苏梗 12g，煅瓦楞 30g，海螵蛸 12g，浙贝 15g，甘松 10g，九香虫 15g，生黄芪 15g，蒲黄$^{(包煎)}$10g，五灵脂$^{(包煎)}$12g，蒲公英 12g，良姜 6g，生姜 3 片，大枣 3 枚。取 7 剂。每日 1 剂，水煎，早晚饭后 1 小时服。再取胃痛灵、胃萎灵 1 号胶囊各 3 瓶，各 3 粒/次，3 次/天，饭前 30 分钟水冲服。嘱调畅情志，忌辛辣刺激食品，忌服激素类药物。

2005 年 12 月 5 日二诊：药后背痛减，口不干，呕吐、恶逆止，舌淡红、舌根厚腻，舌下静脉迂曲（＋），脉弦细。上方加三七粉$^{(分冲)}$6g。继取 7 剂。煎服法同前。

2005 年 12 月 12 日三诊，药后饮食佳，疼痛消，无呕吐，睡眠佳，大便正常，舌淡红，舌尖有小瘀点，舌根苔厚稍腻，舌下静脉迂曲（＋），脉弦细。上方加佩兰$^{(后下)}$12g。继取 7 剂。煎服法同前。嘱药后停诊，如有不适，再及时调理。

随访：2018 年 8 月 12 日，患者诉其自 2005 年病愈后，十多年来胃病未作。

按语：笔者认为消化性溃疡迁延日久，多易导致脾胃虚弱，出现精微不化，中阳不振，水反为湿，谷反为积，气反为滞，进而导致脾胃虚寒、胃气壅滞、痰湿停阻、肝胃不和、瘀血阻滞等病理性损害。本例患者胃痛日久、迁延不愈，终致脾胃虚弱，气血失和，寒、湿、痰、瘀壅滞于中，胃气不降，则见胃痛、呕恶之症，最终导致溃疡形成。方中黄芪补气升阳，可抑制胃酸分泌，加快溃疡面的愈合；桂枝、白芍、大枣、生姜温中补虚，酸甘化阴，缓急止痛；海螵蛸、浙贝母、煅瓦楞制酸止痛，且能固摄止血，促进溃疡面的愈合；蒲公英清散胃热、解毒防癌；甘松、苏梗行气止痛；三七粉、蒲黄、五灵脂活血化瘀；九香虫、良姜理气温中止痛以降胃气；佩兰芳香化浊。综观全方，药证合拍，标本兼治，共奏温中和胃、制酸止痛、祛湿化浊之功。

（郑保平　牟德海　整理）

28. 餐餐饭后都要吐，中药调理吐疾休

患者杨某，女，13 岁，兰州市西固区人。

1992 年 12 月 6 日初诊。患者呕吐伴便秘 20 天，经输液、消炎等对症治疗后，未见缓解。化验肝功、血象及尿均正常，X 线钡餐透视示：1. 慢性胃炎伴十二指肠溃疡；2. 十二指肠水平受阻。患者每餐饭后均吐，口干欲热饮，腹胀痛，

大便20天未行，舌淡红水滑，苔厚腻，脉沉滑。西医诊断：慢性胃炎并梗阻。中医诊断：呕吐，证属中焦虚寒，痰浊内阻，气机不通，胃气不降。治宜益气健脾，和胃化痰。以理中化痰汤加减：

旱半夏12g，茯苓30g，干姜6g，炙甘草6g，制附片10g，大黄(后下)10g，生姜15g，黄连6g。取4剂，水煎服，日一剂，早晚饭后1小时服。

1992年12月11日二诊：药后仍吐，大便未解，腹不胀但拒按，药后食欲稍增。舌淡红、苔稍厚，脉沉滑。原方去辛温之干姜、生姜及苦寒之黄连，旱半夏加至15g，加赭石(先煎)24g，元明粉(烊化)6g以和胃通便，加生晒参(兑服)10g以补气健脾。取2剂，煎服法同前。

1992年12月14日三诊：药后大便已日行1次，量多色黑，便稀。腑气已通，腹痛有所减。上方去调胃承气更方为：旱半夏20g，茯苓30g，生硒参(兑服)10g，炙甘草6g，制附片12g，陈皮10g，砂仁(后下)6g，生薏苡仁30g，台乌10g。取4剂，煎服法同前，药后诸证痊愈。

按语： 该症乃是水湿内停，胃失降浊所致，脾为生痰之源，主运化而升清阳，胃主受纳而降浊。今中虚受寒，升降失职，水湿难化而生痰浊，胃腑降浊受纳失权，故呕吐重且少食欲。虽喜热饮但饭后即吐，津不生化，使得降浊无力，大便不解。于是采用张氏理中汤，使中焦之寒得辛热而去，中焦之虚得甘温而复，清阳升而浊阴降，运化畅而中焦治。方选旱半夏降逆和胃止呕，又加"呕家圣药"生姜温中止呕，参类补气生津益胃，制附片、大黄温阳降浊，已达通便之妙。"附子无姜不热"，故配干姜以增回阳之功。陈皮、砂仁、生薏苡仁、台乌药行气化浊。体现了清阳升而浊阴降的原则，证与药符，自然痊愈。

（郭有超　牟德海　整理）

29. 两月有余全身痒，四剂药后安无恙

患者田某，男，63岁。

2005年12月22日初诊。主诉：全身瘙痒，手足心尤甚，伴胸腹四肢斑丘疹2月余。患者自10月1日进食螃蟹后，即全身发痒，手足心尤重，伴皮肤时起红色斑丘疹，隐显不定，致心烦不安。曾到兰州铁路中心医院就诊，西医诊断为过敏性荨麻疹，内服苏迪、强的松、扑尔敏等药，外用炉甘石洗剂。初时身痒减轻，但不日复痒如初。后又到药店自购敏迪、维生素C片等药，服后效不显，以致病情迁延2月余，遂求中医诊治。症见全身瘙痒，手足心尤重，胸腹、腰部及四肢部起红色风疹块，隐显不定，心神不安，舌淡红、苔薄黄，舌下静脉青紫，脉细弦略数。中医诊断："瘙痒"，证属血虚风燥，热毒内郁。治宜养血活血，凉血清热，祛风止痒。处方：丹连四物汤加味。

丹参30g，黄连10g，生地黄30g，赤芍12g，当归15g，川芎10g，蒲公英

15g、藕节炭 15g、桔梗 15g、苏梗 30g、白茅根 30g、炒荆芥 12g、炒防风 12g、三七粉^(分冲)10g。取 5 剂，水煎服，早晚饭后 1 小时服。

2005 年 12 月 27 日二诊。患者自述服药 3 剂后，身上风疹块已消，全身瘙痒减轻，唯手足心瘙痒加重，患者形容为"钻心痒"，欲用针刺方快，但服第 4 剂药后全身及手足心痒全消，风疹块未再起。原方继服 3 剂，以巩固疗效。3 天后来电话告知瘙痒风疹已彻底消失，未再发作。

按语：本病中医学又名"痞瘤""风瘾疹"，俗称"风疹块"，发病机制与内伤七情及饮食起居失调有关，亦与外因诱发有关，外因中又以风邪为主要因素。风为阳邪，善行而数变，故风疹块发无定处，此起彼伏，顽痒异常。《素问·至真要大论》曰："诸痛痒疮，皆属于心。"心火旺则见心烦不得安。

王教授认为本案为老年患者，平素脾胃虚弱，气血不足，前因饮食失节，引起营卫失和，正气受损，卫外之气不固，又易招外风而入，正所谓"正气存内，邪不可干；邪之所凑，其气必虚"。又失治延治，久病入络入血，风与血合，化毒之气，不得发泄故全身剧痒，泛发红色斑丘疹。应以养血活血，凉血解毒，祛风止痒为法，病本在于血虚兼瘀，故用四物汤赤芍易白芍，以养血活血治本，丹参、三七粉凉血活血，解血中郁热，乃"治风先治血，血行风自灭"之意。现代药理学研究证明，活血化瘀类药物可改善微循环，降低毛细血管通透性，调节免疫功能，祛除发疹之病因，病标在于风邪侵入肌肤血络，郁而不发，化热化毒，故用炒荆芥、炒防风，以疏表散邪止痒，炒黑者使药效入血分也。"气为血之帅"，气行则血行，故用枳壳、桔梗、苏梗疏通肺胃之气，行气以助血运。陆子贤云："疹为太阴风热，斑为阳明热毒。"故用黄连、蒲公英、桑白皮、白茅根清热解毒，藕节炭止血而除烦。诸药共奏养血活血、凉血解毒、祛风止痒之功。

（梁海生　牟德海　整理）

30. 肝病腹水人消瘦，异功服后功效奏

张某，男，38 岁。

2010 年 1 月 26 日初诊。因肝功能失代偿住院治疗 21 天。现症见腹大腹胀，伴有少量胸水、腹水，面色晦暗，胸闷气短，神疲乏力，食欲减退，运化迟滞，舌暗体胖大、苔厚腻，舌下血脉迂曲（＋），脉弦略滑。体温 37.1℃，血压 144/94mmHg，心率 85 次/分，呼吸 20 次/分。西医诊断：肝功能失代偿期。中医诊断：鼓胀，证属脾胃虚弱，水失气化。治宜健脾益气，利水消胀，方用四君子汤合五苓散加减治疗。

党参 15g、炒白术 15g、茯苓 15g、生黄芪 30g、当归 12g、猪苓 15g、木瓜 15g、山药 30g、消胀散^(包煎)30g、大腹毛 15g、炙鳖甲 30g、炙甘草 6g、生姜 3

片，大枣 3 枚。取 10 剂，日 1 剂，水煎服，早晚饭后 1 小时服。嘱饮食宜清淡、松软、易消化、低盐，忌辛辣刺激油腻之品。

2010 年 2 月 4 日二诊。药后腹胀腹大症减，精神转佳，仍有腹大腹胀，伴有少量胸水，面色晦暗，胸闷气短，神疲乏力，食欲减退，运化迟滞，舌暗体胖大、苔厚腻，舌下静脉迂曲（＋），脉弦略滑。前方加泽泻 15g 以加强利水渗湿之功。继取 14 剂，煎服法同前。

2010 年 2 月 18 日三诊。药后腹胀腹大减轻，胸水减少，精神转佳，食欲明显改善，舌淡暗体胖大、苔厚腻，舌下静脉迂曲（＋），脉弦略滑。效不更方，继取 14 剂，煎服法同前。药后诸症消失，身体康复。

按语： 肝硬化是临床上常见疾病之一，是由一种或多种病因长期、反复刺激造成肝脏弥漫性损害，其特点为慢性弥漫性结缔组织增生，肝细胞变性坏死、再生和肝小叶结构损害及假小叶形成。肝硬化发展到一定程度，超出肝功能的代偿能力，称为肝硬化失代偿期，主要临床表现为肝功能减退和门静脉高压所致的症状和体征。本病属中医学"胁痛""积聚""鼓胀"等范畴，"虚、毒、瘀、痰"是其基本病机，"扶正祛邪、活血化瘀、化痰理浊"是其基本治则。臌胀的形成主要与肝、脾、肾的损伤有关，其中尤以脾气受损为要。腹中乃肝脾肾三阴聚集之地，而脾又为三阴之长，乃阴中之至阴，惟脾气虚衰，水邪方能窃踞腹中。《素问·至真要大论篇》云："诸湿肿满，皆属于脾。"而《沈氏尊生书》亦云："臌胀病根在脾。"鼓胀日久，气血受扰，肝失疏泄，肝病传脾，脾失健运，气滞腹胀，久则壅滞成瘀，肝、脾肿大形成积聚，久之气滞血瘀，气滞则水停，血不行亦病水，累及肾脏气化，则正气耗伤，水浊不化，稽留于内，产生腹水。《医门法律·胀病论》曰："胀病亦不外水裹、气结、血瘀。"本例患者已为肝功能失代偿期，正气大虚，损伤脾胃，气化失司，水湿内停，三焦水道受阻，水液输布、排泄不循常道，发为腹水、胸水；气机不利，则发为胸闷气短；神疲乏力，食欲减退，食入难消化，舌黯体胖大、苔厚腻等提示脾胃虚弱，纳运失职。张景岳云："气水本为同类，故治水者，当兼理气，盖气化水自化也。"故治疗上当注重健脾补气，脾气得复，水湿渐化，则胀满自消，病证自除。健脾多用四君、理中辈，药如党参、白术、茯苓、干姜、薏苡仁等。消除腹水主要有淡渗分利和泻下攻逐两法。淡渗分利主要是通过利小便的方法使水湿从小便而去，常用药如泽泻、猪苓、茯苓、车前子、木通、滑石等。在健脾消水的基础上还应根据标本虚实、轻重主次辨证施治。如脾虚不运、气滞湿阻证除健脾利水外，尚需佐以行气理气之品，药如王教授自制经验方消胀散（厚朴 15g，乌药 12g，陈皮 12g，泽泻 12g，小茴香 15g，香附 12g，枳壳 15g，大腹毛 15g，藿香 15g，木香 10g）郁金、青皮等。此外，临床治疗尚应随着标本虚实的轻重主次有所侧重，不可主次不分，轻重不辨。故本案选用四君子汤以健脾益气，黄芪、当归益气养血，佐以山药补脾肺肾，益气养阴；木瓜舒筋活络，化湿和胃；炙鳖甲软坚散结；猪苓、茯苓、泽泻渗湿利水；消胀散、大腹毛理气消胀。诸药合用，共奏健脾益气、利水消胀之功。

（牟德海　整理）

31. 船破又遇顶头风，柳暗花明有新径

杜建中，男 70 岁。籍贯江苏省淮安市洪泽县。现住北京市朝阳区回信里。

2018 年 9 月 26 日初诊。腹上部胀满疼痛 1 年 3 个月。曾于 2017 年 12 月 14 在中日友好医院胃镜检查诊断为：萎缩性胃炎，反流行食管炎。幽门螺杆菌测定检测结论：送检样品未检测到幽门螺杆菌（报告日期 2017 年 12 月 18 日）。彩色超声诊断报告：未见明显异常。病理回报：（胃窦）黏膜，轻－中度慢性炎症，固有腺体减少，黏膜肌增生，轻度肠化生伴轻度非典型增生（报告日期 2017 年 12 月 18 日）。此外，该患者于 1995 年患膀胱癌 3 期行手术切除，术后一直吃中药两年，病情平稳。高血压病史 50 年。

刻下自觉胃脘部胀满不适 1 年多，反酸烧心，口干，腰疼，咳嗽痰多色黄，舌淡红，苔厚腻，脉弦。西医诊断：慢性萎缩性胃炎癌前病变。中医诊断：胃痞重症，证属肝郁脾虚，气阴两虚，遂拟疏肝和胃汤合枳壳益胃汤加减。

陈皮 15g，法半夏 12g，茯神 40g，醋柴胡 12g，炒白芍 12g，枳壳 12g，炒苦杏仁 12g，盐杜仲 15g，酒黄精 15g，三棱 10g，莪术 10g，海螵蛸 30g，浙贝母 12g，三七粉 3g×2 瓶 (分冲)，北沙参 15g，麦冬 12g，生地黄 15g，当归 15g，厚朴 15g，炮姜 12g，炙甘草 6g。7 剂。每日一剂，水煎服。配服萎胃灵 3 粒，一日 3 次；治萎防变胶囊 3 粒，一日 3 次。

2019 年 4 月 26 日二诊。患者自述服 7 剂草药和萎胃灵、治萎防变胶囊，自觉疗效很好，遂只服两样成药，连服了七个月。刻下胃部舒适，体重增加了 8 斤。面色红润，睡眠、饮食、二便均可。舌淡红苔薄白，脉细有力。2019 - 04 - 16 在北京中日友好医院电子胃镜检查号：309847。诊断：浅表萎缩性胃炎。病理检查回报病理号：52815x3。病理诊断：（胃窦）黏膜轻度慢性炎。

现在为巩固疗效，嘱再服萎胃灵 3 粒，一日 3 次；治萎防变胶囊 3 粒，一日 3 次。连服一个月。

随访：2019 年 6 月 12 日通电话，患者说一切都好。

32. 腹泻形消久不愈，病瘥颜开送锦旗

患者赵大明，男，56 岁，北京市朝阳区人。

2018 年 4 月 16 日初诊，从 2016 年开始腹泻，久治不愈。我用温中止泻汤加

减（红人参，白术，炮姜，葛根，藿香，柯子，石榴皮，木香等），调理了两个月，泻止体增，恢复得很好。患者和家属十分感谢，写了感谢信并制作了锦旗，送到北京市第一中西医结合医院，王道坤师承工作室。看看感谢信，就知道详情了，不再赘述。

附：感谢信

我 2016 年初患了严重的胃肠病，稍微着凉或吃点儿生冷坚硬的东西就腹部胀痛、腹泻，严重时凉水洗手后都拉肚子，一天七八次。晚上失眠多梦，半年时间瘦了三十多斤。身体状况、精神状态、生活质量都非常差，先后到北京协和医院、解放军总医院、西苑医院、北京中医医院检查治疗，效果甚微，久治不愈，心急如焚。

2018 年初经人介绍认识了王道坤教授，王教授利用来北京出诊的机会，认真分析诊断了我的病情，采用药物治疗、运动辅助、心理疏导等方法进行综合治疗；他回兰州后利用电话或视频通话等手段及时掌握治疗情况，指导调理方法，治疗两个多月就止住了困扰我多年的腹痛腹泻症状，半年后整个身体状况明显好转，至今体重增长了十多斤，现在已基本恢复到了患病前的状态。我和家人都十分高兴，由衷的感谢王道坤教授。因此，特制锦旗一面，表示感谢。

患者：北京市朝阳区赵大明 2018 年 12 月 16 日

后 记

　　1961 年，我从山西省左权中学考入北京中医学院。在校学习了 6 年，1967 年毕业，服从分配到甘肃省，在临床上摔打了 15 年，治疗了大量的常见病、多发病和疑难病。而后，1983 年我调入甘肃中医药学院，一边教学，一边临床，一边搞科研。在这过程中，我反复推敲，如何才能够在快速道上把学生培养成大医。经过 30 多年的医教研实践，授课两万多学时，学生桃李满天下，很多学生已经有望一方。我认为，要成为大医，必须学好这些内容，这就是我编写这本书的目的。这本书，内容广博，整理得很有条理，如果每位学生能够认真地把它学好，再在名师的指导下认真做临床，我认为他很快就会成为名医。我在大学教的一些学生，经过 20 多年的实践，不少已经成为省级名中医和市县级名中医。所以，我把这本书奉献给广大读者，希望有志于治病救人的人们进入快车道，尽快成才，为患者提供高质量、高水平的服务。发掘中国中药学这个伟大的宝库，征服病魔，为全人类的健康做出杰出的贡献。

　　我从开始学医到现在经历了 57 年的时间，我认真分析了我的老师们的成才经验和我自己的切身体会，以及总结了部分学生的成长过程，写成了这本书。

　　我入学次年，恰逢贯彻毛主席的春节指示，要提高教学质量。所以学校给我们年级配备的任课教师都很好。我认真地听取了文怀沙老师讲的医古文，程士德老师讲的中医基础理论，颜正华老师讲的中药学，王绵之老师讲的方剂学，刘渡舟老师讲的伤寒论。印会河、焦树德老师讲的中医内科学，董建华、孔光一老师讲的温病学，许润三老师讲的妇科学，刘弼臣老师讲的儿科学。魏我权老师讲的解剖学，殷凤礼老师讲的西医内科学，黄启福老师讲的病理学等。在各位恩师的精心教导下，我刻苦学习，严格按照老师们的要求去学习。在临床我认真书写病历，及时总结经验和教训，特别是在黄庭佐老师的耐心指导下，提高很快。1967 年毕业后，分配到甘肃基层公社卫生院。开始独立行医，在行医过程中，我认真诊治内、外、妇、儿等各科病症。认真总结常见病、多发病和疑难病的治疗体会。以后，我又担任了多期西医离职学习中医班的教学任务。那时候，很多同学问我，中医学历史悠久，内容博大精深，学习好太难了。应该如何学习中医学？学习哪些东西就够临床用了，老师有什么好的秘诀给我们介绍介绍 ……虽然我也逢场作戏，作过回答，说实在的心里没有谱。从那时候起，这些问题经常浮现在我的脑海里，我就一直在思考这个问题。后来到了大学里执教，又当教务处长和系主任、学术指导和教学督导等，又任甘肃省人民政府参事，逼得我必须认真总结，尽快有个交代，才能不负厚望，为高校尽快培养出合格的中医药高级人才出主意。经过反复思考，我把它归纳成这样几句话，42个字："医之道，任非小，关性命，诚是宝。医之理，很深奥，花气力，抓主要，多实践，熟生巧，边学习，边创造，通今古，名医昭。"总结出来后，和同学们一块儿研讨，向我的老师们请教，最后筹建起教学用的三馆（获得国家级教学成果二等奖）和临床实训室。我觉得，应该再认真系统地总结一下，深化一下，于是就出了这本《岐黄真髓》。今天分享给大家，请大家在实践中验证。我坚信在验证的过程中，你一定会进入快车道，用三到五年的时间，照"四十二个字"去做，认真熟读、背诵歌诀要语，名师点悟，把手相传，就能够很快成为一个既有高尚医德，又有精湛医术的医生。为健康中国做出贡献，所以副标题曰："大医捷径"。

这本书，不仅是学好中医学的方法和内容，也是健康高寿的秘籍。因为养生这部分内容，重点介绍了《内经》养生五大理念。历史证明，许多前贤照此养生，都获得健康高寿，如唐代孙思邈、当代的邓铁涛、周信有等老先生。同时，本次修订又加上了敦煌医学中延年益寿的禁秘方，如四时常服方、神仙粥等，还有我个人化裁禁秘方而做成的敦煌石室大宝胶囊、萎胃灵等。敦煌石室大宝胶囊处方经过国医大师王绵之老师亲手修订，在制剂方面又征求晁恩祥、鲁兆麟等老师的修改意见，并吸纳甘肃省中药制剂评审委员会的建议，最后而定的。该制剂可以补脾肾，益气血。实验研究证明可以提高免疫功能，延长大鼠寿命。临床应用证实，它对中晚期胃癌和各种癌症手术切除后，或放化疗后，虚损病变，都有良好的疗效。获得甘肃省人民政府科技进步奖，因此，副标题又称"养生秘笈"。

另外，仲景方药，其方最古，取效极神，后人因其分量太重畏不敢用，兹道取陈氏折中分量以应时宜。如果病情危急，认证准确，也可以参照柯氏考证之"汉时一两相当于今之15.625克"运用于临床，所以经方歌诀中保存了原分量，供参考。笔者在基层曾用四逆汤抢救失血亡阳、大汗亡阳患者，每每用原方剂量，转危为安，记忆犹新。